民间民族医
风湿骨病疼痛验方选

柴艺汇　陈　功　陈　飞　王焕珍◎主编

科学技术文献出版社
SCIENTIFIC AND TECHNICAL DOCUMENTATION PRESS

·北京·

图书在版编目（CIP）数据

民间民族医风湿骨病疼痛验方选 / 柴艺汇等主编. —北京：科学技术文献出版社，2023.9（2025.2重印）
ISBN 978-7-5189-9490-8

Ⅰ.①民… Ⅱ.①柴… Ⅲ.①风湿性疾病—骨疾病—验方—汇编 Ⅳ.① R246.9

中国版本图书馆 CIP 数据核字（2022）第 150964 号

民间民族医风湿骨病疼痛验方选

策划编辑：薛士滨　责任编辑：刘英杰　张雪峰　责任校对：张吲哚　责任出版：张志平

出 版 者	科学技术文献出版社
地 址	北京市复兴路15号　邮编 100038
编 务 部	（010）58882938，58882087（传真）
发 行 部	（010）58882868，58882870（传真）
邮 购 部	（010）58882873
官 方 网 址	www.stdp.com.cn
发 行 者	科学技术文献出版社发行　全国各地新华书店经销
印 刷 者	北京虎彩文化传播有限公司
版 次	2023 年 9 月第 1 版　2025 年 2 月第 2 次印刷
开 本	787×1092　1/16
字 数	438千
印 张	19
书 号	ISBN 978-7-5189-9490-8
定 价	68.00元

编委会

前 言

　　民间民族验方是中医学不可分割的一部分，是直接从临床实践中产生的世代流传的经验方，具有强大的生命力。自神农尝百草始，历代名医，无论是在著述还是在临床治病中，偏方均占据了重要地位，如华佗以蒜和醋治虫症、孙思邈用神草起死回生、"药学圣典"——《本草纲目》更是收录了大量偏方。所谓"小偏方治大病"，偏方有时能解决名医都无法治好的疾病，特别是在现代医疗技术取得了突飞猛进的发展，但远未达到可以治愈一切疾病的情况下，对于某些常常让医生束手无策的疾病，偏方也许能取得神奇的疗效。偏方药味不多，但用药独特、组方巧妙，对某些病证具有独特疗效，甚至对某些疑难杂症有神效，且简便易行、省钱省事。单方验药常常也是一个家族赖以生存的重要经济来源，是广大劳苦大众付出无数血泪代价的教训总结，是莫畏艰险与疾病斗智斗勇的精神体现。

　　鉴于此，我们对一些民间的偏方、古方等文献，以新中国成立至改革开放前各地中草药手册、偏方验方集为主，得到大量的久经考验、简单实用、效果不凡的偏方。初步整理之后，发现其中不乏独特之处，然囿于历史局限性，仍不可避免地存在一些问题：首先，检索不便，卷目类别多以草药分科为主，而非功效主治分科；其次，不成体系，多以单味药、偏方、小方治病为主，没有药性药味分析，未引入辨证论治机制，难以构成方剂体系；最后，记载混乱。部分药物一物多名，地异而名别较常见；部分药物剂量、用法存疑。

　　目前，为了继承和发扬民族医药学，加强民族医药研究是我们党和国家发展人民医药卫生事业的重大方针政策，这次《民间民族医风湿骨病疼痛验方选》是在贵州中医药大学杨柱教授 2019 年牵头申报的国家重点研发计划项目（2019YFC1712500）"少数民族医防治常见病特色诊疗技术方法、方药整理与示范研究"及 2020 年申报的贵州省科技厅补助项目（黔科合后补助〔2020〕3003）"苗、布依等七个世界贵州少数民族医防治常见疾病技术、方法、方药保护与传承研究"课题立项实施的基础上收集整理而成，为民间民族医药发展贡献新力量，同时推动民族卫生健康事业更好更快发展。

　　本书从民间民族医风湿疼痛骨病常见病种出发，"以病统方"，收录民间民族医风湿骨病疼痛验方，并以中医病名为主，依病种按图索骥，配方均有主治、用法、处方等内容，偏方疗效会因时令、地域和各人的身体状况不同而异，采用时应根据自己情况选用合适的方剂，并适时疗补。本书适宜于中医同人们相互讨论，科研工作者可从中寻找单体有效药物。因此，本书所辑录之偏方仅供广大读者朋友们参考，在收集基础上稍作方便阅读的改动，临证时需仔细辨别，审慎定夺，处方用药需在持证中医师指导下进行。

目 录

风寒湿痹卷

主治：风湿症。

处方：透骨草1两，海桐皮3钱，防风3钱，丹参4钱，防己5钱，薏米1两，鸽粪1把。

用法：水煎洗熨患处。

《大荔县中医验方采风录》

主治：周身遍体关节疼痛。

处方：乌梢蛇3钱，羌活4钱，防风4钱，独活4钱，云苓1钱，猪苓8钱，泽泻5钱，木瓜4钱，川牛膝3钱，透骨草5钱，川乌3钱，当归5钱，桃仁3钱，丹皮4钱，赤芍4钱，甘草2钱。

用法：水煎服，次日用原药渣再重煎一次服下。若出现胃动力减弱，可在原方中加薏苡仁1两，鸡内金3钱。

《中医验方粹选》

主治：风湿腿痛行走不便。

处方：土狗7个，红皮独头蒜7个，芥末子3钱。

用法：捣烂后贴于患处。贴24小时，可能出现皮肤过敏起疱亦无妨。

《中医验方粹选》

主治：急性风湿病具有发烧、关节游走性疼痛及环形红斑者，治以清热宣痹为主。

处方：忍冬藤1两，生石膏1两，知母3钱，牛膝3钱，玄参3钱，生地3钱，麦冬3钱。

用法：水煎服。

加减：热重加青蒿5钱，蚕沙4钱，丹皮3钱；关节游走痛明显去生地、玄参，加羌活、独活、桂枝各3钱；无汗加麻黄2钱，防风3钱；四肢沉重加苍术5钱，防己3钱。

《常见病验方选编》

主治：慢性风湿病，风湿关节炎以关节疼痛反复发作为主时，治以祛风湿活络为主。

处方：（独活寄生汤加减）独活3钱，桑寄生5钱，威灵仙5钱，当归4钱，白术4钱，秦艽3钱，甘草3钱，细辛1钱。

用法：水煎服。

加减：久病关节怕冷，四肢沉重加川乌2钱，桂枝2钱；痛甚加乳香、没药各2钱。另外，亦可选用中药成药寻骨风液，每次10 mL，每日2次；豨桐丸，每次8～12粒，每日2次。

《常见病验方选编》

主治：（风热）发热，恶风，关节红、肿、热、痛，苔黄，脉浮数。宜疏风散热。

处方：忍冬藤2两，生地1两，防风3钱，防己3钱。

用法：水煎服。

加减：有扁桃体炎者加银翘散方剂同煎；高热者加知母3钱，石膏1两；苔白腻者加苍术3钱，薏苡仁1两；恶风重加羌活4钱，独活4钱。

《常见病验方选编》

主治：（风寒湿）关节游走性酸痛，舌苔薄腻，脉濡滑，无关节红肿热痛，治宜祛风散寒除湿。

处方：防风3钱，赤茯苓3钱，秦艽3钱，葛根2钱，羌活3钱，防己5钱，当归3钱，炙乳香1钱半，炙没药1钱半，桂枝3钱。

用法：水煎服。

《常见病验方选编》

主治：风湿性心脏病。

处方：（银翘白虎汤）银花5钱，连翘4钱，石膏2两，知母5钱，粳米5钱，甘草2钱，防己5钱，木瓜5钱，桑枝1两。

用法：水煎服，1日3次。

加减：湿重者加苍术、薏苡仁、厚朴；热重加栀子、黄柏、黄连，甚至犀角地黄汤、紫雪丹；兼有表证者加薄荷、秦艽、淡豆豉、牛蒡子；关节疼痛显著者加松节、桂枝、姜黄、西河柳、五加皮、牛膝；结膜炎者加菊花（重用）；咽痛者加黄芩、射干、山豆根或加服六神丸；养阴凉血者加生地、麦冬、玉竹；心前区闷痛者加全瓜蒌、薤白、桃仁、丹参；心悸者加茯神、枣仁、远志、沙参。

《常见病验方选编》

主治：风湿、骨节疼痛，全身酸痛，腰酸腿痛。

处方：秦艽2钱，桑枝6钱，威灵仙2钱，独活2钱，防风2钱，川芎6钱，松节3钱，杜仲3钱，宣木瓜2钱，薏苡仁2钱，茯苓3钱，苍术1钱半，黄柏3钱，白术1钱半，防己1钱半。

用法：水煎服。

《常见病验方选编》

主治：风湿性关节炎，全身四肢疼痛者。

处方：防风5钱，秦艽4钱，羌活3钱，独活3钱，苍术4钱，薏苡仁5钱，五加皮4钱，老鹳草5钱，豨莶草5钱，骨碎补5钱。

用法：水煎服，每日1剂，分3次服，高烧者勿用本方。

《常见病验方选编》

主治：风湿及类风湿性关节炎，有关节酸、痛、麻、木，寒冷重着等症。

处方：马钱子、麻黄等量。

用法：先将麻黄煎成水，用麻黄水制马钱子后，再将马钱子砂炒，研为细末，压成片剂。每日 1 次，临睡前服 2 ~ 3 片，用温开水或黄酒 1 匙送服。

注意：本品有毒，剂量应遵照医嘱，不能多服、误服；如出现眩晕、抽搐等反应，即饮冷开水或巴比妥类药物。

《常见病验方选编》

主治：类风湿性关节炎及风湿性关节炎。

处方：制川乌 2 钱，制草乌 2 钱，牛膝 3 钱，杜仲 3 钱，乌梢蛇 3 钱，红花 2 钱，木瓜 3 钱，枸杞子 3 钱，当归 2 钱，党参 2 钱。

用法：用 60 度白酒 1 斤，浸泡 1 周后即可服用，每日 2 次，每次 10 mL。

《常见病验方选编》

主治：风湿性或类风湿性关节炎，坐骨神经痛和椎间盘脱出症。

处方：老鹳草 5 钱 ~ 1 两。

用法：水煎服，每日 1 剂，分 2 次服。

《常见病验方选编》

主治：风湿性关节炎。

处方：①金银花 2 钱，乌梅 2 钱，草乌 2 钱，川乌 2 钱，甘草 2 钱，大青盐 2 钱，用 60 度白酒 1 斤泡 21 天，每天服 3 次，每次 5 mL，用于男性患者。②红花 3 钱，乌梅 3 钱，草乌 3 钱，川乌 3 钱，甘草 3 钱，用白酒 1 斤泡 7 天，服法同上，用于女性患者。

用法：水煎服，每日 1 剂，分 2 次服。

《常见病验方选编》

主治：风寒、湿痹、腰痛。

处方：川乌头 3 个。

用法：将上药生捣为末，用时少加盐水，调摊于纸帛上，贴痛处。

《中医秘方验方汇编（第二集）》

主治：风湿性心脏病；心悸、胸闷、气短。

处方：党参 4 钱，当归（或丹参）3 钱，黄精（或生地）4 钱，远志 3 钱，枣仁（柏子仁）4 钱，炙甘草 1 ~ 7 钱，生姜 3 钱，生龙齿 3 钱 ~ 1 两，木香 5 分，白术 3 钱，茯苓 3 钱，大枣 3 枚。

用法：水煎服，每日 1 剂。

加减：风湿活动期加荆芥 2 钱，苏叶 1 钱半；心力衰竭加麦冬 4 钱，五味子 3 钱，人参 2 钱；咳嗽加紫菀 3 钱，桔梗 3 钱；咯血去党参加太子参 4 钱，大小蓟各 5 钱，藕节炭 5 钱，仙鹤草 1 两；咯血量多加人参 1 钱 ~ 1 两，急煎顿服；浮肿者党参剂量加倍，茯苓改茯苓皮。

《常见病验方选编》

主治：因风寒湿引起的腿疼及关节疼痛。

处方：白花子1两，川乌1两，草乌1两，巴豆霜1两，蟾蜍1两，透骨草1两，杜仲炭1两。

用法：研末后，以人乳调敷。取疱后揭去，水疱散后再贴取疱，如此反复2～3次，即可止痛消肿而愈。

《中医验方汇选 内科（第二集）》

主治：因风寒湿引起的腿疼及关节疼痛。

处方：大白花蛇1两，川乌3钱，草乌3钱，薄荷1两，当归1两5钱，桂枝5钱，威灵仙3钱，川牛膝5钱，五加皮3钱，明天麻5钱，僵蚕5钱，全蝎3钱，猪牙皂1钱5分（炒），甘草3钱，麝香5分，赤金箔10张。

用法：共研细末，炼蜜为丸，每服1钱5分～3钱，白开水送下，1日服2次，连服1～2个月。

《中医验方汇选 内科（第二集）》

主治：因风寒湿引起的腿疼及关节疼痛。

处方：白花子2两，川椒2两，透骨草1两。

用法：共研细末，加人乳1酒盅，用米汤将药调匀，摊布上，贴患处。等患处感觉似火燎时，急将药揭去，去药后慎勿着风。本方不适宜用于局部红肿的炎性腿疼，治疗腰痛亦无效。

《中医验方汇选 内科（第二集）》

主治：风湿性兼有瘀热之腰腿疼痛。凡痛处肌肉微肿，或小便混浊，痛部虽得暖出汗，其痛仍不减轻，服热性之祛风镇痛剂反增剧者，为本方的适应证。

处方：木通5钱，羌活3钱，杜仲3钱，防风3钱，防己2钱，当归3钱，生乳香2钱，生没药2钱，秦艽2钱，薏苡仁4钱，威灵仙2钱，甘草1钱。

用法：水煎，食前服，日一剂。

《中医验方汇选 内科（第二集）》

主治：因风、寒、湿而致的痹症，一般腰腿疼痛或其他部位的局部疼痛（即风湿性疼痛，神经性疼痛），或兼有痉挛症状。

处方：当归3钱，苍术3钱，麻黄去节3钱，杜仲3钱，续断3钱，川牛膝3钱，木瓜3钱，川乌2钱，草乌2钱，高良姜1钱5分，何首乌3钱，桑寄生2钱5分，木耳10两，羚羊角1钱。

用法：孕妇加牛膝、川乌、草乌，加白芍3钱、川芎1钱半，五加皮3钱；疼痛严重或兼有关节剧痛，加乳香、没药各2钱。兼患肢浮肿疼痛，加秦艽、防风各2钱，白僵蚕3钱（炒），明天麻2钱。

制法：苍术，米泔浸，晾干，用灶心土同炒，去土。杜仲姜水浸，晾干，炒断丝。木瓜，水浸，拣净托，晾干（或微焙）。分别制好后，共为细面。每日服1次，于清晨空腹时，根据患者身体强弱，每次服2～5钱，黄酒（白酒亦可）送服，服后在室内散步半小时～1

小时，不可即时进食。其不能散步者，可被人扶持自由活动。服后 1～2 周，症状将比之前加剧，其后渐渐痊愈。

主治：因受风湿，腿部忽然红肿疼痛难忍。

处方：伸筋草 3 钱，川牛膝 3 钱，川萆薢 3 钱，木瓜 2 钱，乳香 4 钱，没药 4 钱，五加皮 4 钱，防己 3 钱，羌活 3 钱，独活 3 钱，威灵仙 3 钱，千年健 3 钱，地风 3 钱，川芎 3 钱，粉甘草 1 钱。

加减：腰痛者加桑寄生适量。

用法：水煎，食前服。

主治：风寒腿痛。

处方：牛膝 3 钱，杜仲 3 钱（炭炒），续断 3 钱，新鲜牦牛后大腿骨 1 个。

加减：前 3 味药研为细末，把牦牛骨切断后，将其中骨髓以炭火逼出，合末凝而为丸。

用法：每料用黄酒 1 斤为引，分 3 次于饭前送服，发汗即可。有时可引出腿上麻酥酥的感觉。

主治：四肢麻木。

处方：生乌头研末 4 钱，生姜汁 1 匙，蜂蜜 3 匙，粳米 2 合。

用法：中湿者加薏苡仁 3 钱，风寒者加秦艽 1 钱半与米同煮。

说明：空腹温食，食后胃中燃烧，但为时不久，即可自消。如食后有特殊反应，胃热难忍，用绿豆汤解之。

禁忌：心火炽盛者勿用，戒房事 1 年。

主治：风湿痛，手足麻木，遍身疼痛。

处方：艾（全草）适量。

用法：水煎热浴。

主治：风湿痛。

处方：老鹳草 1 两，鸡蛋 2 个。

用法：水煮蛋，吃蛋喝汤，分 2 次服。

主治：一切风湿关节痛。

处方：炙白草乌 1 钱半，春蚕沙 4 两，钻骨龙 1 两，白木瓜 2 两。

制法：炙白草乌用糯米煮切片炒黄，其余三味一并熬膏收干为粉末备用。

用法：成人每次用二钱，酒吞服。

禁忌：孕妇忌服。

《云南中医验方（第二辑）》

主治：风湿骨痛。

处方：地风箭 3 钱，蜂蜜 3 钱。

用法：水煎服。

《云南中医验方（第二辑）》

主治：风湿，麻木，瘫痪。

处方：白龙须 1 钱。

用法：切细煮肉吃（吃后十二小时内，出汗，手脚麻木、无力）。

《云南中医验方（第二辑）》

主治：风湿，麻木，瘫痪。

处方：商花郎 6 两，飞龙掌血 1 两，小血藤 1 两，四块瓦 1 两。

制法：商花郎用铜锅炒后泡酒。

用法：共泡酒服，酒量大者 1 两，小者 5 钱。

《云南中医验方（第二辑）》

主治：风湿兼治白带。

处方：青洋参（白石参又名毒狗药）1 两。

用法：炖鸡吃。

《云南中医验方（第二辑）》

主治：风湿，麻木。

处方：细接骨丹 5 钱，透骨丹 5 钱，三角枫 5 钱，九股牛 3 钱，大血藤 5 钱，草乌 8 分，化血丹 3 钱，血当归 3 钱。

用法：泡酒，每次服 5 钱。

《云南中医验方（第二辑）》

主治：风湿疼痛肿胀，四肢麻木，关节炎。

处方：桂枝 3 钱，芍药 3 钱，当归 3 钱，川芎 3 钱，防己 4 钱，附子 1 两，干姜 3 钱，巴戟天 3 钱，牛膝 3 钱，苍术 4 钱，泽泻 3 钱，甘草 1 钱半。

用法：水煎服 3 次后，入卧，将被盖温暖。

《云南中医验方（第二辑）》

主治：风湿，关节全身疼痛。

处方：内服独活寄生汤。

用法：外用温奄法包紧，或燃酒揉擦痛处，肌肉得温，痛止。内外连用多次即愈。

《云南中医验方（第二辑）》

主治：风湿病。

处方：炙川乌4钱，火麻叶3钱，苍术4钱，白附片6钱，防己4钱，陈皮4钱，木香1钱，甘草1钱，马蹄香4钱，金银花藤4钱，血藤3钱。

用法：共泡酒，每次服4钱。

《云南中医验方（第二辑）》

主治：风湿骨痛。

处方：五叶灵芝2两。

用法：炖鸡吃或水煎服。

《云南中医验方（第二辑）》

主治：风湿筋骨痿痹病。

处方：当归5钱，牛膝5钱，续断3钱，灯笼草3棵，番柏叶3棵。

用法：共泡酒，早晚各服1杯。

《云南中医验方（第二辑）》

主治：风湿痛。

处方：生草乌5两，硫黄5钱，冰片2钱，麝香1分，生姜汁1碗。

制法：先取汽油桶1个纳入蒿枝艾叶，再取生草乌、硫黄共捣细，加入冰片、麝香和匀，调入生姜汁内，撒布在桶内蒿枝艾叶上，桶底加热，蒸气初起时患者着单衣入桶内熏蒸出汗，至相当时出桶入房内卧覆盖好熟睡。

《云南中医验方（第二辑）》

主治：风湿麻木。

处方：合谷草（泡酒服），白马油、长虫油（涂擦局部、揉）适量。

禁忌：酸冷、腥臭食物。

《云南中医验方（第二辑）》

主治：风湿麻木疼痛不能转侧。

处方：麻黄、千年健、石风丹、独活、秦艽、木瓜、桑寄生、杜仲各3钱，细辛1钱，鹅不食草7分，乳香5分，桂枝2钱，甘草1钱，胡椒1粒，葱头3个。

用法：水煎服3次，以出汗为度。

《云南中医验方（第二辑）》

主治：受湿，脚面肿。

处方：凤仙花适量。

用法：连根茎叶共捣细加砂糖和匀敷肿处立消。

《云南中医验方（第二辑）》

主治：风湿骨痛。

处方：七指毛桃根 3 两，九节风根 2 两，细叶春花 5 钱，走马胎 5 钱。

用法：上药浸米双酒 3 斤，每日服 2 次，每次服 5 钱至 1 两。

《梧州地区献方集》

主治：风湿关节炎（属寒证）。

处方：熟地 1 两，麻黄 2 钱，白芥子 2 钱，姜炭 1 钱半，肉桂 1 钱，鹿角胶 3 钱，海风藤 4 钱，石南藤 4 钱，五指牛奶根 1 两，臭花根 5 钱，九龙藤 3 钱，五味藤 3 钱，走马胎 3 钱。

用法：水煎服，连服 3 ~ 5 剂。

《梧州地区献方集》

主治：下肢风湿痛。

处方：①电针：环跳、风市、足三里、三阴交。

②牛膝风 5 钱，海风藤 5 钱，细叶千斤拔 5 钱，鸡骨香 5 钱，四方藤 5 钱，石梨风 5 钱，两面针 3 钱，猪脊髓骨 1 小段。

用法：水煎服，服时加盐、米酒少许作引。

《梧州地区献方集》

主治：腰痛（风湿、劳损偏寒型）。

处方：杜仲 1 两，黄精 1 两，牛尾蕨 1 两，千斤拔 5 钱。

用法：煲猪骨或猪前蹄内服，每日 1 剂，连服 2 ~ 4 剂。

《梧州地区献方集》

主治：风湿性腰腿痛。

处方：当归 2 钱，大土鳖 3 钱，川芎 2 钱，甲珠片 2 钱，木瓜 3 钱，车前子 2 钱，白芍 3 钱，五加皮 2 钱。

用法：煲猪脚（一只）内服。

《梧州地区献方集》

主治：风湿疼痛。

处方：滴水珠鲜根 3 g。

用法：吞服（不可嚼碎）。

《温岭县单验方选编》

主治：风湿痛。

处方：老鹳草 5 钱，红花 3 钱，桂枝 1 钱。

用法：水煎服，日 1 剂。

《土单验方中草药汇编》

主治：急性风湿性关节炎。

处方：白凤仙花茎叶适量。

用法：捣烂煎洗患处。

《土单验方中草药汇编》

主治：风湿性腰腿痛。
处方：白术1两，薏苡仁2两。
用法：水4杯煎至1杯，1次温服。

《土单验方汇集》

主治：风湿性腰腿痛。
处方：广三七3钱，北瓜根5钱。
用法：浸酒服。

《土单验方汇集》

主治：风湿性腰腿痛。
处方：海风藤5钱，青风藤5钱，牛膝5钱，地风5钱，甲珠5钱，酒1斤。
用法：将药和酒装瓷罐内，置水锅中加热炖煮，水开后1小时取出，去渣，早晚各饮酒1小杯。

《土单验方汇集》

主治：风湿性腰腿痛。
处方：虎杖5钱，桑寄生1两，金毛狗脊3钱，杜仲4钱，当归3钱，丹参5钱。
用法：水煎，空腹服，日2次。

《土单验方汇集》

主治：风湿性腰腿痛。
处方：何首乌4两，苍术4钱，牛膝3钱，当归3钱，草石斛3钱，天麻3钱，川乌1钱，草乌1钱，全虫2钱，羌活3钱，木通3钱，麻黄1钱，细辛1钱，木瓜3钱，甘草1钱，菟儿伞根3钱。
用法：水煎服。

《土单验方汇集》

主治：风湿性腰腿痛。
处方：当归3钱，川芎3钱，独活3钱，桑寄生3钱，牛膝3钱，续断3钱，桂枝2钱。
用法：水煎服。

《土单验方汇集》

主治：风湿性腰腿痛。
处方：当归5钱，川乌2钱，红花3钱，牛膝3钱，木瓜3钱，自然铜5钱，薏苡仁4钱。
用法：共为细末，每次服1钱，开水送下。

《土单验方汇集》

主治：风湿性关节炎。

处方：乌附 3 钱，桂枝 3 钱，杜仲 5 钱，毛姜 3 钱，破故纸 4 钱，独活 4 钱，牛膝 4 钱，木瓜 4 钱，当归 4 钱，黄芪 4 钱，狗脊 4 钱，秦艽 4 钱，筠姜 3 钱，生草 1 钱。

用法：水煎服。

《土单验方汇集》

主治：风湿性关节炎。

处方：巴戟 1 两，熟地 1 两，白术 3 钱，茯苓 3 钱，附子 2 钱半，牛膝 5 钱，萆薢 5 钱。

用法：水煎服。

《土单验方汇集》

主治：风湿性关节炎。

处方：黄柏 1 两，苍术 7 钱，牛膝 5 钱，炙龟板 5 钱，生地 4 两，威灵仙 5 钱，炙川乌 3 钱，甘草 1 钱。

用法：水煎服。

《土单验方汇集》

主治：风湿性关节炎。

处方：羌活 5 钱，祖师麻 3 钱，朱砂 0.75 钱，长虫 0.75 钱，铁扁担 3 钱，广木香 2 钱，筋骨草 1 两，红续断 1 两。

用法：白酒浸服。

《土单验方汇集》

主治：风湿性关节炎。

处方：夜关门 2 两，火烟子 1 钱。

用法：上药共研细末，凡士林调匀，外敷患处。

《土单验方汇集》

主治：风湿性关节痛，四肢麻木。

处方：制马钱子 2 两，麻黄 2 两，自然铜 1 钱 5 分，秦艽 3 钱，伸筋草 3 钱，羌活 1 钱 5 分，桂枝 1 钱 5 分，地风 2 钱，杜仲炭 3 钱，乳香 2 钱，没药 2 钱，生黄芪 5 钱，忍冬藤 2 钱，防风 1 钱 5 分，甘草 1 钱 5 分，威灵仙 3 钱，豨莶草 3 钱，海风藤 3 钱，怀牛膝 2 钱，木瓜 4 钱，全当归 3 钱，鸡血藤 3 钱，千年健 2 钱。

用法：上药水泛为丸，临睡前每服 5 分，取微汗。

《常见疾病中医验方汇编》

主治：风寒麻木，关节疼痛，腰腿痛。

处方：麻黄 4 两，马钱子 4 两，杜仲炭 3 钱，牛膝 3 钱，乳香 3 钱，没药 3 钱，地风 3 钱，千年健 3 钱，红花 3 钱，木瓜 3 钱，防风 3 钱，当归 3 钱，丝瓜络 3 钱，白术 3 钱，煅自然铜 3 钱，桂枝 3 钱，龙骨 3 钱，甘草 3 钱，羌活 3 钱，独活 3 钱。

用法：上药炼蜜为丸，成人每日 1 丸，小儿减量。饭后服。

《常见疾病中医验方汇编》

主治：关节痛及筋肉痛。

处方：桂枝 2 钱，白芍 3 钱，防己 5 钱，木瓜 4 钱，秦艽 3 钱，豨莶草 6 钱，甘草 2 钱。

用法：水煎服。

《常见疾病中医验方汇编》

主治：风湿麻木，半身不遂，不能举动。

处方：香茅草 4 两，老鹳草 4 两，搜山虎 4 两，老鼠茨根 4 两，刺五加根 4 两，红金钱草 4 两。

用法：泡高粱酒内服。若筋骨不利可加鹿角片 4 两，虎骨 2 两。

《祖国医学采风录 秘方 验方 单方（第一辑）》

主治：风湿麻木，半身不遂，左瘫右痪，步履艰难。

处方：没药 2 钱，苏木 2 钱，钩藤 2 钱，通草 5 钱，香橼片 4 钱，伸筋草 5 钱，乳香 2 钱，破故纸 2 钱，血藤 4 钱，茯苓 3 钱，杜仲 2 钱，草乌 2 钱，甘草 2 钱，元胡 3 钱，川芎 3 钱，儿茶 2 钱，红花 2 钱，厚朴 3 钱，薄荷 2 钱，秦归 5 钱，血竭 2 钱，桔梗 2 钱，荆芥 3 钱。

用法：泡酒 5 斤，7 日后内服。

《祖国医学采风录 秘方 验方 单方（第一辑）》

主治：风湿膝胫痛，无红肿，不能伸屈。

处方：黄柏 5 钱，苍术 3 钱，胆南星 3 钱，桂枝 2 钱，威灵仙 4 钱，桃仁 1 钱半，红花 1 钱半，大黄 3 钱，羌活 2 钱，白芷 3 钱，牛膝 3 钱，豨莶草 1 两，防己 3 钱。

用法：水煎服，1 日 3 次。

《祖国医学采风录 秘方 验方 单方（第一辑）》

主治：风湿关节痛。

处方：杜仲 6 两，当归 8 两，苍术 8 钱，青木香 6 钱，川芎 8 两，红花 4 两，三七 8 钱，白芷 4 两，破故纸 4 两，通草 5 两。

用法：泡酒服。

《祖国医学采风录 秘方 验方 单方（第一辑）》

主治：风湿病，肢身疼痛，麻木不仁之症。

处方：羌活、独活、桂枝、当归、赤芍、薏苡仁、苍术、牛膝、防风、威灵仙、秦艽（寒甚加附子）适量。

用法：水煎服。

《祖国医学采风录 秘方 验方 单方（第一辑）》

主治：风湿身痛。

处方：苍术 1 两半，黄芪 3 钱 7 分，山奈 3 钱 7 分，当归 2 钱 7 分，黑木耳 5 两。

用法：研末，吞酒服。

《祖国医学采风录 秘方 验方 单方（第一辑）》

主治：风湿麻木。

处方：川乌 1 两，草乌 7 钱，麻黄 1 两，荆芥穗 1 两，马钱子 6 两，木瓜 2 两，红花 4 钱，桂枝 1 两，甘草 2 钱，川芎 7 钱，牛膝 1 两，朱砂 1 两，羌活 1 两，小茴香 1 两，虎骨 1 两，钩藤 7 钱。

用法：马钱子去毛，共研细末为丸，和蜂蜜每 1 钱为丸，睡前开水吞服。不可多服。

《祖国医学采风录 秘方 验方 单方（第一辑）》

主治：风湿关节痛。

处方：四楞筋骨草 6 两，麻柳树上的巴岩姜 1 斤，八角枫根 1 斤，舒筋草 6 两，伸筋草 4 两，红牛膝根 1 斤半，棕树根 1 斤半，石气柑 6 两，花椒根 4 两，刺五加 1 斤半，兔耳风 4 两，泽兰 6 两。

用法：泡酒服。

《祖国医学采风录 秘方 验方 单方（第一辑）》

主治：风湿痹痛，四肢厥冷，手指麻木，昼轻夜重，其痛彻骨。

处方：透骨风 3 钱。

用法：将透骨风放入切开的猪脚中，以火麻缠绕猪脚，水炖服。夜间临睡前服药。

《祖国医学采风录 秘方 验方 单方（第一辑）》

主治：风湿关节痛。

处方：党参、木香、上桂、玄胡、杜仲、小茴、丑牛适量。

用法：研末，每次用酒送服 2/3 钱。外用葱姜水洗患处。

《祖国医学采风录 秘方 验方 单方（第一辑）》

主治：风湿关节痛。

处方：马钱子半斤，广地龙 3 钱，广木香 3 钱，乳香 3 钱，没药 3 钱，血竭 3 钱，当归 3 钱，川芎 3 钱。

用法：马钱子制后，与上药研粉为末，每日 3 次，每次 3 分。开水冲服，病在上部用酒冲服，病在下部用淡盐汤冲服。

《祖国医学采风录 秘方 验方 单方（第一辑）》

主治：风湿痛。

处方：钻地风 3 钱，当归 3 钱，寻骨风 3 钱，桂枝 2 钱，油松节 3 钱，甘草 3 钱，海风藤 3 钱，臭梧桐 2 钱。

用法：高粱酒 2 斤浸 48 小时后服用。

《群众献方（第 3 辑）》

主治：梅毒性风湿痛。

处方：牛膝 1 两，川芎 1 两，羌活 1 两，五加皮 1 两，杜仲 1 两，甘草 1 两，地骨皮 1 两，生薏苡仁 1 两，生地 2 两，海桐皮 2 两，生大黄 1 两，紫草 1 两，土茯苓 2 两，银花 1 两，川黄柏 1 两，丹皮 1 两。

用法：共研细末，以高粱酒浸 3 天后饮用。

《群众献方（第 3 辑）》

主治：风湿痛。

处方：陈皮 2 钱，秦艽 4 钱，五加皮 4 钱，枸杞 3 钱，羌、独活各 3 钱，杏仁 3 钱，木瓜 3 钱，牛膝 4 钱，当归 4 钱，泽泻 3 钱，杜仲 5 钱，续断 3 钱，丹参 3 钱，陈松节 7 钱，胡桃肉 7 钱，红枣 10 枚。

用法：烧酒浸 7 天后饮用。

《群众献方（第 3 辑）》

主治：风湿热痛。

处方：鲜嫩桑枝、大豆黄卷（黑大豆亦可）、生薏苡仁、南天竹子、金银花、五加皮、木瓜、蚕沙各 2 两，川黄柏 1 两，松子仁 1 两。

用法：以高粱酒 10 斤、生白蜜 4 斤封坛内蒸 3 小时后，封坛 17 天后饮用。

《群众献方（第 3 辑）》

主治：风湿关节痛。

处方：狼毒 1 两，生胆南星 1 两，生半夏 1 两，生草乌 1 两，甘遂 3 钱。

用法：共研为细末，炒热蜜调敷患处。

《陕西中医验方选编》

主治：风湿。

处方：透骨草 1 两，海桐皮 5 钱，丹参 4 钱，防己 3 钱，薏苡仁 1 两，鸽粪 1 把。

用法：水煎，洗熨患处。

《陕西中医验方选编》

主治：风湿。

处方：陈艾叶、陈大蒜、威灵仙各 5 钱。

用法：共煎水，先熏后洗。

《陕西中医验方选编》

主治：风湿关节痛。

处方：雄黄、明矾、樟脑、白胡椒各 2 钱。

用法：先用针刺，后将药撒在膏药上敷患处。

《陕西中医验方选编》

主治：风湿疼痛。

处方：棉花子1斤或半斤。

用法：用酒炒热，捣烂敷患处。

《陕西中医验方选编》

主治：湿痹腰痛。

处方：杜仲、狗脊、茯苓、防己、桂枝、沙蒺藜、蚕沙、薏苡仁适量。

用法：水煎服。

《陕西中医验方选编》

主治：风湿腰痛，麻木不仁。

处方：料姜石5块，苎麻叶5个，艾叶1撮，好醋2斤，透骨草5两。

用法：将料姜石烧红，投醋内激之使醋热，以上药蘸醋洗患处。

《陕西中医验方选编》

主治：风湿行痹。

处方：黄芪2两，防风1两，当归5钱，伸筋草5钱，桂枝尖8钱，红花1钱，白附子3钱。

用法：开水煎，加烧酒半杯服。

《陕西中医验方选编》

主治：风湿，筋骨疼痛、麻木。

处方：川乌3钱，防风3钱，白芷3钱，细辛2钱，穿山甲3钱（已禁用），麝香3分，陈艾绒1两。

用法：做成艾条，艾灸局部。

《陕西中医验方选编》

主治：风湿关节痛。

处方：防己3钱，桑寄生3钱，桂枝2钱，五加皮2钱，细辛1钱半，穿山甲1钱（已禁用），鱼鳔2钱，续断3钱，威灵仙2钱。

用法：水煎服。

《陕西中医验方选编》

主治：风湿关节痛。

处方：黄芪4两，牛膝1两半，石斛1两半，远志1两半，金银花1两。

用法：水煎服。

《陕西中医验方选编》

主治：风湿关节痛。

处方：红糖4两，牙皂面2两，樟脑1钱。

用法：共捣匀，以布包扎患处，1昼夜1换。

《陕西中医验方选编》

主治：风湿关节痛、肿胀，臂不能动。
处方：川乌5钱，草乌5钱，当归1两，川芎1两，黄芪2两，桂枝2两。
用法：共研细末，每次2钱，以葱白3根、黄酒煎汤冲服。

《陕西中医验方选编》

主治：风湿关节痛。
处方：生黄芪2钱半，全当归3钱，生白芍3钱，川芎3钱，桂枝节3钱，甘草节1钱，桑枝节如指大3个，杉枝节如指大3个，松枝节如指大3个，竹枝节如指大3个，苏梗节如指大3个。
用法：水煎服，一日2次。

《陕西中医验方选编》

主治：风湿腰痛及各关节酸痛。
处方：当归3钱，杜仲2钱，破故纸1钱半，蒺藜2钱，萆薢2钱，豨莶草1钱半，乳香1钱半，没药2钱，川续断2钱，海桐皮1钱半，伸筋草3钱，威灵仙2钱，生甘草1钱。
用法：水煎服，取微汗。

《陕西中医验方选编》

主治：脚痛不红不肿（类似风湿证）。
处方：独活3钱，防风3钱，防己3钱，秦艽3钱，桂枝3钱，萆薢3钱，松节2钱，干姜1钱半，附片1钱半，火酒少许。
用法：水煎，温服。

《陕西中医验方选编》

主治：诸湿肿满，全身疼，发热，二便不利。
处方：白术、苍术、茯苓、猪苓、泽泻、黄芩、羌活、赤芍药、山栀仁、甘草各等份，生姜3片、灯芯草1撮。
用法：水煎服。

《陕西中医验方选编》

主治：风湿腰痛肿痛。
处方：白芥子8两，食盐8两，麸子8两。
用法：上3味加酒少许，共炒热，用纱布包裹熨患处。

《陕西中医验方选编》

主治：风湿腰腿痛。
处方：续断3钱，威灵仙3钱，海桐皮2钱，羌活2钱，伸筋草3钱，松节2钱，桂枝

3钱，当归4钱，川牛膝2钱，木瓜3钱，薏苡仁3钱，杜仲3钱，破故纸3钱，淫羊藿2钱，肉苁蓉5钱，红花1钱，木通2钱。

用法：轻病可做煎剂兑酒服，重病可泡酒早晚连续饮用2～3剂。

《陕西中医验方选编》

主治：风湿腰腿痛。

处方：生黄芪1两，当归8钱，桂枝6钱，千年健4钱，追地风4钱，全蝎8钱，桑寄生4钱，川乌3钱，白附子3钱，木瓜5钱，防己5钱，独活6钱，红花3钱，甘草3钱，川牛膝4钱，烧酒2斤。

用法：将酒泡入烧酒内，6日后饮用，每日2次，每次1～2杯。

《陕西中医验方选编》

主治：风湿腰膝痛。

处方：海风藤、青风藤、牛膝、千年健、追地风各5钱，麝香2分，桂枝2钱，烧酒1斤。

用法：将药和酒装入罐内，放锅内加水蒸1小时，取出，1日2次，每次1盅。

《陕西中医验方选编》

主治：痹症（风湿性游走、关节疼痛）。

处方：（外用方）防风、白芷、透骨草、青皮、石膏、花椒各3钱，醋熬热敷患处；（内服方）苍术2钱半，白芷、黄芪、当归各3钱，黄芩、防风、薏苡仁各2钱，杜仲、柴胡各1钱半，白芍2钱半，水煎服。

用法：（外用方）醋熬热敷患处；（内服方）水煎服。

《山西省中医验方秘方汇集（第三辑）》

主治：痹症（全身走痛无定处，由风火气得，脉浮）。

处方：松罗茶3钱半，凤仙花3钱，青麻绳3钱，白糖1两半。

用法：水煎服（三碗水煎成1碗）。

《陕西中医验方选编》

主治：痹症（男女老幼，腰腿疼痛，步履困难，经年不愈）。

处方：木耳半斤，酒当归4钱，苍术5两，草乌2两，川牛膝3两（酒浸），川羌活1两半，炙川乌2两，汉防己2两，防风1两，杜仲炭3两（盐炒），乳没各2两（去油），木瓜1两半，续断1两半（酒拌），黄芪4两，茯苓2两，威灵仙2两（酒浸）。

用法：木耳以水泡透加醋调拌。将上药碾碎，加木耳焙干成末为丸，每服3钱，开水送下。

《山西省中医验方秘方汇集（第三辑）》

主治：湿痹（腰痛不能伸直，疼痛难忍）。

处方：杜仲炭8钱，川萆薢4钱，焦白术3钱，金毛狗脊3钱，宣木瓜3钱，川续断3钱，破故纸2钱，酒当归4钱，杭白芍4钱，净橘络3钱，核桃肉4钱，炙甘草1钱，川牛膝1钱，食盐 3 分，烧酒 3 钱。久痛者加桂楠 3 分。

用法：水煎服。

《山西省中医验方秘方汇集（第三辑）》

主治：风湿性关节炎。

处方：花椒 3 两，大料 2 两，白矾 3 两，陈醋 6 斤。

用法：加热熏蒸。

《山西省中医验方秘方汇集（第三辑）》

主治：痹症（筋骨受凉，四肢抽麻）。

处方：制附子 5 钱，茯苓 5 钱，母丁香 2 钱，川牛膝 1 两，紫油桂 2 钱，白木耳 6 两，核桃仁 8 两。

用法：上药研末为丸，早晚各服 3 钱，以黄酒开水各半冲服。

《山西省中医验方秘方汇集（第三辑）》

主治：风湿性关节炎。

处方：（上肢疼痛，不能伸举）当归 3 钱，川芎 3 钱，白芍 5 钱，熟地 5 钱，黄芪 8 钱，党参 5 钱，乳香 2 钱半，没药 3 钱，陈皮 1 钱半，生甘草 1 钱半，桑枝 1 把。

（下肢腰腿疼痛，难以伸曲）黄芪 2 两，熟地 1 两半，乳香 3 钱，川牛膝 1 钱，川木瓜 4 钱。

用法：水煎服，用时须辨证施治，可酌情加桂枝 1 钱半。

《山西省中医验方秘方汇集（第三辑）》

主治：痹症（周身疼痛，经年不愈）。

处方：黄芪 2 两，防风 1 钱，桂枝 3 钱，红花 3 钱，二花 4 钱，钩藤 2 钱，桑皮 7 枝。

用法：水煎服。

《山西省中医验方秘方汇集（第三辑）》

主治：痹症（腰腿疼痛，不能转侧）。

处方：当归 1 两，川牛膝 1 两，杜仲炭 1 两，大耳 6 两。

用法：上药研末为丸，开水送下。

《山西省中医验方秘方汇集（第三辑）》

主治：筋骨疼痛。

处方：穿山甲 3 钱（已禁用），蜈蚣 3 条，全虫 3 钱，火硝 3 钱，川军 3 钱，僵蚕 2 钱，麻黄 1 钱，白酒 1 斤。

用法：上药泡 1 天，煎成汁同酒装入瓶内，口封严放入锅内煮后放气，再将瓶口封固，挖坑埋七天后晒七天，取出可用。每服半两，日 3 次，饭后温服。

《山西省中医验方秘方汇集（第三辑）》

主治：风寒湿，四肢关节疼痛。

处方：炒苍术 5 钱，炒薏苡仁 5 钱，川羌活 5 钱，防风 5 钱，川牛膝 5 钱。

用法：水煎温服。

《山西省中医验方秘方汇集（第三辑）》

主治：风寒性关节炎或受寒冷、水浸后，关节疼痛。

处方：用陈醋炒切碎大葱白。

用法：热后装布袋内敷于患处，熨烫。

《山西省中医验方秘方汇集（第三辑）》

主治：风湿性关节炎。

处方：活络草 4 钱（即羊角蔓草），白术 2 两，薏苡仁 3 钱，芡实 5 钱。

用法：水煎服；亦可以活络草加白葱少许，熬水洗局部。

《山西省中医验方秘方汇集》

主治：风湿性关节痛。

处方：马钱子 3 钱，川牛膝 2 钱，附子 1 钱，穿山甲 3 钱（已禁用）。

用法：将马钱子油炸去毛与后三味共为细末，以身体强弱服 1 ~ 4 分，每日早晚开水冲服。

《山西省中医验方秘方汇集》

主治：风湿关节炎。

处方：桑枝、槐枝、杨枝、柳枝、松枝各 3 钱。

用法：水煎温服。

《山西省中医验方秘方汇集》

主治：风寒湿痹。

处方：羌活 2 钱半，独活 2 钱半，桂心 1 钱半，秦艽 2 钱半，当归 4 钱，桑枝 3 钱，海风藤 3 钱，川芎 1 钱半，防风 2 钱，青木香 2 钱，木瓜 2 钱，五加皮 2 钱，陈皮 2 钱，甘草节 2 钱。

用法：水煎服。

《山西省中医验方秘方汇集》

主治：风湿关节痛。

处方：何首乌 2 钱，宣木瓜 2 钱半，汉防己 1 钱半，当归 2 钱，生黄芪 3 钱，五加皮 2 钱，白术 1 钱半，丝瓜络 1 钱半，地龙 1 钱，川芎 1 钱半，炒白芍 1 钱半，陈皮 2 钱半，夏枯草 1 钱，甘草 5 分。

用法：黄酒引，水煎服。

《山西省中医验方秘方汇集》

主治：胎前产后风湿麻木症。

处方：当归1两，川牛膝8钱，川芎5钱，桂枝5钱，乳香5钱，没药5钱，南木瓜8钱，杜仲8钱，南木耳4两。

用法：共为细末，黄酒送服，每服2钱。

《山西省中医验方秘方汇集》

主治：白虎历节风。

处方：全当归4钱，川芎2钱，独活3钱，防风2钱，僵蚕2钱，木通2钱，甘草1钱，桂枝2钱，地风3钱，千年健3钱，秦艽3钱，威灵仙3钱，没药2钱，松节7寸为引。

加减法：春、夏有热者，加苍术、黄柏；两腿发凉者，加肉桂、附子；腿痛甚者，加怀牛膝；腰痛者，加川断、杜仲。

用法：水4碗煎至1碗，空腹热服，出微汗。

《山东中医验方集锦》

主治：风湿性关节炎。

处方：大绵芪（内蒙古黄芪）1两，桑寄生3钱，防己3钱，甘草1钱。

用法：每日1剂，水煎服。

《山东中医验方集锦》

主治：风湿性关节炎。

处方：生黄芪5两，金石斛2两～2两5钱，薏苡仁2两～2两5钱，肉桂3钱。

加减法：虚弱者，可酌加肉桂1～2钱，茯苓5钱～1两5钱，附子5分～3钱；上肢痛重者，加川芎3～5钱；下肢痛重者，加川牛膝3～5钱；脊柱症状较重者，加杜仲2～3钱；周身均痛者，加羌活、川芎、川牛膝。若3剂后仍有疼痛者，可减生黄芪、肉桂，加防风5钱～1两5钱。

用法：水煎服，待出汗后（隔1小时），再服第二煎。

《山东中医验方集锦》

主治：风湿性关节炎。

处方：全蝎7个，蜈蚣（焙）2条，麻黄2钱。

用法：黄酒煎服，取汗。

《山东中医验方集锦》

主治：痹症（风寒湿所引起的臂痛、腿痛、经年不愈的半身不遂及肢体萎缩等疾患，也可治疗慢性脊髓病变引起的肢体麻痹，膀胱障碍）。

处方：制马钱子1斤，地龙3两（炒黄）。

用法：马钱子先用带根麦秆加五倍子、漳丹各1两熏烤，再用香油炸至枣红色，刮去毛，与地龙研成细末，每包三分。成人剂量每服半包至1包，每日1次，睡前黄酒送服。初服剂量要少，逐渐增加，但最多不得超过1包半。

《山东中医验方集锦》

主治：慢性风湿性关节炎。

处方：穿山甲 6 钱（已禁用），海风藤 6 钱，归尾 6 钱，地风 6 钱。

用法：取上药用 45 度酒精 1 斤，浸泡 7 日后过滤，再加 45 度酒精 2 斤即得。日服 3 次，每次 5 ~ 10 mL，连服 1 ~ 4 个月。

《山东中医验方集锦》

主治：四肢筋骨受风湿麻木疼痛。

处方：金毛狗脊、千年健、钻地风、独活、威灵仙、防风、乳香、没药、川木瓜、牛膝、当归、红花、血竭花、白术、桂枝、玉米、甘草适量，土鳖子为引。

用法：水煎服。

《山东省中医验方汇编（第二辑）》

主治：四肢关节损伤后，感受风寒湿邪。

处方：白芷 2 钱，当归 2 钱，防风 3 钱，急性子 2 钱，苏木 2 钱，续断 2 钱，羌活 3 钱，姜黄 2 钱，樟木 2 钱，血竭 1 钱，透骨草 5 钱，威灵仙 2 钱，红花 2 钱，伸筋草 4 钱，五加皮 3 钱，木瓜 2 钱。

用法：上药分为 2 剂，装入布包，每用 1 包放水中煎后熏洗患处。

《常见疾病中医验方汇编》

主治：四肢受寒作痛。

处方：豨莶草 4 钱，千年健 4 钱，川牛膝 4 钱，羌活 3 钱，桂枝尖 2 钱 5 分，防风 2 钱，荆芥穗 2 钱 5 分，当归 4 钱，红花 2 钱。

用法：用酒两斤半封坛，加热 3 炷香时间，随量饮之。

《山东省中医验方汇编（第二辑）》

主治：上肢风痹肿痛。

处方：当归 6 钱，川芎 2 钱，炒杭芍 2 钱，熟地 4 钱，钩藤 2 钱，木瓜 3 钱，川断 3 钱，秦艽 2 钱，没药 2 钱，乳香 2 钱，独活 2 钱，边桂 1 钱 5 分，怀牛膝 2 钱，五灵脂 3 钱，黄酒为引。

用法：水煎服。

《山东省中医验方汇编（第二辑）》

主治：风湿性关节炎。

处方：木瓜 2 钱，羌活 2 钱，独活 2 钱，白芍 2 钱，天麻 2 钱，白芷 2 钱，防风 2 钱，苍术 1 钱，川芎 1 钱，六汗（即续断）2 钱，防己 2 钱，归全（当归）2 钱，威灵仙 2 钱，桑枝 2 钱。

用法：水煎服，每日 1 剂。

《中医验方集（第二辑）》

主治：风湿性关节炎。

处方：防己 3 钱，蚕沙 3 钱，地龙 2 钱，牛膝 3 钱，秦艽 3 钱，薏苡仁 4 钱，威灵仙 3 钱，当归 1 钱半，附子、桂枝、杜仲、白术各适量。

用法：水煎服，每日 1 剂。可配合辅药使用，如关节不能伸屈，配用小活络丸；疼痛配用小金丹。

《中医验方集（第二辑）》

主治：风湿性关节炎（骨节酸痛，咳嗽，发热，呕吐等）。

处方：茵陈 3 钱，薏苡仁 5 钱，芦根 3 钱，栀子 2 钱，防风 2 钱，半夏 1 钱，银花 3 钱，桑枝 3 钱，防己 3 钱，蚕沙 3 钱。

用法：水煎服，每日 1 剂。

《中医验方集（第二辑）》

主治：风湿性关节炎。

处方：伸筋草 5 钱。

用法：水煎服，每日 1 剂。

《中医验方集（第二辑）》

主治：风湿性关节炎。

处方：百条根 5 钱。

用法：水煎服，每日 1 剂。

《中医验方集（第二辑）》

主治：风湿性关节炎。

处方：一条根 5 钱至 1 两。

用法：和猪脚炖服，每日 1 剂。

《中医验方集（第二辑）》

主治：慢性风湿性关节炎。

处方：过山香 2 钱。

用法：水煎服，每日 1 剂，每剂 3 次。如有腰部酸痛者加入续断 2 钱。

《中医验方集（第二辑）》

主治：风湿病，经年累月不能起床。

处方：松柏寄生、山茱萸各 1 两。

用法：和老乌骨母鸡（去五尖）用老酒炖熟服，略醉卧睡，盖使微汗出。

《中医验方集（第二辑）》

主治：风湿病。

处方：当归 2 钱，熟地 2 钱，生地 1 钱半，桑寄生 1 钱半，牛膝 1 钱，木瓜 1 钱，丹皮 1 钱，独活 1 钱，五加皮 1 钱。

用法：以老酒 3 杯煎成 1 杯，临睡空腹服。

《中医验方集（第二辑）》

主治：风湿病。

处方：番姜根（辣椒树根）1 两。

用法：用水和猪脚炖服，每日或隔日 1 次。

《中医验方集（第二辑）》

主治：风湿病。

处方：黄金桂 3 ~ 5 钱。

用法：用酒和猪脚炖服。

《中医验方集（第二辑）》

主治：脚风湿痛及热性咳嗽。

处方：红石南藤（又名山甘草）1 两。

用法：用水酒各半和猪脚炖服。如热性咳嗽，取药 3 钱用水煎冲冰糖服。

《中医验方集（第二辑）》

主治：风湿痹，手足麻木，筋骨疼痛。

处方：（捉虎膏）独蒜汁 4 钱，葱头汁 4 两，韭菜汁 4 钱，生姜汁 4 两，艾叶汁 1 两，高粱酒 20 两，乌麻油 4 两，松香 3 两，炒黄丹 1 两。

用法：先将上面 5 汁和高粱酒煮沸，入乌麻油熬至滴水成珠，然后再入松香、炒黄丹搅匀成膏，瓷瓶收储备用，用时摊于厚纸上，敷贴患处。

《中医验方集（第二辑）》

主治：寒湿痹痛，麻木不仁。

处方：川乌、草乌、荜茇、甘松、山奈各 5 钱。

用法：共研末炒熟，布包熨烫痛处。

《群众献方（第 4 辑）》

主治：风湿所致臂痛。

处方：秦艽 1 两，当归、防风各 2 钱，豨莶草、木瓜各 3 钱，海风藤、白茄根各 3 钱，麻黄 5 钱，酒 2 斤。

用法：砂锅内煎，熏洗臂上，每日 2 次。

《群众献方（第 4 辑）》

主治：风湿痹痛（孙真人药酒方）。

处方：当归 4 两，生草节 1 两 5 钱，巴戟肉 3 两，熟地 2 两 5 钱，川芎 1 两，防风 1 两 5 钱，川续断 3 两，红花 5 钱，桂枝尖 1 两，千年健 3 两，炙黄芪 4 两，羌活 1 两，淡附片 3 两，川牛膝 3 两，追地风 3 两，白术 2 两。

用法：用陈黄酒 5 斤浸半个月后，再用高粱酒 10 斤、蜜 1 斤，冲入再浸服。

《群众献方（第 2 辑）》

主治：风湿。

处方：全当归 4 两，血竭 4 钱，怀牛膝 3 钱，川乌 3 钱，生甘草 3 钱，草乌 3 钱，制半夏 4 钱，大生地 3 钱，忍冬藤 3 钱，大熟地 3 钱，追地风 6 钱，焦杜仲 3 钱，寻骨风 3 钱，川芎 1 钱半，威灵仙 4 钱，桂枝 2 钱，宣木瓜 6 钱，虎骨 3 钱，炒枳壳 3 钱，陈皮 6 钱，桑枝 4 两，黑枣 4 两，陈黄酒 5 斤。

用法：用陈黄酒浸半个月后可服。

《群众献方（第 2 辑）》

主治：风湿性关节炎。

处方：苍耳子 2 两。

用法：水煎分 2 次内服。

《群众献方（第 2 辑）》

主治：风湿痛。

处方：姜汁、棉花适量。

用法：用姜汁浸棉花在大伏天晒干待用，用时将药棉包扎患处。

《群众献方（第 2 辑）》

主治：风湿。

处方：九头草根（即马齿苋根）1 两（陈 1 年更好）。

用法：用高粱酒 1 斤浸之固封不令泄气 1 个月，临睡前服 1 羹匙。

《群众献方（第 2 辑）》

主治：风湿酸痛。

处方：十大功劳叶 3 两，苎麻根 5 钱，千年健 3 钱，淫羊藿 3 钱，红花 3 钱，全当归 3 钱，五加皮 3 钱，陈皮 3 钱。

用法：浓煎加烧酒 1 斤，白酒 2 斤半，装瓶内每日随量饮之。

《群众献方（第 1 辑）》

主治：风湿性关节炎。

处方：臭梧桐 1 斤，豨莶草 8 两。

用法：共研末，炼蜜为丸如梧子大，早晚各服 2 钱，开水送下。

《群众献方（第 1 辑）》

主治：风湿。

处方：宣木瓜 5 钱，海桐皮 4 钱，羌、独活各 4 钱，川续断 5 钱，豨莶草 6 钱，川牛膝 5 钱，十大功劳叶 3 钱。

用法：用米醋 2 斤煎洗患处。

《群众献方（第 1 辑）》

主治：风痛。
处方：白毛藤 1 两。
用法：水煎洗患处。

《群众献方（第 1 辑）》

主治：风湿痛。
处方：姜黄树子适量。
用法：煎汤或泡茶吃。

《群众献方（第 1 辑）》

主治：风湿性关节炎。
处方：当归 3 钱，杜仲 3 钱，桃仁 1 钱，红花 1 钱，续断 3 钱，川牛膝 1 钱，威灵仙 1 钱半。
用法：水煎服，兑酒服。

《青海中医验方汇编（第二集）》

主治：风寒湿痹，腿疼不伸，行走困难。
处方：当归 3 钱，川牛膝 2 钱，青风藤 2 钱，海风藤 2 钱，川续断 2 钱，钻地风 2 钱，乳香 3 钱。
用法：以好烧酒 1 斤泡 5～8 天，每天早午晚各服 2 盅酒。

《祁州中医验方集锦（第一辑）》

主治：风湿性关节炎。
处方：酒糟。
用法：热后熨烫局部。

《宁夏中医验方集锦（第一辑）》

主治：风湿性关节炎。
处方：花椒、葱根、蒜瓣适量。
用法：水煎洗。

《宁夏中医验方集锦（第一辑）》

主治：风湿性关节炎及跌打损伤。
处方：马钱子 2 钱，炒黑豆 5 钱，苍术 5 钱，白术 5 钱，羌活 3 钱，独活 3 钱，桂枝 3 钱，麻黄 3 钱，乳香 3 钱，没药 3 钱，牛膝 6 钱，川续断 3 钱，杜仲 6 钱，木瓜 3 钱，桑寄生 4 钱，秦艽 3 钱，天麻 3 钱，川芎 3 钱，全虫 1 钱半，僵蚕 3 钱。
用法：共研细末，水泛为丸，如梧桐子大。每服 25～50 丸，1 日 2 次，黄酒送下。

《宁夏中医验方集锦（第一辑）》

主治：风湿性关节炎。

处方：紫苏叶 3 钱，桔梗 3 钱，吴茱萸 3 钱，宣木瓜 3 钱，薏苡仁 1 两，槟榔片 3 钱，川牛膝 3 钱，川芎 3 钱，泽泻 3 钱，煅石膏 3 钱，大黄 3 钱。

用法：水煎服。

《宁夏中医验方集锦（第一辑）》

主治：风湿性关节炎。

处方：当归 4 钱，杭芍 4 钱，山萸肉 4 钱，杜仲 3 钱，牛膝 2 钱，川芎 1 钱半，防风 3 钱，云苓 3 钱，破故纸 3 钱，寸冬 4 钱，元桂 1 钱，焦术 3 钱，鸡内金 2 钱，砂仁 1 钱半，粉甘草 1 钱半。

用法：水煎服，加烧酒 1 杯。

《宁夏中医验方集锦（第一辑）》

主治：风湿性关节炎。

处方：独活 2 钱，桑寄生 4 钱，当归 4 钱，桑枝 4 钱，川芎 3 钱，云苓 3 钱，薏苡仁 3 钱，木瓜 3 钱，防风 2 钱，乳香 2 钱，没药 2 钱，白术 3 钱，丹皮 3 钱，黄柏 3 钱，甘草 1 钱。

用法：水煎服。

《宁夏中医验方集锦（第一辑）》

主治：风湿性关节炎。

处方：羌活 3 钱，威灵仙 3 钱，桃仁 3 钱，红花 3 钱，天南星 3 钱，桂枝 1 钱半，防己 3 钱，白芷 3 钱，黄柏 3 钱，龙胆草 3 钱，建曲 3 钱，苍术 3 钱，川芎 3 钱，夜交藤 3 钱，忍冬藤 3 钱。

用法：水煎服。

《宁夏中医验方集锦（第一辑）》

主治：风湿性关节痛。

处方：川乌 3 钱，生黄芪 1 两，萆薢 3 钱，炙虎骨（或豹骨）2 两，草乌 3 钱，威灵仙 3 钱，乌蛇 1 两，高丽参 5 钱，防己 5 钱，枸杞子 3 钱，防风 3 钱，穿山甲 5 钱（已禁用），麻黄 5 钱，炒杜仲 5 钱，独活 5 钱，宣木瓜 5 钱，五加皮 4 钱，桂枝 5 钱，巴戟天 3 钱，仙茅 4 钱，石楠藤 4 钱，红花 2 钱，桑寄生 1 两，乳香 4 钱，潞党参 1 两，附子 3 钱，伸筋草 4 钱。

用法：将上药另加红曲 2 两，砂糖 12 两，白酒 15 斤，浸 7～10 天，每日服 2 次。

《宁夏中医验方集锦（第一辑）》

主治：风湿性关节炎。

处方：川乌 1 钱，防己 3 钱，威灵仙 3 钱，当归 3 钱，独活 2 钱，秦艽 3 钱。

用法：水煎服，亦可制成丸剂或浸酒剂，剂量按上方推算。

《宁夏中医验方集锦（第一辑）》

主治：历节风。

处方：桂枝 2 钱，鬼箭草 1 钱半，钻地风 2 钱，附子 1 钱，酒芍 3 钱，千年健 2 钱，老鹳草 2 钱，乳没各 2 钱，松节 2 钱，桑寄生 3 钱，全当归 3 钱，红花 5 分，白附 1 钱，全蝎 1 钱，僵蚕 1 钱。

用法：水煎服。

《宁夏中医验方集锦（第一辑）》

主治：风湿性筋痛。

处方：桑枝 5 斤，柳枝半斤。

用法：上两味药煎成浓稠流膏，加入蜂蜜半斤，再稍加煎熬即可。每服 4 钱，每日早晚 2 次开水调服。

《宁夏中医验方集锦（第一辑）》

主治：风湿性关节炎，男女老幼腰痛、腿痛、胳膊痛和局部麻木，对羊痫风、面瘫、产后风也有效。

处方：（九分散）牛膝，甘草，苍术，麻黄，全蝎，乳香，没药，僵蚕，上 8 味各 1 两 2 钱，马钱子 10 两（该方可按比例配半料或四分之一料）。

制法：①牛膝、甘草、苍术、麻黄、全蝎、僵蚕用砂锅炒成黄色即可，避免炒得过度。②乳香、没药的炮制时用盖房的瓦（将瓦洗净）炒去油，在瓦上炒至基本不起泡沫为止；但不要炒焦，以免失去药力。③马钱子的炮制：首先用砂锅煮，同时放入一把绿豆，等绿豆煮开花时，剥去黑皮，用刀切成纸薄般的薄片（注意随剥随切，以免硬化），晒两三日后，再用砂锅掺砂土炒至黄色（剥去的外皮挖坑埋掉，以免毒死家畜等）。

用法：上药各自炮制后，共碾成细末。每天服 1 次，睡前服，以黄酒 2 两为引。强人每服 8～9 分，最多不超 1 钱，老人、儿童酌减。如过量引起中毒，可出现牙关紧闭和发抖，轻者饮温水，重者注射苯巴比妥即可缓解。

《内蒙古中草药验方选编》

主治：风湿性关节炎，关节疼痛，阴雨则加重。

处方：（追风汤）追风草 1 两，桂枝 3 钱，赤芍 4 钱，川牛膝 3 钱，甘草 2 钱，麻黄 2 钱，滑石 4 钱，红花 2 钱，乳没 4 钱，制马钱子 5 分。

用法：水煎服。

《内蒙古中草药验方选编》

主治：风湿性关节炎，关节疼痛：痛处发凉，脉缓或弦。

处方：豨莶草 1 两，薏苡仁 1 两，海桐皮 5 钱，当归 3 钱，牛膝 5 钱，鸡血藤 1 两，制川乌 2 钱，丹参 5 钱。

用法：水煎服。

《内蒙古中草药验方选编》

主治：风湿性关节炎，周身关节疼痛或肌肤麻木不仁、血脉滞涩，筋急拘挛，浑身串痛，甚则关节畸形作肿。

处方：（五痹丸）生川乌3两，生草乌3两，紫草根3两，乌梅肉2两，金银花2两，制乳香3两，制没药2两，羌活2两，桂枝2两，透骨草2两，红花2两，当归3两，甘草梢3两。

用法：上药为末炼蜜成丸，每服1钱，1日2次。

《内蒙古中草药验方选编》

主治：风寒痹痛，关节肿。

处方：防风2钱，防己2钱，独活1钱，桑寄生3钱，秦艽3钱，桂枝1钱，苍术2钱，黄柏1钱，龙胆草1钱，当归3钱，川芎1钱5分，赤芍2钱，生地2钱。

用法：水煎服。

《内蒙古中草药验方选编》

主治：风湿关节痛。

处方：芥子末1份，软糯米饭4份。

用法：上药混合捶黏后，摊在布上贴痛处包好，1小时后除去，每天敷1次直至痛愈。

《内蒙古中草药验方选编》

主治：风寒湿痹疼痛。

处方：葱白。

用法：葱白1握切碎杵烂，炒热敷患处。

《内蒙古中草药验方选编》

主治：风痹（麻木不仁）。

处方：蚕沙2斤，生香附末半斤，小麦麸1斤。

用法：共入锅内炒至烟起喷入陈酒半斤、黄醋半斤，再炒带润，用布袋分装，更换熨患处。

《内蒙古中草药验方选编》

主治：风寒痹痛，关节肿。

处方：防风2钱，防己2钱，独活1钱，桑寄生3钱，秦艽3钱，桂枝1钱，苍术2钱，黄柏1钱，龙胆草1钱，当归3钱，川芎1钱5分，赤芍2钱，生地2钱。

用法：水煎服。

《祖国医学采风录 秘方 验方 单方（第一辑）》

主治：风寒湿痹疼痛。

处方：葱白。

用法：葱白1握切碎杵烂，炒热敷患处。

《祖国医学采风录 秘方 验方 单方（第一辑）》

主治：风湿瘫痪，手足不能举动。

处方：癞蛤蟆 1 只。

用法：用擂钵擂至极细以酒冲入搅匀用布过滤去渣，酒炖热饮之。

《祖国医学采风录 秘方 验方 单方（第一辑）》

主治：风湿性关节疼痛（关节炎）。

处方：鲜紫花地丁。

用法：捣敷。

《祖国医学采风录 秘方 验方 单方（第一辑）》

主治：风湿腿痛行走不便。

处方：（风湿腿疼膏）土独 7 个，红皮独头蒜 7 个，芥末子 3 钱。

用法：共捣千下，摊布上贴患处，一昼夜勿令通时，贴膏后肉皮发黑或起疱都不妨碍。

《中医验方粹选》

主治：风湿关节痛，四肢麻木。

处方：钩藤 3 钱，木瓜 4 钱，牛膝 3 钱，骨碎补 2 钱，茯神 3 钱，杜仲 4 钱，枸杞 4 钱，海风藤 3 钱，白芷 1 钱半，薏苡仁 5 钱，川乌 3 钱，秦艽 2 钱，松节 5 钱，桑寄生 3 钱，黑豆 5 钱，五加皮 2 钱，台乌 3 钱，金毛狗脊 1 钱半，防风 2 钱，桂枝 4 钱 5 分，炙黄芪 2 钱，正鹿筋 4 钱，当归 5 钱，熟地黄 2 钱，炙甘草 1 钱半。

用法：酒水各半，猪蹄 2 只，同药煮食。

《名老中医经验汇编》

主治：风湿病。

处方：当归 6 钱，秦艽 6 钱，玉活（独活）4 钱，寄生 6 钱，杜仲 6 钱，续断 4 钱，川牛膝 4 钱，怀牛膝 4 钱，桂枝 5 钱，骨碎补 5 钱，千年健 5 钱，防己 6 钱，白芷 6 钱，虎骨 5 钱，甘草 2 钱。

用法：水煎服。

《名老中医经验汇编》

主治：下肢风湿痛。

处方：松叶 1 斤。

用法：烧酒 2 斤浸透，随患者量饮之，每日 3 次。另以松叶烧灰布包趁热熨痛处。

《名老中医经验汇编》

主治：风湿关节炎和偏枯。

处方：西党 8 两，白术 8 两，茯神 1 两，炙甘草 5 钱，熟地 2 两，当归 8 两，川芎 1 两，酒芍 2 两，北芪 8 两，肉桂 3 钱，白附 5 钱，防风 4 两。另加：农村种的播节风 1 茎。

用法：以上药熬膏，先把播节风熬至 1 大碗，再用 1 锅水熬其他的药，熟地另捣如泥。最后混匀诸药。每日早晚各用开水冲服 1 匙。

《名老中医经验汇编》

主治：冷骨风。

处方：生附子、川乌、草乌、老姜、火葱各1两。

用法：打细，兑酒温包患处。

《锦方选集·内科（第3册）》

主治：风湿痛。

处方：羌活、独活、桂枝、木瓜、乳香、没药、陈皮、甘草、八角枫、制川乌各3钱，归尾5钱。

用法：泡酒，每次服1小酒杯，日服2次。

《锦方选集·内科（第3册）》

主治：风湿肿痛。

处方：羌活、独活、白术、苍术、防己、防风、木瓜、黄芩、黄柏、赤芍各3钱，甘草1钱。

用法：水煎服。

《锦方选集·内科（第3册）》

主治：风湿痛。

处方：独活、羌活各5钱，秦艽、松节各1两，白芷3钱，威灵仙4钱，防风5钱，川芎3钱，黄芪4钱，舒筋草5钱。

用法：泡酒，每次服1小杯，日服2次。

《锦方选集·内科（第3册）》

主治：风湿痛。

处方：虎骨1两，炙没药2两。

用法：研末，每次服1～2钱，温酒吞服。

《锦方选集·内科（第3册）》

主治：风湿关节痛。

处方：当归2两，生地、杜仲、首乌、牛膝各1两，五加皮3两，焦术4两，桑寄生2两，川续断、骨碎补、虎骨各1两，地胡椒2两。

用法：泡酒服，每次服1杯。

《锦方选集·内科（第3册）》

主治：风湿手脚麻木，骨节作痛。

处方：当归、防风、秦艽、五加皮各1两，白花蛇舌草4两，独活、续断、松节、苍术、伸筋草各1两。

用法：泡酒，每次服1小酒杯，日服2次。

《锦方选集·内科（第3册）》

主治：风湿关节酸疼，红肿麻木。

处方：羌活、独活各5钱，归尾4钱，赤芍5钱，桂枝3钱，杜仲、牛膝各1两，桃仁2钱，红花2钱，地龙、乳香、没药各3钱，威灵仙、松节各4钱。

用法：水煎熏洗，分6次服，日服3次。

《锦方选集·内科（第3册）》

主治：风湿关节痛，不能屈伸。

处方：白芍4钱，当归、苍术、知母、黄柏、防己、牛膝各3钱，薏苡仁8钱，木瓜、橘络、防风各3钱，龟板4钱，伸筋草、独活各3钱，甘草2钱。

用法：水煎，分3次温服。

《锦方选集·内科（第3册）》

主治：风湿痛。

处方：虎骨、木瓜各3钱，薏苡仁6钱，桑皮、牛膝、秦艽、五加皮、防风、天麻各3钱，续断4钱，当归、川芎各2钱，红花、桂枝各2钱。

用法：水煎，分3次温服。

《锦方选集·内科（第3册）》

主治：风湿麻木。

处方：羌活、桂枝、乳香、苍术、赤芍、生地、白鲜皮、茯苓、蝉蜕、桑枝、白芷、防风、川芎、虎骨、秦艽、僵蚕、吴茱萸各2钱，细辛1钱。

用法：泡酒服，每次服1酒杯。

《锦方选集·内科（第3册）》

主治：风湿性关节炎。

处方：松节8钱，丹参5钱，川芎3钱，威灵仙、续断各5钱，秦艽4钱，当归5钱，桂枝、知母各3钱，虎骨6钱。

用法：水煎服。泡酒服亦可。

《锦方选集·内科（第3册）》

主治：风湿关节红肿热痛。

处方：桂枝3钱，粳米1杯，知母4钱，生石膏1两，羌活、独活各2钱，秦艽3钱，制川乌、制草乌、蜂房各3钱。

用法：先将制川乌、制草乌、蜂房煎2小时后，再入诸药合煎，以不麻口为度。分3次服。

《锦方选集·内科（第3册）》

主治：风湿痛。

处方：当归、木瓜、虎骨、猴骨、防己、秦艽各1两。

用法：泡酒服。

主治：风湿关节疼痛。

处方：当归、秦艽、怀牛膝、五加皮、虎骨、防风、松节、茄根各5钱，羌活、苍耳子、麦冬、蚕沙各3钱，萆薢2钱，川乌1钱火炮蜜炙。

用法：泡酒服。

主治：风湿性关节炎。

处方：川乌、草乌、姜黄、黄柏、栀子、北细辛、白芷各3钱。

用法：研细，用酒炒热包患处。

主治：风寒湿痹，四肢筋骨疼痛，腰膝无力。

处方：羌活、独活、桂枝、麻黄、杜仲、破故纸、肉桂各3钱，制川乌1钱，秦艽2钱，木瓜、苍术各3钱，五加皮、当归各4钱，川芎3钱，威灵仙2钱，草薢2钱，茯苓3钱，红花、甘草各2钱，陈皮4钱，川续断3钱，首乌4钱，鹿角片1钱，茜草、茄根各2钱，虎骨4钱。

用法：泡酒3斤，早晚空腹服，每次服5钱。

主治：风湿关节痛。

处方：地肤子8两，麦麸皮2两。

用法：酒炒包患处，1日1换。

主治：风湿性关节痛。

处方：羌活、秦艽各3钱，香附1两，当归、丹参各4钱，黄芪1两，苍术、黄柏各4钱，五灵脂6钱，桃仁8钱，没药2钱，红花、制川乌、制草乌各3钱，甘草1钱，红牛膝根3钱，茜草6钱，地龙9条。

用法：水煎至不麻口时分6次服，日服3次。

主治：冷骨风，四肢麻木。

处方：鹿角胶4钱，虎骨5钱，威灵仙3钱，松节、当归、黄芪各4钱，甘草3钱，千年健3钱，制川乌2钱。

用法：水煎至不麻口时分3次服。

主治：风湿性关节炎。

处方：麻黄 3 钱，炮附子 5 钱，白术 6 钱，细辛、酒黄芩各 3 钱，薏苡仁 6 钱，桂枝、牛膝、松节、松枝、川芎、杜仲、续断、防己各 3 钱。

用法：水煎服，每日 1 剂。

《锦方选集·内科（第 3 册）》

主治：风湿性关节炎。

处方：煅磁石 1 两，制附片 8 钱，羌活、桂枝、法夏、当归各 3 钱，苏木 5 钱，薏苡仁 2 两，桑寄生 5 钱，木瓜 6 钱，生姜 3 钱。

用法：水煎服。

《锦方选集·内科（第 3 册）》

主治：风湿身痛。

处方：制川乌、制草乌各 1 两，白芷、细辛、煅自然铜、红花各 4 钱。

用法：用五花肉半斤，炖至不麻口时去渣服。

《锦方选集·内科（第 3 册）》

主治：风湿性关节痛。

处方：老鹳草 1 两，黄精 3 钱，防风、白芷各 2 钱，乳香 3 钱，没药 2 钱，桃仁、羌活、当归、川芎各 3 钱，赤芍、附子炮各 2 钱，甘草、桂枝各 3 钱，木瓜 2 钱，千年健、地风藤、牛膝各 3 钱。

用法：水煎，兑酒服。

《锦方选集·内科（第 3 册）》

主治：风湿筋骨痛。

处方：木香、防己、青藤香各 5 钱，甲珠 2 钱。

用法：研细兑酒服，每次 2 钱。

《锦方选集·内科（第 3 册）》

主治：风、寒、湿关节痛。

处方：制川乌、桂枝、苍术、独活、厚朴各 3 钱，北细辛 1 钱，雄片 4 钱（先煎），茯苓 5 钱，桑寄生 4 钱。

用法：水煎至不麻口时分 3 次服。

《锦方选集·内科（第 3 册）》

主治：多年风湿，筋骨疼痛，腰背麻木。

处方：党参、当归各 4 钱，赤芍 3 钱，香附、木香各 5 钱，川牛膝 2 钱，桂枝 3 钱，萆薢 6 钱，大海马 1 对，广三七 2 钱，土鳖虫 5 钱，虎胫骨 1 钱，老鹰爪 1 对。

用法：研细末，每日早晚各服 1～3 钱，黄酒送下。

《锦方选集·内科（第 3 册）》

主治：风湿性周身疼痛，不能起床。

处方：①川乌3钱，雄片4钱（先煎），桂枝3钱，细辛1钱，独活2钱，鳖甲、松节、桑寄生各5钱，赤芍、白芍、茅术各3钱，威灵仙4钱，秦艽、当归、生姜各3钱，甘草1钱。

②雄片5钱（先煎），桂枝、独活、防风各3钱，黄芪5钱，赤芍、白芍、当归各3钱，鳖甲5钱，桃仁、厚朴各3钱，甘草1钱，生姜3钱。

用法：水煎服，先服①方，病减后服②方。

《锦方选集·内科（第3册）》

主治：风湿痛。

处方：淫羊藿、五皮风各3钱，桑枝4钱，牛膝5钱。

用法：泡酒服。

《锦方选集·内科（第3册）》

主治：风湿痛。

处方：小血藤、川乌、草乌、马钱子、细辛、烧酒曲子各适量。

用法：共研细末，加姜汁火葱和醪糟炒热包患处。

《锦方选集·内科（第3册）》

主治：风湿痹痛。

处方：青风藤3两，防己1两。

用法：酒煎服。

《锦方选集·内科（第3册）》

主治：慢性风湿性关节炎。

处方：乌骨鸡1只，川乌、草乌各3钱，附片1两。

用法：久炖至不麻口时服。

《锦方选集·内科（第3册）》

主治：急性风湿性关节炎。

处方：薏苡仁6钱，槟榔2钱，茯苓3钱，桑枝5钱，知母、苏梗各2钱，防己3钱，茅根5钱，黄柏2钱，泽泻3钱，牛膝2钱。

用法：水煎服，连服三四剂。

《锦方选集·内科（第3册）》

主治：慢性风湿性关节炎，游走疼痛，时好时发。

处方：独活5钱，桑寄生8钱，当归5钱，川芎3钱，白芍、生地、枸杞、桂枝、五加皮、海桐皮、鸡血藤胶、木瓜、老鹳草膏、虎骨、防己各5钱，伸筋草1两。

用法：泡酒3斤，早晚各服1次，每次服1两。

《锦方选集·内科（第3册）》

主治：风湿脚痛、瘫痪。

处方：黄芪、党参、茯苓各5钱，焦白术1两，覆盆子、何首乌、制川乌、白附子各5钱，牛膝1两，肉苁蓉、萆薢各2两，菟丝子、台乌、胆南星、防风、骨碎补各5钱，炒赤小豆1两，木鳖子1个（去壳煅存性），羌活、川椒各5钱，狗脊1两（去毛），甘草5钱，地龙1两（焙干），炒雄片1两。

用法：研末作丸，每次服2钱，酒送下。

《锦方选集·内科（第3册）》

主治：慢性风湿性关节痛。

处方：川乌、草乌、苎麻根各适量。

用法：研末包患处。

《锦方选集·内科（第3册）》

主治：风湿性关节痛。

处方：虎骨、当归、鳖甲、羌活、独活、防风、牛膝、萆薢、秦艽、蚕沙、杜仲、防己各2两，枸杞3两，茄根8两。

用法：白酒5斤，浸10日后加冰糖半斤，再泡10日服。

《锦方选集·内科（第3册）》

主治：风湿病。

处方：蛇苦胆1个，白糖2两。

用法：混合服，多服有效。

《锦方选集·内科（第3册）》

主治：寒湿入骨关节痛。

处方：菟丝子、益智仁各5钱，破故纸3钱，茯苓6钱，麻黄2钱，鹿角胶3钱，附片4钱，北细辛1钱，上桂3钱，白芥子5钱。

用法：水煎服。

《锦方选集·内科（第3册）》

主治：风湿麻木。

处方：川续断4钱，制川乌4钱，雄片3钱，秦艽、威灵仙、巴戟天各4钱，干姜3钱，栀子4钱，麻黄2钱，苍术4钱，薏苡仁1两，木瓜8钱，独活1两，当归3钱，安桂1钱，红花3钱，苏木1两，甘松5钱，香附4钱，牛膝4钱，泽兰4钱，骨碎补1两5钱。

用法：泡酒服，日服2次，每次1~2小杯，不可多服。

《锦方选集·内科（第3册）》

主治：风湿麻木痛。

处方：川乌、草乌各1两，蜂糖4两。

用法：炖猪蹄子服，久炖不麻口为度。

《锦方选集·内科（第 3 册）》

主治：风湿麻木痛。

处方：当归、白芍、党参各 1 两，白术、生地、秦艽、防己、独活、羌活各 5 钱，猴骨、制川乌、威灵仙、牛膝、狗脊各 5 钱，骨碎补、桑寄生各 8 钱，木瓜 1 两，甘草 3 钱，虎骨 1 两，石楠藤 3 钱。

用法：泡酒 2 斤，日服 2 次，每次服 1 小杯。不可多服。

《锦方选集·内科（第 3 册）》

主治：慢性风湿性关节炎，双膝痛连及坐骨，伸缩不灵，脉沉细。

处方：羌活 3 钱，赤小豆、五灵脂各 5 钱，附子 3 钱，天麻、防风、白术各 3 钱，炒全蝎 2 钱，沉香末 5 分（分 6 次白酒冲服）。

用法：水煎服。

《锦方选集·内科（第 3 册）》

主治：风湿性心脏病。

处方：洋参 2 钱，白术、黄芪、枣仁、茯苓、桂圆肉、远志肉、龙骨各 4 钱，当归 3 钱，牡蛎 1 两，制附片 8 钱，云母石 1 两，安桂、甘草各 1 钱，五味子 2 钱。

用法：水煎服。

《锦方选集·内科（第 3 册）》

主治：风湿麻木。

处方：酒糟 5 斤。

用法：炒热熨患部。

《锦方选集·内科（第 3 册）》

主治：风寒湿痹。

处方：川乌、草乌、生地、熟地各 1 两，赤小豆 2 两，滑石 1 两，硫黄、乳香、没药各 1 两，甘草 5 钱，黄丹 3 两，龙骨 1 两，松油 8 两，桐油 1 斤。

用法：上药研细末，先将桐油在锅内熬开，等泡沫散开后，将锅揭开下黄丹，搅匀后再放在火上熬至滴水成珠时，下药末搅匀成膏，贴患处。

《锦方选集·内科（第 3 册）》

主治：手足风湿痹痛。

处方：皂角 1 斤，食盐 3 斤。

用法：皂角捣烂同盐炒热，布包熨患处。

《锦方选集·内科（第 3 册）》

主治：风湿性全身疼痛。

处方：石豇豆1两，石茄子1两，石蓽椒2两。

用法：泡酒1斤，日服3次，每次1杯。

《锦方选集（草药部）》

主治：冷骨风痛。

处方：老姜、陈艾、火葱各适量。

用法：捣绒，火酒炒热包痛处。

《锦方选集（草药部）》

主治：风湿手脚痛。

处方：石楠藤4两，陈艾2两，老姜1斤。

用法：石楠藤、陈艾熬水洗；老姜捣绒，用酒炒热包患处。

《锦方选集（草药部）》

主治：风湿筋骨痛。

处方：箭杆风、寻骨风、钻地风、石楠藤、刺老苞根、花叶矮沱沱、搜山虎、伸筋草各1两，八角枫5钱，筋骨草、牛膝根、九头狮子草、血藤各1两。

用法：泡酒1斤，每次服1两，日服3次，孕妇忌服。

《锦方选集（草药部）》

主治：风湿骨痛。

处方：无花果、老君鬚、牛奶子根、石柑子根、万年青、通花根、走马胎、臭牡丹、矮沱沱、老鹳草各2两，仙桃草、红活麻、木通、牛膝、棕树根、血藤、木瓜、防己各1两。

用法：以干酒2斤泡服，日服3次，每次1杯，孕妇忌服。

《锦方选集（草药部）》

主治：手足风湿，麻木不仁。

处方：野茶豆根2两，野绿豆根1两，老桷树根1两，棕树根5钱，桂尖5钱，伸筋草1两。

用法：炖狗肉或羊肉吃。

《锦方选集（草药部）》

主治：风湿筋骨痛。

处方：鹰爪风1两。

用法：水煎，一次服。

《锦方选集（草药部）》

主治：风湿麻木，筋骨疼痛，跌打损伤。

处方：吊岩风3钱。

用法：水煎，一次服。

《锦方选集（草药部）》

主治：寒湿周身痛。

处方：石菖蒲、大蒜根、陈艾、老姜、陈酸萝卜、葱子各等份。

用法：共煎水洗足，以萝卜滚周身。

《锦方选集（草药部）》

主治：风湿痛。

处方：老鹳草、四楞筋骨草、木瓜、松节、透骨草、兔耳风、红活麻各5钱。

用法：水煎，分2次服。

《锦方选集（草药部）》

主治：风湿关节痛。

处方：三角枫、活麻根、随手香各1两。

用法：泡酒半斤，日服3次，每次1杯，孕妇忌服。

《锦方选集（草药部）》

主治：风湿麻木，骨节疼痛。

处方：野当归、巴岩香、鹰爪风、箭杆风、兔耳风、伸筋草、大风藤、三角枫、九节风、石柑子、红活麻、威灵仙、石风丹、五加皮、八角枫各5钱。

用法：泡酒1斤，日服3次，每次1杯，孕妇忌服。

《锦方选集（草药部）》

主治：风湿性关节痛。

处方：筋骨草、见血飞各6钱，椿树皮、八角枫、搜山虎、老鹳草、羊屎条根各5钱，红活麻1两，伸筋草4钱，破骨风5钱，白牛膝8钱。

用法：水煎，分2次服，孕妇忌服。

《锦方选集（草药部）》

主治：风湿冷热肿痛。

处方：五花血藤、石办血藤、红白牛膝各1两。

用法：水煎，兑酒服。

《锦方选集（草药部）》

主治：风湿性关节炎，膝肿大。

处方：黄泡刺1斤。

用法：炖肉4两服，治风湿膝肿大。叶打粉调麻油搽，治麻风疮。

《锦方选集（草药部）》

主治：冷骨风，头风痛。

处方：老鹳草1两，马蹄草1两。

用法：炖猪蹄服，治冷骨风。单用老鹳草炖猪脑顶肉服，治头风痛属于湿者。

《锦方选集（草药部）》

主治：风湿性关节炎。

处方：巴豆根 1 两，老鹳草 4 两，红活麻 4 两。

用法：炖鸡或鸭服，孕妇忌服。

《锦方选集（草药部）》

主治：风湿麻木。

处方：土鳖虫 4 钱，老鹳草 1 两，伸筋草、舒筋草各 3 钱，杜仲 6 钱，牛膝 2 钱，松毛 1 钱，木瓜 5 钱，红花、桃仁各 2 钱。

用法：泡酒 1 斤，外擦。内服少许。孕妇忌服。

《锦方选集（草药部）》

主治：风湿骨节痛。

处方：九节风 7 钱，狗脊 5 钱，五加皮 5 钱，钩藤 1 两，侧柏叶 5 钱，苦荞头 7 钱，白蜡子 5 钱，葡萄根 1 两，黄荆子 5 钱，海桐皮 4 钱，石菖蒲 5 钱，棕树根 7 钱，红牛膝 7 钱，大木通 5 钱，花椒根 5 钱。

用法：泡酒 1 斤，日服 3 次，每次 1 杯。

《锦方选集（草药部）》

主治：风湿麻木，关节疼痛。

处方：老鹳草 1 两，大小血藤、麻柳树根、石岩姜、箭杆风、土沉香各 5 钱，千年健、毛秀才、石豇豆各 4 钱，伸筋草、舒筋草、四楞筋骨草各 1 两，满山香、八爪龙、金腰带、石菖蒲、红活麻各 4 钱，见血飞 3 钱。

用法：泡白酒 2 斤，日服 3 次，每次 1 杯，孕妇忌服。

《锦方选集（草药部）》

主治：风湿脚痛。

处方：黄桷皮、石气柑、槐树皮、箭杆风、石菖蒲、五加皮、伸筋草、花叶矮沱沱、鱼腥草、老姜各适量。

用法：共捣烂熬水洗。

《锦方选集（草药部）》

主治：冷骨风、关节麻木不仁。

处方：白龙鬊、杨柳鬊、牛膝、升麻各 2 两。

用法：共煎酒 4 两，分 2 次服，孕妇忌服。

《锦方选集（草药部）》

主治：风湿性关节痛、扭伤。

处方：高油菜籽适量。

用法：炒，捣绒，退火后包患部，治关节痛。研细调鸡蛋清搽，治扭伤。

《锦方选集（草药部）》

主治：风湿。

处方：一味药、石楠藤、小血藤、破骨风各7钱，石菖蒲5钱，骨碎补7钱，搜山虎6钱，大血藤、白龙鬚、黑龙鬚各1两，钻地风7钱，二郎箭4钱，木瓜7钱，土茯苓5钱，牛膝根7钱，舒筋草1两，泽兰、白鲜皮各7钱，茜草5钱，松节7钱，筋骨草1两。

用法：共泡酒服，孕妇忌服。

《锦方选集（草药部）》

主治：风湿下肢痛。

处方：苎麻头、透骨消、散血草、火葱、接骨丹皮各1两，四楞筋骨草7钱。

用法：共捣绒，和面粉加酒炒热包患处，冷了再炒再换，孕妇忌用。

《锦方选集（草药部）》

主治：风湿关节炎。

处方：香樟叶、老陈艾、松节、生葫芦各5钱。

用法：水煎，先熏后洗。

《锦方选集（草药部）》

主治：风湿性关节炎，四肢拘急不能屈伸，关节疼痛。

处方：苍耳子2两（或1两5钱）。

用法：水煎服。

《中医秘方验方汇编（第一集）》

主治：寒湿筋骨痛。

处方：川草乌3钱，荜茇3钱。

用法：研末，调水作饼。温贴痛处，加艾绒置袜底中能健步。

《中医秘方验方汇编（第一集）》

主治：痹症（风湿痛、关节炎）。

处方：庵䕡子叶。

用法：①新鲜庵䕡子叶10片，上药煎汤1碗，每日服1次，连服10日。服药后感咽喉干燥，身有微汗。②干庵䕡子茎叶8两，白酒2斤浸泡1周，根据酒量大小，每日饮2次。③鲜（或干）庵䕡子叶全草，煎水熏洗患处，1日1次。

《江苏验方草药选编（上集）》

主治：痹症（风湿痛、关节炎）。

处方：寻骨风根4两，白酒1斤。

用法：上药洗净切片晒干，浸入酒内3～5天。根据酒量大小，每日饮2～3次。不能饮酒者，可用寻骨风根5钱～1两煎汤内服。

《江苏验方草药选编（上集）》

主治：痹症（风湿痛、关节炎）

处方：虎杖根3~5两，白酒1斤。

用法：上药洗净切片晒干，浸入酒内1周。每晚睡觉前饮药酒1杯，量大可稍多饮，连服1个月。

《江苏验方草药选编（上集）》

主治：痹症（风湿痛、关节炎）。

处方：鲜茜草根4两，白酒1斤。

用法：将茜草根洗净捣烂，浸入酒内1周，取酒炖温，空腹饮。第1次要饮到8成醉，然后睡觉覆被取汗，每天饮1次。

说明：第2次服药后，疼痛可能加重，但到第3次服药后即有所好转。服药7天内不能下水。

《江苏验方草药选编（上集）》

主治：痹症（风湿痛、关节炎）。

处方：乌蔹莓、红花各2两，白酒2斤。

用法：上药浸酒内1周，每日饮2次，每次1~2酒杯。

《江苏验方草药选编（上集）》

主治：痹症（风湿痛、关节炎）。

处方：菝葜根、地榆根各2两，青木香3两，白酒2斤。

用法：上药放酒内浸泡1周，每晚饮1~2杯。

《江苏验方草药选编（上集）》

主治：痹症（风湿痛、关节炎）。

处方：锦鸡儿3两，羊蹄1两，青木香5钱，地鳖虫2钱，白酒2斤。

用法：将前4药浸酒内1周，每服1~2杯。

《江苏验方草药选编（上集）》

主治：痹症（风湿痛、关节炎）。

处方：蜈蚣5分~1钱5分，全蝎5分~1钱，透骨草、乌贼骨各3钱。

用法：上药煎汤，1日2次分服，每日1剂，连服2~3剂。

说明：加乌梢蛇3钱则疗效更好。

《江苏验方草药选编（上集）》

主治：痹症（风湿痛、关节炎）。

处方：鲜毛茛（全草）适量，面粉1撮，醋1两。

用法：先将毛茛捶烂，后加面粉加醋，捣敷关节痛处，15~30分钟，如时间过长，皮肤会起疱，最多敷3~5次。

《江苏验方草药选编（上集）》

主治：风湿性关节炎。

处方：山葡萄根 50 克（鲜品 100 克），红糖适量。

用法：山葡萄根洗净，加水 2000 mL，煎至药液为紫红色为宜，滤液加入适量红糖，将药渣砸烂再煎 1 次。每日 1 剂，早晚 2 次煎服。

注意事项：服药时，用棉花将疼痛的关节包上，盖被出汗，避风，服药期间，勿用凉水洗澡，勿过劳累。

《中医验方汇编（第一集）》

主治：风湿性关节炎。

处方：鲜嫩桃叶 1 把，白酒 3 两。

用法：白酒置碗内，稍燃待热，将桃叶搓沾酒洗患处。

《中医验方汇编（第一集）》

主治：风湿性关节炎。

处方：疥蛤蟆 1 ~ 3 个，高粱 2 ~ 3 斤。

用法：将疥蛤蟆和高粱放锅内煮熟，捞出后，喂与老母鸡 1 只食用，待高粱、疥蛤蟆吃光后，杀此老母鸡炖煮，不放盐，食肉喝汤。连服 2 ~ 3 只老母鸡。

《中医验方汇编（第一集）》

主治：风湿性关节炎。

处方：麻黄 8 钱，防己 8 钱，木瓜 8 钱，牛膝 8 钱。

用法：以老母鸡 1 只，去净毛及肠杂，放锅内煮熟，然后把 4 味药用纱布包好，放锅内再煮。喝汤吃鸡，1 天内用完，间隔 1 周，再服下剂。

注意事项：服药后如出现心率快，发汗多，可适当减量。

《中医验方汇编（第一集）》

主治：类风湿性关节炎。

处方：川乌、草乌、首乌各 4 钱，黑胡椒 2 钱，葱头 3 根（带须根），黑豆 50 粒，红糖 1 两，元酒 2 市斤，绿豆 50 粒。

用法：将"三乌"、黑胡椒、黑豆、绿豆加水 2 斤，微火煎至 1 斤，取药液加元酒 2 市斤混合，再用微火煎之，点着药液，至酒火灭。

用法：酒火灭后的药液加入红糖，1 次温服，需发汗避风。每 5 天服 1 次。

注意事项：用新铁锅煎药，用量大，超过 4 剂，心率减慢。

《中医验方汇编（第一集）》

主治：舒筋活血、筋骨麻木、四肢疼痛、风湿痛等。

处方：马钱子 1 斤，没药 1 两，杜仲 1 两，虎骨 5 钱，草果 4 ~ 6 个，自然铜 1 两半，山药 1 两，朱砂 5 钱，乳香 1 两，川牛膝 1 两，菟丝子 1 两，鱼鳔 5 钱，肉桂 1 两，鲜地龙 1 两，五加皮 1 两。

用法：马钱子加草果换水煮3遍（以煮掉皮为度）扒去皮，将马钱子晒干，用香油炸成稍黑色，自然铜用醋煅，鱼鳔用砂土炒，将上药加入，共制成面，炼蜜为丸，每丸重1分。成人体壮者，第一次8～10丸，每丸1次，如无不良反应，第二天稍加量，加1～2丸；服后头晕，第二天可稍减量。

注意事项：如因服药过量而中毒，冷水1碗可解。

《中医验方汇编（第一集）》

主治：全身风湿痛。

处方：边河枫（白半枫荷）根60g，蓖荬树（卫矛）根30g。

用法：煎汤兑酒服，或炖猪脚吃。每日1剂，分3次服。

《湖南中草药单方验方选编（第一辑）》

主治：风湿性关节炎。

处方：鲜桑枝、木防己、金钱草各30g，豨莶草、土细辛各60g。

用法：水煎服，每日1剂，分3次服，连服8剂。

《湖南中草药单方验方选编（第一辑）》

主治：风湿性关节炎。

处方：当归12g，豨莶草12g，糯米500g，甜酒药子适量。

用法：前2味研细末，将米煮熟，与药末和匀，再加甜酒药子调匀，做成酒。每天3次，每次1杯，冲鸡蛋服。

《湖南中草药单方验方选编（第一辑）》

主治：风湿性关节炎。

处方：露蜂房1个，白酒250mL。

用法：将蜂房浸入酒内，10天后，用以擦患处。

《湖南中草药单方验方选编（第一辑）》

主治：风湿性关节炎寒湿型。

处方：紫荆皮15g，独活12g，白芷、白芍、制草乌各9g，制川乌6g，红花、石菖蒲各9g。

用法：水煎，每日1剂，分2次服。服药前先喝酒适量。

《湖南中草药单方验方选编（第一辑）》

主治：风湿性关节炎。

处方：皂荚、细辛、高良姜、生草乌、生川乌各1.6g，丁香1g，肉桂1.2g，樟脑30g。

用法：共研细末，撒在伤湿止痛膏上，贴患处。

说明：本方近期疗效好，远期疗效尚待观察。

《湖南中草药单方验方选编（第一辑）》

主治：风湿性关节炎。

处方：牛膝、天门冬、薏苡仁、鸡血藤、活血藤、骨碎补、制川乌、制草乌、钩藤各9 g，木瓜、隔山香（金鸡爪）各15 g，千年健、芫花、威灵仙各6 g，黄芪30 g，当归45 g，石楠藤15 g。

用法：上药浸酒3公斤，浸10天后，每日服药酒30 mL。

《湖南中草药单方验方选编（第一辑）》

主治：风湿性关节炎（活血安痛酊）。

处方：桑寄生、当归、桂枝各3公斤，丹参、熟地各4公斤，老鹳草、苍术、活血藤、安痛藤、续断、赤芍、木瓜、川牛膝各2公斤，桃仁500 g，乌梢蛇、皮子药各1000 g，红花、制川乌各250 g，蜈蚣120 g，白糖40公斤，95度酒精150公斤。

用法：先将95度酒精稀释成75度的浓度，取各药（除白糖外）混合均匀，捣成粗料，白布袋装，用蒸馏水或开水将药酒润，扎紧袋口，投入酒精内，将缸密封，每隔10天翻动揉搓1次，1个月后加入蒸馏水将酒精稀释成50度，再浸泡20天，除去药渣，然后取白糖加水入锅溶化，煮沸，倾入药缸中，不断搅拌10～15分钟，使其静置2～3天，倾取上层清液，调整为40度（药渣用蒸馏法收回酒精，以备再次浸药之用）。以200 mL瓶装，封固即得。每日1～3次，每次30 mL。

《湖南中草药单方验方选编（第一辑）》

主治：风湿性关节炎、坐骨神经痛，腰腿痛，三叉神经痛（尤其针对痛点明显而固定的）。

处方：地下明珠适量。

用法：将上药烘干研末备用，用时以冷开水或白酒调湿，捏成绿豆大一团，敷于痛点或穴位上，外用胶布固定，12～24小时后取去。敷药后局部有烧灼刺痛感，局部大多数皮肤变紫或起水疱。如有水疱，可用消毒针刺破，一般2～3天结痂，局部色素亦逐渐消退。

《湖南中草药单方验方选编（第一辑）》

主治：风湿性关节炎。

处方：（青藤汤）青风藤30～45 g，秦艽、寻骨风各15 g，首乌30 g。

用法：水煎，每日1剂，分3次服。风盛型加威灵仙、羌活；寒盛型加附片、桂枝、制川乌；湿盛型加薏苡仁、苍术；热盛型加丹皮、生地；虚弱型加桑寄生、黄芪、刺五加片。此外，还可按病变部位，选加不同药物，如头部加藁本、粉葛根；上肢加桑枝、姜黄；下肢加牛膝、木瓜；背部加威灵仙；腰部加徐长卿、狗脊。

说明：本方服后有的自觉发热（体温正常），皮肤发红，周身发痒起荨麻疹，此反应约持续2小时，一般不需用药即可恢复正常。初服药者偶有头目眩晕，呕吐，不思食，水肿，多尿。未发现远期不良反应。为了防止此不良反应，用量可由少到多。

《湖南中草药单方验方选编（第一辑）》

主治：风湿性关节炎、四肢麻木等症（风湿正痛丸）。

处方：制马钱子 2 两，麻黄 2 两，自然铜（火煅醋淬）1 钱 5 分，秦艽 3 钱，伸筋草 3 钱，羌活 1 钱 5 分，桂枝 1 钱 5 分，地风 2 钱，杜仲炭 3 钱，乳香 2 钱，没药 2 钱，生黄芪 5 钱，忍冬藤 2 钱，防风 1 钱 5 分，甘草 1 钱 5 分，威灵仙 3 钱，豨莶草 3 钱，海风藤 3 钱，怀牛膝 2 钱，木瓜 4 钱，全当归 3 钱，鸡血藤 3 钱，千年健 2 钱

用法：上药研粉，水泛成丸，每钱重 80 丸，每剂 5 分重。蜜丸 1 钱重。临睡前服 1 剂，取微汗。

《常见疾病中医验方汇编》

主治：风寒麻木，关节疼痛，腰疼，腿疼（舒筋活络丸，又名黑丸药）。

处方：麻黄（炒黄）、马钱子（制）各 4 两，杜仲炭、牛膝（炒）、乳香（制）、没药（制）、地风、千年健、红花、木瓜、防风、当归、丝瓜络（炒）、白术、自然铜（煅）、桂枝、虎骨、甘草、羌活、独活各 3 钱。

马钱子制法：生马钱子水煮去皮，切丝，晒干，用沙土炒焦，以能折断为度，炒黑黄色。自然铜煅法：将自然铜在砂锅内烧红，放醋内煅，以能用手捻成灰为度。乳香没药制法：放铁勺内炒，冒烟时用冷水喷 2 ~ 3 次，可炒老一点。虎骨砸碎微炒。上药共成细粉，炼蜜为丸，每丸 2 钱 5 分重，成人每日 1 丸，睡前白开水送下。

注意：小儿酌减。高血压、心脏病、体弱、失眠、咳嗽、喘的患者减半服。有高血压同时又有心脏病患者忌服。结核患者忌服。服药切忌过量。

《常见疾病中医验方汇编》

主治：类风湿性关节炎。

处方：生地 2 ~ 3 两。

用法：加水 500 mL，煎取 200 mL；第二次加水 400 mL，煎取 100 mL。2 次取汁混合，1 日 3 次分服。

《土单验方实践录》

主治：因风寒湿所引起的腿痛及关节疼痛（白花散）。

处方：白花子 1 两，川乌 1 两，草乌 1 两，巴豆霜 1 两，蟾蜍酥 1 两，透骨草 1 两，杜仲炭 1 两。

用法：共研细末，用人乳调匀，摊布上贴患处。约 20 小时后有水疱，水疱消失后再贴，如此反复贴 2 ~ 3 次。

备注：附花蛇追风丸：大白花蛇 1 两，川乌 3 钱，草乌 3 钱，薄荷 1 两，当归 1 两 5 钱，桂枝 5 钱，威灵仙 3 钱，川牛膝 5 钱，五加皮 3 钱，明天麻 5 钱，僵蚕 5 钱，全蝎 3 钱，猪牙皂 1 钱 5 分（炒），甘草 3 钱，麝香 5 分，赤金箔 10 张。共研细末，炼蜜为丸，每服 1 钱 5 分 ~ 3 钱，白开水送下。连服 1 ~ 2 个月可愈。

《中医验方汇选：内科.2 版》

主治：痹症（木通羌活汤）。

处方：木通 5 钱，羌活 3 钱，独活 3 钱，防风 3 钱，防己 2 钱，当归 3 钱，生乳香 2 钱，

生没药 2 钱，秦艽 2 钱，薏苡仁 4 钱，威灵仙 2 钱，甘草 1 钱。

备注：实热者加大黄，气虚者加黄芪，热甚者加知母，腰痛者加杜仲，腿部痛者加牛膝。

用法：水煎服，每日 1 剂。

《中医验方汇选：内科 . 2 版》

主治：风寒湿痹，一般的腰腿痛（舒筋散）。

处方：当归 3 钱，苍术 3 钱，麻黄 3 钱，杜仲 3 钱，续断 3 钱，川牛膝 3 钱，木瓜 3 钱，川乌 2 钱，草乌 2 钱，良姜 1 钱 5 分，何首乌 3 钱，桑寄生 2 钱 5 分，木耳 10 两，羚羊角 1 钱。

用法：为面，每次 2 ~ 5 钱，酒送服。

备注：服药后在室内散步半小时至 1 小时。初服症状可能加重，需坚持服用。

《中医验方汇选：内科 . 2 版》

主治：风湿、腿部忽然红肿疼痛难忍（消肿止痛汤）。

处方：伸筋草 3 钱，川牛膝 3 钱，川萆薢 3 钱，木瓜 2 钱，乳香 4 钱，没药 4 钱，五加皮 4 钱，防己 3 钱，羌活 3 钱，独活 3 钱，威灵仙 3 钱，千年健 3 钱，地风 3 钱，川芎 3 钱，粉甘草 1 钱。

加减法：腰痛者加桑寄生。

用法：水煎服。

《中医验方汇选：内科 . 2 版》

主治：风寒腿痛（骨髓追风丸）。

处方：牛膝 3 钱，杜仲 3 钱，续断 3 钱，牦牛后大腿骨 1 个（生的）。

用法：前 3 味共研细面，取牛骨锯去 1 端（约 2 寸），置炭火烤之，锯端向下，即有骨髓油滴出，接于碗内，合药面凝固为丸。每料用黄酒 1 斤为引，分 3 次于饭前送服（酒量小的，黄酒亦可少用），发汗即可。

原注：有时服用后腿上稍有麻酥酥的感觉。骨髓油富有营养，为滋补品，本方配有强腰肾、壮筋骨的药物 3 味，并佐以大量的黄酒，行气活血、疏风散寒，与药力相助为功，用治因风寒而至的腿痛（亦可用于风寒腰疼、胯疼）确有疗效。若阴虚火旺及非寒邪郁滞者不宜用之。

《中医验方汇选：内科 . 2 版》

主治：周身走注，风湿性痹痛。

处方：红花 3 钱，乳香 3 钱，当归尾 3 钱，黄芪 3 钱，续断 3 钱，酒洗大黄 3 钱，天麻 3 钱，木通 2 钱，防风 3 钱，南星 2 钱，琥珀 2 钱，血竭 3 钱，甘草 2 钱，（以上诸药或各 3 钱亦可）。

用法：共研细末，炼蜜为丸，如小枣大。每日服 2 次，每次服 3 ~ 4 丸，白开水或热黄酒送下。

《中医验方汇选：内科 . 2 版》

主治：风湿性关节炎。

处方：红辣椒鲜半斤或干3两，槐树皮4两，白酒适量。

用法：上药研末，以白酒调为糊状，放入锅内文火翻炒2～3分钟，摊于布上。先用布条将患处包裹2层，再将此药外敷，每日换敷1次。

《土单验方汇集》

主治：风湿性关节炎。

处方：松叶半斤，艾叶半斤，侧柏叶半斤，糯米草灰适量。

用法：先将前3味煎水，视患处大小取糯米草灰，水调糊状敷患处，外用布条包扎，每日换药1次。

《土单验方汇集》

主治：风湿性关节炎。

处方：夜关门2两，火烟子1钱。

用法：上药共研细末，凡士林调匀，外敷患处。

《土单验方汇集》

主治：风湿性脚筋痛。

处方：桑寄生3钱，杜仲3钱，牛膝3钱，细辛2钱，生地3钱，芍药3钱，当归3钱，川芎3钱，甘草2钱，干姜2钱。

用法：水煎服，日3次。

《中医秘验方集（第二集）》

主治：风湿性脚筋痛。

处方：鹿含草1两，白术1两，老松节1个，当归5钱，川芎4钱，红花5钱。

用法：火酒半斤浸泡3天后服，每日早晚各服1次，每次1～2两。随用随加火酒，如是16次后，不再加，待用完重新配制。

《中医秘验方集（第二集）》

主治：风湿性关节炎。

处方：接骨丹1两，威灵仙5钱，秦艽5钱，万年草5钱，蜘蛛香5钱，大血藤5钱，小血藤5钱，细辛1钱，川芎3钱，地榆3钱。

用法：烧酒2斤浸泡3～7日后服，每日2次，每次1两温服。

《中医秘验方集（第二集）》

主治：风湿性关节炎。

处方：当归2钱，川芎2钱，红花1钱，杜仲3钱，威灵仙3钱，破故纸2钱，肉苁蓉2钱，生地1钱半，甘草2钱。

用法：烧酒半斤，每天2次，每次1～2钱，连服3天。

《中医秘验方集（第二集）》

主治：风湿痛。

处方：乌梢蛇适量。

用法：悬吊，从尾部取蛇血，加烧酒吃，日 2 次。

《中医秘验方集（第二集）》

主治：风湿性关节炎和咳嗽。

处方：小血藤、大血藤、牵地龙、吹风散、五加皮、三加皮、红雪灵、马蹄香、毛草细心、金钩莲、四块瓦、砂仁、九层皮、月月红根、川连、甘草、桂皮、杜仲、淫羊藿、三七各等份。

用法：烧酒 1 斤半，泡 3 日后服。每日半夜服 1 杯。

《中医秘验方集（第二集）》

主治：风湿性关节炎。

处方：碎蛇，不拘多少。

用法：泡酒半年或 1 年，将蛇取出加水熬成膏，做成膏药，贴敷患处。

《中医秘验方集（第二集）》

主治：风湿性关节炎痛。

处方：乌骨草半斤。

用法：将痛处酒精消毒，点刺放血拔罐后。以乌骨草熬水，汽蒸患处。

《中医秘验方集（第二集）》

主治：风寒湿冷而成病，下肢不遂。

处方：独活 3 钱，桑寄生 3 钱，威灵仙 3 钱，当归 3 钱，秦艽 3 钱，天麻 3 钱，肉桂 1 钱 5 分，细辛 5 分，狗脊 3 钱，乳香 2 钱，海风藤 3 钱。

用法：水煎服，每剂煎 3 次，1 日服完。

《中医秘验方集（第二集）》

主治：治遗精腰痛方。

处方：炙黄芪 1 两 5 钱，西党参 1 两 5 钱，当归 1 两，白芍 1 两半，枣皮 1 两，炒白术 1 两半，熟地 2 两，茯神 1 两 5 钱，炙远志 1 两 5 钱，牡蛎 1 两，牛膝 1 两，盐炒杜仲 2 两，益智仁 1 两，肉苁蓉 1 两，楮实子 1 两，巴戟天 1 两 5 钱，炙甘草 8 分。

用法：共研细末，蜜为丸，早晚各服 5 ~ 8 钱。

《贵州省中医验方秘方（第二册 上卷）》

主治：风湿麻木方。

处方：三步跳、地慈菇、草乌、追山虎、阮年披适量。

用法：捣烂泡水擦患处。

《贵州省中医验方秘方（第二册 上卷）》

主治：冷骨风痛。

处方：白金条根研细末，外红禾麻、真虎骨研成粉末。

用法：根据身体强弱，强者用 2～2.5 钱，弱者服 1～1.5 钱，睡觉时服之。

《贵州省中医验方秘方（第二册 上卷）》

主治：冷骨风。

处方：闹羊花子。

用法：每次用闹羊花子 8 分加酒服，再用其茎半斤，生姜 4 两，煎水洗痛处。

《贵州省中医验方秘方（第二册 上卷）》

主治：风湿麻木。

处方：川乌、升麻、草乌各 8 钱，当归 7 钱，川芎 4 钱，桂枝 7 钱，木瓜 9 钱，黄松节、牛膝、八月瓜根、红禾麻、麻黄各 8 钱。

用法：含酒适量，每次服 1 盅。

《贵州省中医验方秘方（第二册 上卷）》

主治：风湿关节疼痛方。

处方：当归 5 钱，川芎 4 钱，真虎骨 5 钱，白芍 4 钱，桑寄生 5 钱，牛膝 4 钱，桂枝 8 钱，粉丹 4 钱，粉草 3 钱，秦艽 3 钱，北细辛 3 钱，大活 4 钱，木瓜 4 钱。

用法：水煎服，泡酒亦可，孕妇忌服。如冷痛加生附子 4 钱。

《贵州省中医验方秘方（第二册 上卷）》

主治：风湿关节病。

处方：夜合树根、红禾麻、蜘蛛藤、癞子草、大小血藤、老鼠茨、虎骨、龙骨、牛膝、走马胎各等份。

用法：泡酒服。

《贵州省中医验方秘方（第二册 上卷）》

主治：风湿性关节炎（适用于慢性，久治不愈之关节疼痛）。

处方：秦归 5 钱，秦艽 5 钱，桑枝 1 两，白蒺藜 3 钱，防己 5 钱，防风 3 钱，桂枝尖 4 钱，白附片 3 钱，海风藤 5 钱，淮木通 3 钱，怀牛膝 2 钱，焦白术 3 钱，王不留行 2 钱，红枣 7 个。

用法：泡酒服。

《贵州省中医验方秘方（第二册 上卷）》

主治：风湿性关节炎。

处方：当归 3 钱，桂枝 3 钱，北细辛 1 钱，甘草梢 1 钱半，白芍 2 钱，路路通 5 钱，王不留行 3 钱，松节 3 钱，生姜 3 片，红枣 2 枚。

用法：水煎服，连服 5～6 剂。

《贵州省中医验方秘方（第二册 上卷）》

主治：风湿性关节炎及全身痛风。

处方：胡茄子（即闹羊花子）、川乌各3钱，草乌3钱，北细辛3钱，白芷4钱，羌活3钱，香松3钱，桂枝尖3钱，降香3钱，艾绒5钱，香藁本3钱。

用法：上药微火烘焦，粗末后再加朝脑3钱、寸香2分合匀，做成艾条。点燃艾条以艾灸法治疗，1天1～2次。

《贵州省中医验方秘方（第二册 上卷）》

主治：风湿、四肢麻木、酸软。

处方：豨莶草2两。

用法：泡好酒2斤，泡至3天，每早晚1次，温服大有效果。

《贵州省中医验方秘方（第二册 上卷）》

主治：风湿关节痛方。

处方：当归4钱，桂枝5钱，川芎3钱，桑寄生5钱，北细辛1钱，虎骨6钱，杜仲4钱，白芍4钱，甘草3钱，大枣4钱，怀牛膝4钱，粉丹皮4钱，生姜4钱。如冷痛加炮附子4钱。

用法：水煎服，泡酒亦可。

《贵州省中医验方秘方（第二册 上卷）》

主治：风湿。

处方：巴岩姜2两，银花2两，墙草2两。

用法：熬水洗。

《贵州省中医验方秘方（第二册 上卷）》

主治：风湿。

处方：淮通4两。

用法：水煎服。

《贵州省中医验方秘方（第二册 上卷）》

主治：风湿。

处方：白龙须1两，黄芩1两，三白根1两，一支箭1两，桂皮1两。

用法：泡酒服，1个月服1次，温服。

《贵州省中医验方秘方（第二册 上卷）》

主治：风湿麻木。

处方：威灵仙3钱，野红活麻根2钱（浸林内有果的），家红活麻2钱，山椒根1钱半（狗屎椒），家椒根2钱，独活2钱，见血飞1钱，草乌5分，八角枫1钱，排风藤2钱。

用法：煎水洗。

《贵州省中医验方秘方（第二册 上卷）》

主治：风湿关节痛。

处方：香樟根 31 g，松节、当归各 16 g。

用法：泡酒 500 mL。早晚各服 16 mL。

《贵州民间方药集》

主治：风湿麻木。

处方：何首乌 63 g，路边姜根（茜草科植物六月雪）31 g，防风 10 g。

用法：上药炖猪肉 250 g 内服。

《贵州民间方药集》

主治：风湿麻木。

处方：白金条（八角枫科植物八角枫）10 g，虎骨 1.6 g。

用法：蒸小子鸡 1 只内服。

《贵州民间方药集》

主治：风湿疼痛。

处方：红丝线（蔷薇科植物绣线菊）根、小枯楒（桑科植物小刺桑）根、大素药（芸香科植物日本常山）根各 16 g。

用法：上药泡酒，早晚各服 16 mL。

《贵州民间方药集》

主治：风湿疼痛。

处方：大山羊（芸香科植物日本常山）根 16 g。

用法：炖猪肉 250 g 内服，开水冲服亦可，每次 3 g。

《贵州民间方药集》

主治：风湿疼痛。

处方：香樟根、大风藤各 16 g。

用法：水煎服，每日 1 剂，分 3 次服。又可熏洗痛处。

《贵州民间方药集》

主治：风湿麻木。

处方：伸筋草、大血藤、大风藤、牛膝、云钩连（蓼科植物胖血藤）、茴香根、红禾麻、石菖蒲各 10 g。

用法：上药泡酒 500 mL，早晚各服 16 mL。

《贵州民间方药集》

主治：风湿冷痛。

处方：八角枫须根 3 g。

用法：炖猪肉 250 g 内服，1 次服完。服后，四肢松弛，须卧床休息 12 小时，即可恢复。

本药 1 次用量，不能超过 6 g，否则中毒有生命危险。本方 1 剂即效。

《贵州民间方药集》

主治：风湿疼痛。

处方：八角枫根皮 60 g。

用法：上药泡酒 500 mL，早晚各服 16 mL。

《贵州民间方药集》

主治：妇女分娩时感受风湿。

处方：大风藤、阎王刺、紫苏、石楠藤、三角枫各 6 g，红禾麻、淫羊藿各 10 g，地瓜藤、白金条各 3 g。

用法：水煎服，每日 1 剂，分 3 次服。

《贵州民间方药集》

主治：风湿肿痛。

处方：杨柳根须 31 g，黑骨头（杠柳）16 g。

用法：水煎服，每日 1 剂，分 3 次服，又可煎水洗患处。

《贵州民间方药集》

主治：风湿寒痹。

处方：红浮萍（紫背浮萍）40 朵。

用法：先取红浮萍 20 朵，捣烂炒热，包在痛处。包后用银针刺患处周围，减轻疼痛。另取 20 捣烂，煮甜酒内服。

《贵州民间方药集》

主治：年久风湿。

处方：苍耳子 10 g，白龙须 3 g。

用法：炖猪蹄 1 只内服。

《贵州民间方药集》

主治：关节冷痛。

处方：香樟根粉 6 g，生姜 63 g，糯米草灰、葱头各 31 g。

用法：共捣烂，调匀，炒热。外敷患处。

《贵州民间方药集》

主治：风湿疼痛。

处方：三角枫、透骨香（杜鹃花科植物云南百珠树）、千里光、八角枫、红禾麻、伸筋草、鬼灯笼、白及各 31 g。

用法：上药共熬成浸膏，涂纱布上，敷痛处。

《贵州民间方药集》

主治：风湿疼痛。

处方：儿多母苦（百合科植物羊齿天冬）63 g。

用法：水煎服，每日 1 剂，分 3 次服。

《贵州民间方药集》

主治：风湿疼痛。

处方：白龙须、阎王刺根、马鞭草各 10 g，三角枫、血当归、刺五加各 16 g，狗核桃（茄科植物曼陀罗）根 6 g，大血藤 31 g。

用法：上药泡酒 500 mL。早晚各服 16 mL。

《贵州民间方药集》

主治：风湿疼痛。

处方：香樟皮、木通、厚朴各 16 g，川芎、八爪金龙、猴结各 6 g，木瓜、当归各 10 g。

用法：上药泡酒 500 mL，日服 3 次，各服 16 mL。

《贵州民间方药集》

主治：风湿疼痛。

处方：茴香根、土牛膝、五香血藤、香附子、青木香、石菖蒲、见血飞、土白芷各 10 g，香樟根 13 g，红禾麻、铁筷子、川芎、茜草各 6 g，鸢尾、朱砂莲、草乌、白龙须各 3 g。

用法：上药泡酒 750 mL。日服 3 次，各服 16 mL。

《贵州民间方药集》

主治：风湿疼痛。

处方：巴岩姜 63 g，附子、牛膝、松节各 16 g，木瓜、防风、独活各 10 g，虎骨（油酥）31 g。

用法：虎骨用油酥后放药中，泡酒 1000 mL。日服 3 次，各服 16 mL。

《贵州民间方药集》

主治：风湿麻木。

处方：红禾麻根、青禾麻根、火麻根各 31 g，水边杨柳根须、八角枫须根 10 g。

用法：上药泡酒 1000 mL。早晚各服 1 次，每次 16 mL。

《贵州民间方药集》

主治：风湿疼痛。

处方：梦花根、羊奶奶根、茜草根、石菖蒲各 31 g，赤葛、大山羊各 16 g。

用法：上药泡酒 1000 mL。早晚各服 16 mL。

《贵州民间方药集》

主治：风湿麻木。

处方：豨莶草、黄草（石斛）、黄精、百味参（百合科植物宝铎草）各 63 g。

用法：上药泡酒，日服 2 次，各服 16 mL。

《贵州民间方药集》

主治：急性风湿性关节炎，跌打红肿疼痛。
处方：黄柏 10 g，白矾 6 g，鸡蛋 2 个。
用法：上药研末，调鸡蛋清，外敷患处。

《贵州民间方药集》

主治：急性风湿性关节炎。
处方：苦荬菜（菊科植物山苦菜）适量。
用法：上药炕干，研末。用醋调敷患处，1 日 1 次。

《贵州民间方药集》

主治：急性风湿性关节炎。
处方：松树寄生 31 g，桐树寄生、铁筷子（蜡梅科植物山蜡梅）10 g，见血飞、红禾麻、赤葛、一口血（海棠花科植物秋海棠）根各 16 g。
用法：水煎服，每日 1 剂，分 3 次服。

《贵州民间方药集》

主治：预防风湿。
处方：拐枣（枳椇子的肉柄）500 g，土槿皮 63 g。
用法：拐枣酒炒后，加土槿皮泡酒 1600 mL。每日服药酒 2 次，每次 16 mL。

《贵州民间方药集》

主治：急性风湿关节炎。
处方：红龙须（杨柳生在水边的须根，有红色的）16 ~ 31 g。
用法：水煎服，1 日 1 剂，分 3 次服。又煎水洗患处。

《贵州民间方药集》

主治：急性风湿性关节炎，局部红肿。
处方：赤葛（葡萄科植物台氏山葡萄）30 g，大山羊、红禾麻、野苦李根各 16 g。
用法：水煎服，1 日 1 剂，分 3 次服。

《贵州民间方药集》

主治：急性、慢性风湿性关节炎。
处方：生山栀茶种子 31 g，冬天蜂蜜 63 g。
用法：共装瓶内泡 14 天。用蜜外搽痛处，再用烤热的草纸盖在局部，1 日 1 次。

《贵州民间方药集》

主治：慢性风湿。
处方一：过江龙 3 钱，三棱 3 钱，大小红浸勒各 2 钱，大风艾 2 钱，刘寄奴 4 钱。

处方二：金樱蓎 2 两。

用法：处方一以水 2 碗，煎取 1 碗，分 2 次服。亦可做浸剂，或研成丸剂。处方二可以好酒浸，分早晚随量饮服。或加猪骨煲服更佳。

《广西中医验方选集》

主治：风湿骨节肿痛，不能行动。

处方：川乌 1 钱 5 分，草乌 1 钱 5 分，独活 2 钱，桑寄生 5 钱，秦艽 2 钱，松节 3 钱，川瓜 2 钱，威灵仙 1 钱 5 分，姜黄 1 钱 5 分，五加皮 3 钱，走马胎 2 钱，薏苡仁 5 钱，枸杞根 3 钱。

用法：以水 2 碗半，煮取 1 碗半，1 日分 2 次服。

功用：祛风寒，利湿，通经络，消肿，止痛。

《广西中医验方选集》

主治：风寒湿痹，关节疼痛麻木，手不能举。

处方：桂枝 3 钱，白术 4 钱，黄芪 5 钱，当归 4 钱，附子 1 钱 5 分，川芎 2 钱，独活 3 钱，防风 3 钱，桑寄生 5 钱，甘草 1 钱 5 分。

用法：以水 3 碗，煎至 1 碗，1 次服。

《广西中医验方选集》

主治：湿痹，双足酸麻，步履无力，小便少，大便溏。

处方：杜仲 5 钱，续断 5 钱，牛膝 4 钱，萆薢 4 钱，川芎 2 钱，丝瓜络 4 钱，独活 2 钱，云苓 5 钱，苍术 3 钱。

用法：以水 600 mL 煎至 200 mL，2 次服。

《广西中医验方选集》

主治：风湿骨痛（急性关节炎），湿聚热蒸，蕴于经络，寒战热炽，骨骼烦疼，面色微黄，舌色晦滞，脉浮缓。

处方：杏仁 5 钱，滑石 5 钱，连翘 3 钱，山栀 2 钱，薏苡仁 5 钱，法夏 3 钱，蚕沙 3 钱，海桐皮 3 钱，赤小豆皮 3 钱，姜黄 2 钱。

用法：以水 3 碗，煎至 1 碗，作 2 次服。4 小时服 1 次。

《广西中医验方选集》

主治：风湿性腿疼。

处方：桃仁 2 钱，川牛膝 3 钱，杜仲炭 3 钱，松罗茶 3 钱，透骨草 3 钱，麻黄 3 钱。

用法：水煎服。

《包头市中医验方集锦（第二辑）》

主治：风湿性腿疼。

处方：苎麻根 2 两，追风草 1 两，麻黄 1 两。

用法：用水熬开放在盆内，熏洗患处。

《包头市中医验方集锦（第二辑）》

主治：类风湿性关节炎。

处方：（风引汤）生石膏30g，石见穿30g，芒硝15g，白鲜皮30g，片姜黄12g，蛇床子6g，川桂枝5g，百部24g，干姜5g，酒大黄6g。

加减法：血沉快，关节红色而热甚，可加土茯苓、银藤、寒水石、防己、胆草、紫草茸、黄柏、生矾石等药；湿热重，可加茵陈蒿汤加减；瘀热重，关节肿痛较剧，可加桃仁承气汤或三黄汤；气分热重，烦渴汗出，可加白虎加桂枝汤；肿痛甚，用上药仍不见效，可加搜剔经络之品，如地龙，蜂房，乌梢蛇，皂角刺，穿山甲，全蝎等。

用法：水煎服。

《中医实用效方》

主治：风湿痛。

处方：蔓九节500g，骨碎补400g，黄毛耳草250g。

用法：制成丸剂，每丸9g，每日2次，每次1丸。

《中草药方选（第二集）》

主治：风湿痛。

处方：红芋根茎。

煎剂：红芋根茎30～50g，猪蹄适量、水煎。

药酒：红芋根茎1000g，烧酒50度以上，5000mL，浸泡半个月以上，去渣，过滤取药液。

用法：煎剂每日一次，连服3～5天，药酒每日早晚各服1次，每次20～30mL，连服500～1500mL。

《中草药方选（第二集）》

主治：风湿骨痛。

处方：木瓜5钱，续断5钱，薏苡仁5钱，川芎2钱，观音柳7枝，车轴木4钱，车前草5钱，当归身5钱，藕节2个，陈皮3钱，半夏3钱，枳壳5钱，柴胡4钱，木通4钱，菊花5钱，芡实5钱。

用法：水煎服。

《广东省中医验方交流汇编》

主治：久年风湿。

处方：木瓜5钱，白茯苓5钱，牛膝4钱，半枫荷5钱，虎骨5钱。

用法：将药浸酒1斤，20日可饮，外用口服均可。

适应证：手骨麻痹，脚骨酸软，腰骨刺痛，半身不遂，四肢肿痛。

《广东省中医验方交流汇编》

主治：久年风湿症。

处方：熟石膏1两，地骨皮4钱，木瓜2钱，牛膝2钱，当归2钱，川芎1钱半，白芍

2钱，熟地2钱，苏花1钱半，连翘2钱，枳实1钱半，走马胎1钱半，金不换3钱，生甘草1钱半。

用法：水2钱煎至8分，每天1剂，连服3剂。

《广东中医锦方选集（第一集）》

主治：风湿性关节炎。

处方：地灵苋（九层风）茎、龙眼睛（红鱼眼）茎各1两5钱，红花青藤（三姐妹藤）茎叶、香艾纳（山风）茎叶各1两。

用法：加55度白酒5斤浸渍15天，每天服用药酒2次，每次20 mL，50天为1个疗程，若有肝炎，消化道溃疡，高血压等病，或患者不能饮酒，可将本方各药剂量的1/4水煎服，分早晚2次服，每天1剂。

《广西本草选编》

主治：风湿性关节痛，腰肌劳损，扭挫伤。

处方：小果蔷薇根、簕榄根各1两5钱，竹叶椒根（山花椒）8钱。

用法：加白酒1斤浸半个月后可用，风湿性关节痛，腰肌劳损晚睡前1次服用100 mL，或每次服用50 mL，每天2次，20天为1个疗程，停药数天后可继续服用；扭挫伤，首次服100 mL，以后每次50 mL，每天2次，同时用适量药酒外擦患处。

《广西本草选编》

主治：风湿性关节炎。

处方：三叉苦根、菝葜（金刚头）根、薜荔（巴山虎）、海金沙藤、豨莶草、五指牛奶根、连钱草（透骨消）、穿破石根、红蓖麻根、九龙藤、地桃红根、田七、秦艽、野葡萄藤、虾钳草各10 g、千斤拔、黄芪各20 g，红辣蓼根、两面针根各5 g，天麻7 g。

用法：将上药切碎，用米酒浸过药面7～10天可用，每晚睡前服1.5～3 g，也可外擦。

《广西本草选编》

主治：风湿性关节炎。

处方：刺鸭脚木根皮（七加皮）、买麻藤（大节藤）各1两、扶芳藤、杜仲藤各5钱、络石藤4钱，金毛狗脊、土牛膝各3钱。

用法：水煎分2次服用，每天1剂。

《广西本草选编》

主治：风湿性关节炎。

处方：小叶买麻藤（木花生）、鸭脚木、鸡血藤各5钱，九龙藤、杜仲藤、过岗龙（过江龙）各4钱，甘草3钱。

用法：水煎服，每天1剂。

《广西本草选编》

主治：风湿性关节炎。

处方：枫树寄生、续断、黑豆各 10 斤，鸡血藤、枫荷桂各 5 斤，苏木、威灵仙各 4 斤 3 两，川芎 3 斤 8 两，首乌 2 斤 5 两，豨莶草 3 斤。

用法：用 50 度米酒 300 斤，浸泡 1 个月，每天早晚 15 mL，也可外擦，孕妇忌用。

《广西本草选编》

主治：风湿性关节炎。

处方：黄芪、当归、川芎、白芍、桂枝节、苏梗节、接骨金粟兰各 3 钱，牛膝 2 钱，甘草 1 钱，桑枝节、杉树节、松树节各 3 钱。

用法：水煎加酒 1～2 杯，分 2～3 次服用，每天 1 剂，浸酒内服也以上述剂量为 1 天量。

《广西本草选编》

主治：风湿脚痛。

处方：蚕沙 8 钱，正鹿胶 5 钱，牛膝 3 钱，归尾 8 钱，白茄根 5 钱，秦艽 5 钱，鳖甲 7 钱，松节 4 钱，黄精 5 钱，虎骨 1 两，川独活 4 钱，路党参 1 两，威灵仙 3 钱，桑寄生 5 钱，川枸杞 4 钱，甘草 4 钱，川草薢 8 钱。

用法：浸 40 度酒 5 斤，孕妇忌服。

《广西中医验方秘方汇集》

主治：老年风湿骨痛。

处方：牛甘果虫 1 两。

用法：浸酒服。

《广西中医验方秘方汇集》

主治：风湿关节炎。

处方：桂枝 2 钱，白芍 3 钱，知母 4 钱，防风 3 钱，麻黄 2 钱，白术 4 钱，厚朴 2 钱，甘草 2 钱，生姜 3 钱，薏苡仁 2 钱，红花 2 钱。

用法：水煎服。

《广西中医验方选集（第二集）》

主治：风湿，全身骨节疼痛，下肢尤甚，喜热畏寒，小便清长，大便稀溏，身体虚弱，脉沉缓无力。

处方：当归 3 钱，川芎 2 钱，桂枝 3 钱，桑寄生 1 钱 5 分，防风 1 钱 5 分，炙甘草 2 钱，熟地 4 钱，茯苓 3 钱，秦艽 3 钱，杜仲 3 钱，黄芪 6 钱，细辛 5 分。

用法：水煎服。

《广西中医验方选集（第二集）》

主治：风湿疼痛，背部疼。

处方：黄柏皮 6 钱，威灵仙 2 钱，金银花 3 钱，花粉 3 钱。

用法：水煎服。

《广西中医验方选集（第二集）》

主治：风湿腰腿疼。
处方：牛膝 5 钱，鹿角霜 2 钱。
用法：水煎服。

《广西中医验方选集（第二集）》

筋骨痛卷

主治：筋骨伤。

处方：人参5分，珍珠5分，琥珀5两，血竭2钱，元寸3分，乳香5分，没药5分，三七5分，当归5分，牛黄1分。

制法：共研细末。

用法：用手拇指揉患处。

《大荔县中医验方采风录》

主治：下肢筋骨痿弱。

处方：天麻、木瓜各4钱，肉苁蓉5钱，雄片5钱（先煎），菟丝子、杜仲各8钱，草薢5钱，地龙4钱，怀牛膝4钱，破故纸5钱，熟地8钱。

用法：研末，合蜜为丸，每次服2钱，日服2次。用盐汤送下。

《锦方选集·内科（第3册）》

主治：伤筋。

处方：白芍5钱，当归4钱，白术4钱，炙甘草3钱，柴胡5钱，茯苓4钱，舒筋草1两，泽兰1两。

用法：泡酒服。

《贵州省中医验方秘方（第二册 下卷）》

主治：续筋（治刀斧砍伤或手指断了有一点皮能接药方）。

处方：三白蜡叶（又名大山一口血）适量。

用法：用口咬烂敷伤口，上夹板10天，洗伤口。

洗剂：红木蛇药、白木蜡药、生茶叶、独脚金鸡尾、金银花、钩杆尾、白娥当当适量。

跌打止痛药方：岩巴姜去毛叶，用猪肝水煮7次，水煎服适量。

《贵州省中医验方秘方（第二册 下卷）》

主治：断筋。

处方：细榕木叶烧灰、木耳烧灰、芥菜籽各等份。

用法：上药为末，同熟酒送下。

《广西中医验方秘方汇集》

主治：伤筋。

处方：马王草、大禾良草、金鸡尾适量。

用法：嚼烂敷。

《贵州省中医验方秘方（第二册 下卷）》

主治：筋骨痛药酒方，筋骨酸痛。

处方：虎骨（炙）2 钱，桂枝 3 钱，海风藤 3 钱，炒黄芪 3 钱，木瓜 3 钱，羌活 1 钱，牛膝 2 钱，制川乌 3 钱，全瓜蒌 3 钱，追地风 3 钱，寻骨风 3 钱，制草乌 2 钱，荆芥 2 钱，秦艽 3 钱，红花 2 钱，木通 3 钱，油松节 3 钱（为引）。

用法：酒 2 斤，将药浸入，浸 1 个星期取用。早晚各饮 1 小杯。

《祖国医学验方汇编（第一辑）》

主治：筋骨痛。

处方：丝瓜籽 210 个，当归 1 两，蜈蚣 1 条，金银花 1 两，天花粉 1 两，草决明 1 两。

用法：共为细面，每服 1～3 钱，1 日 2 次，开水冲服。服后喝白酒 1 盅以助药力。

《土单验方中草药汇编》

主治：筋骨疼痛。

处方：桐树根皮 1 两，老鹳草 5 钱。

用法：水煎服，日 1 剂。

《土单验方中草药汇编》

主治：筋骨疼痛。

处方：新鲜桑枝 3 尺。

用法：剪碎微炒，水煎服。

《土单验方中草药汇编》

主治：筋骨疼痛。

处方：羌活 2 钱，防风 3 钱，秦艽 3 钱。

用法：水煎服。

《土单验方中草药汇编》

主治：筋骨疼痛。

处方：老鹳草 3～4 钱。

用法：切碎或研为粗末，水煎服或加量熬膏服用，每次服 1 食匙，1 日 2～3 次。

《土单验方中草药汇编》

主治：筋骨疼痛。

处方：(角蒿)老鹳草根 1 斤，当归 4 钱，威灵仙 3 钱，川牛膝 3 钱，川乌 3 钱，白酒 1 斤。

用法：上药加水 7 碗，取浓汁 2 碗过滤，用白酒混合装瓶内，每服 1 盅，每日服 3 次。

《土单验方中草药汇编》

主治：筋骨疼痛。

处方：鲜茜草根 1 ～ 2 两。

用法：洗净，用白酒（高粱酒）1 斤，浸泡 5 ～ 7 天，呈棕红色之药酒，每天 1 次，连服 2 天。服药前，先将药酒炖热，空腹服。第一次喝到七八分醉，喝后盖被睡觉出汗。第二天痛可减轻，一般服 2 次可愈。

《土单验方中草药汇编》

主治：筋骨疼痛。

处方：威灵仙 3 两。

用法：酒浸 3 ～ 7 日，晒干研细末，炼蜜为丸，每丸重 2 钱，每次服 1 丸，1 日服 2 次，也可用其粗末 3 钱水煎服。

说明：身体虚弱者，不宜多用或常用。

《土单验方中草药汇编》

主治：筋骨疼痛。

处方：防己 3 钱，五加皮 3 钱。

用法：水煎服，单用防己煎服亦可。

《土单验方中草药汇编》

主治：筋骨疼痛。

处方：秦艽 4 两，续断 3 两，当归 2 两，白术 2 两。

用法：共为细末，每服 2 钱，1 日 2 次，开水冲服。若身体虚弱，可加玉竹 2 两，甘草 1 两同用。

《土单验方中草药汇编》

主治：筋骨疼痛。

处方：凤凰衣 3 分，菟丝子 2 分，牛骨粉 5 分。

用法：共为细末，1 日 1 ～ 2 次，黄酒送服。

《土单验方中草药汇编》

主治：筋骨疼痛。

处方：土牛膝 3 钱，过节莲（玉带草）2 钱。

用法：浸酒洗后煨猪脚吃。

《云南中医验方（第二辑）》

主治：筋骨疼痛关节炎。

处方：新鲜葱半斤，硫黄粉 2 两。

制法：将葱和硫黄捣烂和匀加白酒炒。

用法：热包在痛处，连包几日，每日换药 1 次。待愈为止。

《云南中医验方（第二辑）》

主治：治一切筋骨疼痛。

处方：马钱子6两，儿茶1两，乳香去油1两，没药去油1两，甘草1钱，炙草乌2两。

用法：上6味为细末，面糊为丸如梧子大，每服1钱或2钱，酽酒送下。

《验方类编》

主治：筋骨疼痛如极不可忍者。

处方：骡子修下蹄爪甲烧灰存性研末适量。

用法：黄酒或滚汤调服，立愈。

《验方类编》

主治：筋骨疼痛。

处方：桐树根皮1两，老鹳草5钱。

用法：水煎服，日一剂。

《土单验方中草药汇编》

主治：筋骨痛。

处方：（角蒿）老鹳草根1斤，当归4钱，威灵仙3钱，川牛膝3钱，川乌3钱，白酒1斤。

用法：水煎服，日一剂，分三次服用。

《土单验方中草药汇编》

主治：舒筋健骨，追风除湿。

处方：当归1两，泡参5钱，沙参5钱，川芎5钱，苍术5钱，红花5钱，广木香5钱，棕树根3两，八角枫根3两，花椒根1两，伸筋草2两，泽兰根1两，刺五加2两，石气柑1两5钱，麻柳树上巴岩姜各4两，一味药1两，红牛膝根4两。

用法：泡酒后每日2次，每日3～4两。不饮酒者可外敷使用。

《祖国医学采风录 秘方 验方 单方（第一辑）》

主治：筋骨疼痛。

处方：桃仁1两，伏水（马钱子）4两，枳壳2两。

用法：马钱子制后，与上药研粉为末吞服使用。

《祖国医学采风录 秘方 验方 单方（第一辑）》

主治：筋骨酸痛，风寒更重。

处方：伏水（马钱子）1钱，土鳖虫1钱，川乌1钱，草乌1钱，麝香1钱，自然铜1钱，碎蛇1条，刺五加1钱，土百合1钱。

用法：马钱子制后，与上药研粉为末，用桂枝1钱，枳壳1钱，泡酒吞服。每日1钱。

《祖国医学采风录 秘方 验方 单方（第一辑）》

主治：筋骨酸痛。

处方：川草乌、荜茇各等份。

用法：研细末以水调饼敷患处。
《群众献方（第 3 辑）》

主治：筋骨痛。
处方：白玫瑰花根适量。
用法：浸酒服。
《群众献方（第 3 辑）》

主治：筋骨酸痛。
处方：虎骨（炙）2 钱，川桂枝 3 钱，海风藤 3 钱，炒黄芪 3 钱，宣木瓜 3 钱，羌活 1 钱，牛膝 2 钱，川乌 3 钱，全瓜蒌 3 钱，追地风 3 钱，寻骨风 3 钱，制草乌 2 钱，荆芥 2 钱，秦艽 3 钱，红花 2 钱，木通 3 钱，油松节 3 钱。
用法：酒 2 斤，浸 1 周后服用，早晚各 1 小杯。
《祖国医学验方汇编（第一辑）》

主治：各种筋骨痛。
处方：凤仙花根 4 两。
用法：以白酒 4 两，入凤仙花根并捣烂，将酒燃着，连涂数次。
《陕西中医验方选编》

主治：筋骨疼痛。
处方：红花、防风、威灵仙各 3 钱。
用法：水煎服。
《 山西省中医验方秘方汇集（第三辑）》

主治：筋骨不和不能抬。
处方：草蜂窝 1 个烧灰存性，短发 1 团。
用法：上二味烧灰存性，黄酒冲服。
《山东省中医验方汇编（第二辑）》

主治：筋骨麻木疼痛，风寒腿疼。
处方：马钱子 4 两，穿山甲 1 两 2 钱，白僵蚕 1 两 2 钱，川附子 2 两。
用法：马钱子去毛，用麻油炸透，穿山甲炒黄色，白僵蚕炒断丝，与川附子共为细末，用黄米饭捣烂为丸，每服 5 分。黄酒送下，白水送下亦可，盖被取汗，临卧时服。
《祁州中医验方集锦（第一辑）》

主治：筋骨痛。
处方：羌活、甘草各 3 钱，虎骨 2 钱。
用法：共研细末，用黄酒炖温吞服，常服。
《群众献方（第 2 辑）》

主治：筋骨酸痛。

处方：制川乌、制草乌、鲜毛姜、五加皮、杜红花、怀牛膝各 3 钱。

用法：用陈黄酒 5 斤浸 1 个星期后可饮，每日饮 4 两，连服 3～5 料愈。

《群众献方（第 2 辑）》

主治：筋骨酸痛。

处方：虎骨 2 两，桂枝 1 两，炒桑枝 3 两，红花 2 两，秦艽 2 两，独活 2 两，络石藤 2 两，木瓜 2 两，桑寄生 2 两，炒牛膝 2 两。

用法：用陈酒浸 15 天，第一次浸酒 5 斤，第二次浸酒 3 斤。

《群众献方（第 2 辑）》

主治：筋骨痛。

处方：卷柏 1 斤。

用法：浸高粱酒 5 斤，1 个月后饮服。

《群众献方（第 1 辑）》

主治：筋骨酸痛。

处方：十大功劳叶（去尖刺）1 盘。

用法：以绍兴酒拌蒸晒干，照此法做 7 次，再加当归、红花、虎骨各 1 两，共研细末，每日 4 钱和糖调服。

《群众献方（第 1 辑）》

主治：筋缩不舒，疼痛不止。

处方：当归 1 两，白芍 5 钱，薏苡仁 5 钱，生地 5 钱，紫苏 1 钱，人参 5 钱。

用法：水煎服。如脚转筋加木瓜 5 钱。

《宁夏中医验方集锦（第一辑）》

主治：筋骨疼痛麻木。

处方：桂枝 2 钱，牛膝 3 钱，乳香 3 钱，没药 3 钱，麻黄 2 钱，全当归 8 钱，钩藤 2 钱，木耳 2 两，上贡胶 8 钱。

用法：水煎服。

《宁夏中医验方集锦（第一辑）》

主治：筋骨疼痛。

处方：男孩童便。

用法：以砖浸之后，加热砖块，以布包砖按摩疼痛处。

《内蒙古中草药验方选编》

主治：筋骨痛多年不愈。

处方：熟地 2 钱，沙参、黄芪、当归、巴戟天各 8 钱，薏苡仁、白术各 6 钱，五加皮、肉桂、桂枝各3钱，雄片8钱（先煎），杜仲6钱，老鹳草、千年健各1两，伸筋草8钱，炙甘草3钱。

用法：酒水各半，煎服。

《锦方选集·内科（第3册）》

主治：筋骨痛。

处方：当归5钱，川芎、生地、白芍各3钱，北细辛2钱，秦艽、桂枝各5钱，杜仲1两，制二乌各2钱，桃仁3钱，红花2钱，羌活、独活各3钱，威灵仙、防己各4钱，木瓜1两，乳香、没药各4钱，甲珠3钱，苍术、白术各4钱，钩藤5钱，牛膝1两，三七3钱，骨碎补、党参、首乌各5钱。

用法：泡酒2斤，早晚服，每次1小杯，不可多服。

《锦方选集·内科（第3册）》

主治：筋骨痛。

处方：苍耳子、秦艽各1两，防风、萆薢、羌活各5钱，牛膝、虎骨、松节、炙鳖甲、当归各1两。

用法：泡酒服。

《锦方选集·内科（第3册）》

主治：筋骨痛。

处方：川乌2钱（炮姜汁炒），蜜炙草乌2钱，北细辛1钱，白芷5钱，红花3钱，当归、木瓜各1两，菖蒲、建曲各5钱。

用法：泡酒服早晚服，每次1小杯。不可多服。

《锦方选集·内科（第3册）》

主治：筋骨拘挛疼痛。

处方：白芍1两，甘草5钱，银花藤4钱，丝瓜藤、冬瓜藤、茜草藤各5钱。

用法：水煎，分3次温服。

《锦方选集·内科（第3册）》

主治：筋骨痛。

处方：陈艾4钱，红椒1两，草乌2钱，松毛1两，老姜1两。

用法：熬水洗患处，忌内服。

《锦方选集·内科（第3册）》

主治：筋骨痛。

处方：麻柳树上巴岩姜2钱，松节3钱，自然铜3钱（煅、醋淬），千年健、制川乌、木瓜、血藤各2钱。

用法：水煎至不麻口时分2次服。

《锦方选集·内科（第3册）》

主治：筋骨痛。

处方：松节、广木香、木瓜、续断、虎骨、当归、炙龟板各5钱。

用法：泡酒服，每次服1两。

《锦方选集·内科（第3册）》

主治：筋骨痛。

处方：熟地4两，当归3两，羌活、桂枝、荆芥、苍术、薏苡仁各1两，茄根4两，川芎、独活、远志、五加皮、防风、秦艽、牛膝、枸杞各1两，薄荷5分。

用法：白酒泡服，每日3次。

《锦方选集·内科（第3册）》

主治：筋骨疼痛。

处方：当归5钱，白芍、怀牛膝、秦艽各4钱，木瓜5钱，防己3钱，松节1两，桂枝、千年健各4钱，制川乌3钱，制草乌3钱。

用法：泡酒服，每次1小杯，日服2次。不可多服。

《锦方选集·内科（第3册）》

主治：筋骨痛，冷骨风。

处方：川乌、草乌、苍术、白芷、牙皂各5钱，北细辛3钱，冰片1钱。

用法：共研细，用纸裹成药捻子，隔4层纸烧患处。

《锦方选集·内科（第3册）》

主治：筋骨疼痛。

处方：肉苁蓉、桑寄生、紫荆皮、红枸杞、箭杆风各2钱，虎骨2两。

用法：泡酒服。

《锦方选集·内科（第3册）》

主治：筋骨痛。

处方：木通2钱，杜仲3钱，薏苡仁4钱，血藤、三棱、五加皮、莪术、八爪金龙、茜草、牛膝各3钱，红花2钱。

用法：水酒煎服。

《锦方选集·内科（第3册）》

主治：筋骨疼痛。

处方：麻柳树上巴岩姜半斤。

用法：煎水洗。

《锦方选集（草药部）》

主治：筋骨疼。

处方：爬山虎果子4钱。

用法：水煎，1 次服。孕妇忌服。

《锦方选集（草药部）》

主治：筋骨疼痛。

处方：破骨风、箭杆风、九霄云、石气柑、石楠藤、大血藤、小血藤、透骨风、桑寄生、紫苏根、白升麻、怀牛膝、金银花、桂枝尖、九眼独活、木瓜、汉防己、薏苡仁各 1 两。

用法：泡酒 1 斤，日服 3 次，每次 1 杯。孕妇忌服。

《锦方选集（草药部）》

主治：筋骨冷痛。

处方：四楞筋骨草 4 两。

用法：泡酒半斤，日服 3 次，每次 1 杯。孕妇忌服。

《锦方选集（草药部）》

主治：筋骨疼痛。

处方：筋骨草、伸筋草、舒筋草、老鹳草、石楠藤、矮沱沱、箭杆风、破骨风、大血藤、小血藤、土升麻、白龙鬖、黄龙鬖、乌骨鸡、钻地风、红活麻、搜山虎、降耳木根、九节风、松节、桑枝寄生、透骨消、地胡椒各 5 钱。

用法：泡酒 2 斤，日服 3 次，每次 1 杯，孕妇忌服。

《锦方选集（草药部）》

主治：筋骨疼痛。

处方：巴豆根半斤，肉桂子 1 两，矮沱沱、肥猪苗各 4 两，箭杆风、鹰爪风、土升麻各 2 两。

用法：炖羊肉 1 斤吃。孕妇忌服。

《锦方选集（草药部）》

主治：筋骨疼痛，半身不遂。

处方：三角枫、钻地风、鹰爪风、兔耳风、箭杆风、南蛇风、破骨风、大血藤、四楞筋骨草、伸筋草、茜草根、透骨消、矮沱沱、黄桷根、白牛膝、石菖蒲、金腰带、麻柳树上的巴岩姜、土柴胡、山当归、红活麻、佛顶珠、八楞麻、八爪龙、老鹳草、木瓜、地胡椒、松节各 1 两，厚朴 5 钱，枳壳 3 钱，赤芍 4 钱，制雄片 5 钱，川芎 4 钱，当归 5 钱，安桂 4 钱，红花 2 钱，广皮 4 钱，桂枝 4 钱，薏苡仁 5 钱，甘草 2 钱。

用法：泡酒 3 斤，早晚各 1 两。孕妇忌服。

《锦方选集（草药部）》

主治：筋骨疼痛。

处方：土凤尾草、老姜、羊肉各 1 斤。

用法：共炖服。

《锦方选集（草药部）》

主治：筋骨疼痛。

处方：伸筋草 7 钱，筋骨草 1 两，红活麻 1 两，刺五加 7 钱，威灵仙 1 两，何首乌 1 两，大升麻 7 钱，小木通 5 钱，石楠藤 7 钱，红牛膝 7 钱，笔筒草 5 钱，钩藤 1 两。

用法：泡酒 1 斤，日服 3 次，每次 1 杯。孕妇忌服。

《锦方选集（草药部）》

主治：多年筋骨痛。

处方：白刺藤半斤，过山龙 2 两。

用法：以童便、食盐和炒，再加水煎服。孕妇忌服。

《锦方选集（草药部）》

主治：筋骨痛。

处方：岩川芎、九节风、鹰爪风、三枝九叶草、伸筋草、骨节草、小血藤各 5 钱，大血藤 3 片。

用法：以烧酒 1 斤浸泡，3 ~ 5 日后即可服用。共泡 3 次，以后另换另泡。1 日 3 次，适量，不醉为度。

《中医秘验方集（第二集）》

主治：下肢疼痛，不能立之冷筋骨。

处方：青竹标（生岩石上，蔓藤粗如大指，顺岩蔓伸，叶、藤青色，叶大约二指，叶长约二寸五）、葡萄根、碎骨草（绿色，根上结有小果，叶长约 5 寸），上 3 味量不拘，猪蹄 1 只。

用法：切细后与猪蹄同炖吃。

说明：除用上药外，另以龙窝头（生于松林中，蓝色花，叶细长约二分宽八分长）加碎骨草，以白酒熬吃，吃后即睡，待汗出，从头到脚都出汗，即愈。否则，再吃一次。

《中医秘验方集（第二集）》

主治：筋骨麻肿（手脚冰凉麻肿）。

处方：(1) 碎骨草 4 两，糯米、白酒各适量。共煨吃，吃后盖睡，令出大汗，连用 3 天，每天 1 次。备注：身体虚弱者慎用。

(2) 兔子风、叶末林、龙窝头、土茯苓、茯苓（松树上的）各 3 钱，泡白酒 1 斤，每天晚上临睡时吃 1 次。

《中医秘验方集（第二集）》

主治：骨节疼痛。

处方：秦艽 3 钱，鳖甲 2 钱，防风 3 钱，羌活 2 钱，独活 3 钱，松节 5 个，干茄根 2 钱，虎胫骨 3 钱。

用法：水煎服，日 3 次。

《中医秘验方集（第二集）》

主治：筋痛（骨痛者无效）。

处方：伸筋草 1 两，淫羊藿 1 两，大葫芦根（续断）1 两，榜雪花根 1 两（此草在冬季落雪时开花，形似麻梗黑根，比洋参高点）。

用法：泡酒或炖肉吃，每晚临睡时吃。连服 2 ~ 3 次。

《中医秘验方集（第二集）》

主治：骨痛（筋痛者无效）。

处方：白荆条根（干）10 两，泡桐树根（干）10 两，梧桐树根（干）10 两，岩五甲根（干）10 两。

用法：晒干打去泥土（忌用水洗），泡烧酒 10 斤。每日 2 次（随个人酒量而定）。

《中医秘验方集（第二集）》

主治：筋骨痛。

处方：猫眼草 1 小把，鸡蛋 3 个。

用法：水煎，吃鸡蛋喝汤。

《中医验方汇编（第一集）》

主治：筋骨痛经年累月不愈，身体枯瘦如柴，骨节微肿，手脚卷缩不能伸。

处方：木耳净末 20 两，苍术净末 4 两，嫩黄芪 1 两 5 钱，山柰净末 1 两 5 钱，川芎净末 1 两 5 钱。

用法：先用独活寄生汤加山柰 4 钱，苍术 4 钱，服 1 ~ 2 剂后，再将上药以蜂糖炼丸，黄酒煎汤吞服。

《贵州省中医验方秘方（第二册 上卷）》

主治：筋缩不舒疼痛。

处方：当归 2 钱半，白芷 5 钱半，薏苡仁 5 钱，生地 5 钱半，元参 5 钱半，穿山甲 2 钱，巴戟天 2 钱半，柴胡 2 钱。

用法：水煎服，并加酒少许。

《广东省中医验方交流汇编》

主治：骨节痛不能行动。

处方：独活 3 钱，寄生 3 钱，秦艽 3 钱，防风 3 钱，桂枝 2 钱，川杜仲 2 钱，半夏 1 钱，川芎 2 钱，北细辛 2 钱，牛膝 2 钱（酒炒），党参 3 钱，炙甘草 1 钱，菖蒲 1 钱。

用法：以水 2 碗，煎至 1 碗，作 2 次服。

功用：祛风湿，利筋络。

《广西中医验方选集》

劳伤卷

主治：劳伤。

处方：青酒缸、牛耳大黄各 2 两，万年青、白茅根、岩白菜、桑皮各 1 两。

用法：炖猪心肺服。

《锦方选集（草药部）》

主治：劳伤腰痛。

处方：续断 4 钱，骨碎补 1 两，毛狗 1 两，苏木 3 钱，杜仲 5 钱，破故纸 3 钱，桑寄生 3 钱，白术 3 钱。

用法：水煎服。

《土单验方汇集》

主治：五劳七伤。

处方：桃儿七 2 钱，铁棒锤 1 钱，长虫七 2 钱，铁扁担 2 钱，窝儿七 2 钱，土沉香 3 钱，红毛七 3 钱，狮子七 3 钱，松梅 3 钱，广三七 1 钱，太白茶 2 钱，筋骨草 3 钱，伸筋草 2 钱，九牛造 1 钱，姜黄 3 钱。

用法：泡酒服 10 mL。

《土单验方汇集》

主治：劳伤方，脱力劳伤。

处方：仙鹤草 1 两，红枣 10 枚。

用法：水 5 碗，煎至 2 碗，1 日 4 ~ 5 次分服。

《祖国医学验方汇编（第一辑）》

主治：远年劳伤，筋骨疼痛。

处方：(虎骨鹿筋酒)虎骨 10 两，鹿筋 6 两，当归 16 两，川断 8 两，川芎 4 两，木瓜 16 两，追骨风 4 两，川牛膝 8 两，独活 8 两，血竭 4 两，防风 8 两，肉桂 4 两，桂枝 6 两，川乌 4 两，秦艽 8 两，寄生 8 两，乳没各 8 两，三棱 8 两，莪术 8 两，首乌 8 两，红花 10 两，千年健 4 两，地鳖虫 3 两，泽兰 24 两，赤芍 8 两，油松节 16 两，寻骨风 4 两，杜仲 8 两，熟地 16 两。

用法：用上等高粱酒 50 斤浸泡 2 个月，每次服 1 两，临卧服。

《祖国医学采风录 秘方 验方 单方（第一辑）》

主治：劳伤腰痛。

处方：续断 4 钱，骨碎补 1 两，毛狗 1 两，苏木 3 钱，杜仲 5 钱，破故纸 3 钱，桑寄生

3 钱，白术 3 钱。

用法：水煎服。

《土单验方汇集》

主治：五劳七伤。

处方：铁棒锤 1 钱半，桃儿七 3 钱，一碗水 1 钱，大梦花根白皮 3 钱。

用法：上药泡酒，睡前服 3 mL。

《土单验方汇集》

主治：劳伤。

处方：柳树根 4 两，浆蓬角 4 两，矮沱沱 4 两。

用法：烧酒 1 斤浸泡 3 日，每日服 2 次，每次 1 两。

《中医秘验方集（第二集）》

主治：劳伤。

处方：大血藤、白龙鬚、黑龙鬚、兰龙尾、岩五甲、刺五加、丹参、土茯苓、假血藤、川芎、木香叶下花各 3 钱。

用法：酒 1 斤浸泡 3 日，每日早晚各服 1 次。

《中医秘验方集（第二集）》

主治：劳伤。

处方：大血藤 1 两，小血藤 5 钱，葫芦七 1 两。

用法：共合加酒半斤，浸 1 天后，即可。每日 2 次（早晚），每次约 1 小酒杯。

《贵州省中医验方秘方（第二册 上卷）》

拘挛抽搐卷

主治：拘挛病，两手抽搐，口眼乱动，身体疲乏。

处方：炙黄芪 3 钱，熟地 1 钱半，焦白术 2 钱，川郁金 1 钱半，川牛膝 2 钱，宣木瓜 2 钱，天麻 2 钱，杜仲 2 钱，苍术 1 钱半，木耳 5 钱，桂枝 3 钱，当归 8 钱。

用法：水煎，空腹服。

《山西省中医验方秘方汇集（第二辑）》

主治：四肢抽搐、筋骨疼痛。

处方：南木耳酒炒 12 两，当归 2 两，川芎 2 钱，白芍 2 钱，九制熟地 2 两，川牛膝 1 两，杜仲炭 1 两，木瓜 1 两，乳香 5 钱，银花 5 钱，川羌活 5 钱。

用法：共为细末，黄酒为引，每服 3 钱。

《山西省中医验方秘方汇集》

主治：手足抽逆。

处方：当归 3 钱，川芎 2 钱，生杭芍 3 钱，熟地 3 钱，炒香附 3 钱，桂枝尖 2 钱，钩藤 2 钱，明天麻 2 钱，青皮 2 钱，陈皮 2 钱，炙甘草 1 钱半。

用法：水煎服。

《山西省中医验方秘方汇集》

主治：周身痉挛。

处方：丹参 3 钱，当归 4 钱，炒杭芍 3 钱，朱茯神 4 钱，焦枣仁 2 钱半，远志 2 钱半，真琥珀 2 钱半，焦白术 3 钱，广橘红 1 钱，清半夏 2 钱，钩藤 3 钱，明天麻 1 钱半，生甘草 1 钱半，黄芩 2 钱。

用法：水煎服。

《山西省中医验方秘方汇集》

主治：一切筋挛疼痛。

处方：松节、散心木各 2 两，乳香 1 钱。

用法：每服 2 钱，用木瓜汤吞下。

《贵州省中医验方秘方（第二册 上卷）》

主治：两足拘挛抽筋，痛如刀割，痛甚。

处方：紫葳（凌霄花）3 钱，天冬 3 钱，百合 3 钱，黄芩 3 钱，黄连 3 钱，龙胆草 3 钱，花粉 3 钱，萆薢 3 钱，杜仲 3 钱，白蒺藜 3 钱，白芍 5 钱，甘草 3 钱。

用法：清水 2 碗煎至 1 碗服。重症每日服 2 剂。

《广西中医验方选集》

主治：筋拘挛。

处方：五加皮 1 两。

用法：水煎服。

《宁夏中医验方集锦（第一辑）》

主治：妇女手足痉挛抽掣。

处方：木耳 2 两，白苣子 5 钱，枸杞子 5 钱，牛膝 5 钱，杜仲 5 钱，龟板 5 钱，当归 5 钱。

用法：共为细末，每服 3 钱，黄酒送服。

《山西省中医验方秘方汇集》

主治：产后抽风痉挛。

处方：木耳、木瓜、明天麻、乳香各等份。

用法：水煎服，同时可针刺内关穴提高疗效。

《山西妇科验方》

主治：产后拘掣。

处方：生地、当归、川芎、白芍、宣木瓜、钩藤、桂枝各 3 钱，柴胡、羌活、薄荷 2 钱。虚者可加入黄芪 8 钱。

用法：水煎服。

《山西妇科验方》

主治：妇人软骨痉挛抽搐。

处方：山慈菇半斤，川牛膝 1 两半，川续断 1 两半，地龙 1 两半，杜仲 1 两半，秦艽 1 两半，香白芷 1 两半。

用法：炼蜜为丸，每服 3 钱，黄酒为引。

《山西妇科验方》

主治：老妇搐麻步行困难日久不愈。

处方：木耳 4 两，当归 5 钱，川芎 3 钱，川牛膝 3 钱，杜仲 3 钱，桂枝 2 钱，地风 2 钱，千年健 5 分，核桃仁 1 两，虎骨 3 钱。

用法：研细面，炼蜜为丸，每丸 3 钱，每日空腹白开水冲服 2 次，每次 1 ~ 2 丸。

《山西妇科验方》

主治：妇女手指抽搐，春日尤甚。

处方：白木耳 5 钱，川羌活 3 钱，川独活 3 钱，白僵蚕 3 钱，黄豆依年龄每岁 1 粒为引。

用法：水煎，临卧服之。

《山西妇科验方》

主治：内风所致拘挛，手指曲而不伸。

处方：秦艽、当归、僵蚕、天麻、杭菊、钩藤、蒺藜各 5 钱，荆芥、羌活、独活各 1 钱，白芷、桂枝、全蝎尾各 5 钱。

用法：水煎服。

《锦方选集·内科（第 3 册）》

主治：手颤抖。

处方：当归、菊花各 1 两，红枸杞 2 两，丁香 5 钱，白豆蔻仁 2 钱，牛膝、桑寄生各 5 钱，桂圆肉 1 斤。

用法：泡干酒服。

《锦方选集·内科（第 3 册）》

主治：手抖。

处方：钩藤，石决明各 4 两。

用法：水煎服。

《锦方选集·内科（第 3 册）》

主治：温病日久、手脚拘挛、痛不可忍，不能屈伸。

处方：生地 8 钱，白芍 5 钱，粉丹 4 钱。

用法：水煎服。

《贵州省中医验方秘方（第二册 上卷）》

主治：火甚灼筋，四肢拘急，憔悴形痿。

处方：知母 5 钱，白芍 1 两，黄柏 5 钱，当归 3 钱，龟板 5 钱，生地 4 两，羚羊角 1 钱，玉竹 5 钱，党参 2 两。

用法：研末作丸，每次服 3 钱，日服 3 次，开水送下。

《锦方选集·内科（第 3 册）》

主治：痉症。

处方：胜健适量。

用法：兑火酒服。

《贵州省中医验方秘方（第二册 上卷）》

中风瘫痪卷

主治：半边风。

处方：石羊梅 2 两，升麻 1 两，天麻 2 钱，虎胶 2 钱，洋梅 5 钱，威灵仙 2 钱。

用法：煎水兑火酒服。

《中医秘验方集（第二集）》

主治：下肢瘫痪。

处方：梨枫桃（杞李葿）根、箭柞（牛奶子）根、枸骨根、楤木根各 3 两，金樱子根、平地木（紫金牛）、茜草根、山楂根、卫茅根各 1 两，寒莓（茅草）根 4 钱。

用法：水煎，黄酒适量分 2 次冲服，日服 1 剂。

《 浙江中草药单方验方选编（第二辑）》

主治：风湿性瘫痪。

处方：还魂草、箭杆风、钩藤、石楠藤、红枣各 4 钱，兔耳风、女儿红、木通、桂枝、松节、舒筋草各 6 钱，南蛇风 3 钱，巴岩姜 2 两。

用法：泡酒 1 斤，每次服 2 两，孕妇忌服。

《锦方选集（草药部）》

主治：瘫痪。

处方：肉桂、搜山虎、苏木适量。

用法：泡酒服。

《云南中医验方（第二辑）》

主治：一切瘫痪，骨痛筋骨痛甚效。

处方：苍术、白芷、羌活、黄芩、川芎、厚朴、薄荷、荆芥、陈木瓜、桑寄生、细辛各 3 钱，杜仲、牛膝、续断、当归、灵仙、钻地风、千年健各 2 钱半，防风、草乌、五加皮、桂枝各 2 钱，猪筋 4 两，雄鸡 1 只。

制法：鸡去肚杂纳入各药，用高粱酒 5 斤蒸熟备用。

用法：轻者食鸡即愈，重者鸡酒共食，再重者再用服 1 料。

《云南中医验方（第二辑）》

主治：一切风痹瘫痪，拘挛不仁等证。

处方：麻黄 1 两，官桂 5 钱，木鳖子 2 两，水浸胀，去皮毛，切片。

用法：共炒至木鳖黑色为度，去前 2 味，将木鳖为细末。每服 3 厘，陈酒送下，避风出汗。如冒风，呕吐寒战，黄泥水煎姜汤解之。

《验方类编》

主治：一切风痹瘫痪，拘挛不仁等证。

处方：金毛狗脊全身者，用黄酒洗去毛净，切片。

用法：用黄酒 3 斤煮 3 炷香时，埋土中 7 日，空腹日服 3 次，数日能行走。如冒风，呕吐寒战，黄泥水煎姜汤解之。

《验方类编》

主治：骨痿。

处方：何首乌 1 斤，牛膝半斤。

用法：炼蜜丸，酒服 5 钱。

《验方类编》

主治：肾损骨痿不能起床，服此益精。

处方：萆薢（有红点者佳）、杜仲（姜炒、去丝）、肉苁蓉、菟丝子适量。

用法：共为细末，酒煮猪腰子捣成丸，桐子大，每服五七十丸，空腹酒下。

《验方类编》

主治：痿症久不效者服之。

处方：①麦冬半斤，熟地 1 斤，玄参 7 两，五味子 1 两；

②熟地 8 两，玄参 3 两，五味子 3 钱，山茱萸 4 钱，牛膝 1 两。

用法：水煎服。

《验方类编》

主治：起痿。

处方：玄参 1 两，山茱萸 1 两，熟地 3 两，沙参 3 两，麦冬 4 两，五味子 5 钱。

用法：水煎服。

《验方类编》

主治：瘫痪。

处方：二活各 4 钱，二乌各 3 钱，防风 8 钱，桂枝 4 钱，秦艽 3 钱，防己 3 钱，薏米 4 钱，木瓜 3 钱，牛膝 3 钱，桑寄生 5 钱，麻黄 3 钱，忍冬藤 3 钱，石斛 3 钱，当归 3 钱，苍术 3 钱。

用法：水煎服。

《土单验方汇集》

主治：瘫痪。

处方：制马钱子 2 两，桂枝 5 钱，自然铜 1 钱半，麻黄 2 两，川牛膝 1 两，石斛 2 钱，羌活 5 钱，独活 5 钱，前胡 5 钱。

用法：共为细末，炼蜜为丸，每丸 1 钱半，日 2 次，每次 1 丸，开水送服。

《土单验方汇集》

主治：瘫痪。

处方：还魂草 4 钱，舒筋草 6 钱，箭杆风 3 钱，钩藤 3 钱，兔耳风 6 钱，南舌风 2 钱，石楠藤 3 钱，锯锯藤 6 钱，红枣 10 枚，木通 6 钱，松节 6 钱，桂枝 5 钱，麻柳树上的石岩姜 2 两。

用法：泡酒服。

《祖国医学采风录 秘方 验方 单方（第一辑）》

主治：风湿病，半身不遂。

处方：荆芥 4 钱，火麻仁 4 钱，赤芍 4 钱，红花 4 钱，二乌 4 钱，大刀豆壳 1 斤。

用法：泡酒服。

《祖国医学采风录 秘方 验方 单方（第一辑）》

主治：风湿麻木，半身不遂，筋骨疼痛及冷骨风，经久不愈。

处方：香茅草 5 两，老鹳草 5 两，搜山虎 5 两，洗木香 5 两，蜘蛛香 5 两。

用法：泡酒 4 ~ 5 斤，半个月后随量饮之。

《祖国医学采风录 秘方 验方 单方（第一辑）》

主治：麻木病，四肢麻木抽搐。

处方：鸡蛋壳 4 两炒黄。

用法：研为细末，每服 2 钱，黄酒冲服，每日 3 次。

《山西省中医验方秘方汇集（第二辑）》

主治：瘫痪。

处方：人参 2 钱，乌梢蛇 5 钱，川乌头、草乌头、荆芥各 2 钱半，细辛 1 钱，炙甘草 6 钱，防风 2 钱半，金石斛 3 钱，当归、麻黄、全蝎、藁本、僵蚕、苍术各 2 钱半，明天麻 3 钱，何首乌 3 钱，白芷 2 钱半。

用法：共为细末，每服 1 钱，每早黄酒送服。

《山西省中医验方秘方汇集》

主治：治男女腰腿疼痛左瘫右痪。

处方：全当归 3 钱，川芎 2 钱，川木瓜 3 钱，川牛膝 3 钱，杜仲炭 3 钱，秦艽 3 钱，川续断 3 钱，巴戟肉 3 钱，千年健 3 钱，追地风 3 钱，透骨草 3 钱，爬山虎 3 钱，佛手 2 钱，檀香 2 钱，桂枝 3 钱，麻黄 3 钱，陈皮 2 钱，广木香 1 钱半，制川乌、制草乌各 3 钱，甘草 1 钱半，豨莶草 3 钱，潞酒 1 斤。

用法：将上药煎 3 次和酒兑到一块，倒瓷罐内封口。放开水内煮 2 小时，早晚各服 3 钱。

《山西省中医验方秘方汇集》

主治：半身不遂方。

处方：钩藤 1 两，天麻 3 钱，川羌活 3 钱，威灵仙 3 钱，僵蚕 3 钱，白附子 3 钱，独活

4钱，桂枝2钱，红花2钱，桃仁2钱，防风2钱，胆南星2钱，川芎2钱，当归1两，白芍3钱，桑叶2钱。

用法：水煎服。另服再造丸或安宫牛黄丸。

《山东省中医验方汇编（第二辑）》

主治：半身不遂。

处方：生黄芪2两，川羌活3钱，防风2钱，当归3钱，川芎3钱，秦艽2钱，五灵脂3钱，桃仁泥3钱，地龙2钱，甘草2钱，桂枝2钱，香附2钱。

用法：水煎服。

《山东省中医验方汇编（第二辑）》

主治：半身不遂。

处方：大蟹盖10个，胞死小鸡16个，全蝎36个。

用法：阴阳瓦焙黄，研细末，每日2次，白水送服，取汗。

《山东省中医验方汇编（第二辑）》

主治：半身不遂。

处方：当归3钱，川芎2钱，桂枝4钱，威灵仙2钱，海风藤2钱，六路通2钱，千年健2钱，钻地风2钱，土鳖子2钱，血竭花5分。

用法：白酒1斤，煎至2两，顿服。

《山东省中医验方汇编（第二辑）》

主治：中风、气血两虚，半身不遂。

处方：佛手1两，川芎3钱，杭白芍3钱，熟地4钱，高丽参4钱，制绵芪1两，上边桂3钱，炒白术3钱，白茯苓3钱，炙甘草2钱。

用法：水煎服。

《山东省中医验方汇编（第二辑）》

主治：半身不遂或腰腿痛方。

处方：杜仲4钱，川牛膝3钱，乳香5钱，没药5钱，甲珠4钱，川羌活6钱，木鳖子3钱，地龙3钱，川乌3钱，木瓜1两，防风3钱，赤芍3钱，川椒4两，马钱子5钱。

用法：将马钱子制后，和上药研末为丸，每重5分。每日1丸，白开水送下。

《山东省中医验方汇编（第二辑）》

主治：气虚瘫痪。

处方：黄芪4钱，当归4钱，赤芍2钱，桃仁3钱，红花1钱，地龙1钱，川芎1钱。

用法：水煎服。

《山东省中医验方汇编（第二辑）》

主治：类中风（猝然昏倒，不省人事）。

处方：牙皂 3 钱，细辛 3 钱，朱砂 2 钱 5 分，雄黄 2 钱 5 分，薄荷 3 钱，藿香 3 钱，枯矾 1 钱，白芷 1 钱，桔梗 2 钱，防风 2 钱，木香 2 钱，贯众 2 钱，陈皮 2 钱，半夏曲 2 钱，甘草 2 钱。

用法：共为细面，吹入鼻内 1～2 分，再用姜汤冲服 1～2 钱。

《山东省中医验方汇编（第二辑）》

主治：偏枯。

处方：生黄芪 2 两，当归 1 两，川芎 3 钱，白芍 4 钱（酒炒），熟地 4 钱，附子 1 钱，枸杞子 4 钱，威灵仙 5 钱，桂枝 3 钱，佛手 3 钱，川牛膝 5 钱，地龙 3 钱，乌药 4 钱，赤芍 3 钱，红花 4 钱，二活各 2 钱，炙甘草 1 钱，加嫩桑枝 7 寸。

用法：水煎服。

《山东省中医验方汇编（第二辑）》

主治：偏枯（半身不遂四肢痛）。

处方：千年健 2 钱，钻地风 3 钱，桂枝 4 钱，麻黄 2 钱，川牛膝 4 钱，木瓜 4 钱，炮姜 2 钱，乳香 2 钱，没药 2 钱，佛手参 4 钱。

用法：上药为末，装入雄鸡腹内炖熟，黄酒送下食肉喝汤。鸡骨焙干研末炼蜜成丸，黄酒冲服。

《山东省中医验方汇编（第二辑）》

主治：中风以致手足不知所动，舌僵不能言。

处方：马钱子 2 钱半（去皮绿豆煮用），毛术 1 两，桂枝 5 钱，川牛膝 5 钱，乳香珠 3 钱，没药 4 钱，地龙 4 钱，去翅土鳖虫 4 钱，蚕沙 3 钱，蜂渣 2 钱，麻黄 5 钱。

用法：共为细末，每服 3 钱，黄酒送下。

《祁州中医验方集锦（第一辑）》

主治：半身不遂，不能运动，失去知觉。

处方：黄芪 4 两，赤芍 2 钱，川芎 1 钱，地龙 2 钱，桃仁 1 钱，红花 1 钱。

用法：水煎服。

《祁州中医验方集锦（第一辑）》

主治：四肢失去所用，或单一偏失其作用。

处方：当归 5 钱，黄芪 6 两，白芍 3 钱，桂枝 2 钱，人参 2 钱，乳香 2 钱，防风 2 钱，甘草 2 钱。

用法：水煎服。

《祁州中医验方集锦（第一辑）》

主治：半身不遂。

处方：红花 5 钱，桃仁 5 钱，川乌 3 钱，草乌 3 钱，桔梗 5 钱，黄芪 1 钱，生姜 3 钱，川牛膝 3 钱，石斛 3 钱，当归 3 钱，党参 1 两，没药 1 钱，马钱子（制，去毛去净油）5 钱，甘草 3 钱，麝香 2 分，蘑菇 2 钱（九蒸九晒）。

用法：以上药品共为细末，炼末为丸，每丸 4 钱，每日 3 次，每次 1 丸，黄酒送下。

《祁州中医验方集锦（第一辑）》

主治：下痿症（两腿失去行走能力，软而不能举，类似瘫痪）。

处方：正台参 2 钱，川羌活 2 钱，防风 1 钱，千年健 1 钱，钻地风 1 钱，木瓜 1 钱，牛膝 1 钱，泽泻 1 钱，桑寄生 2 钱，荆芥 1 钱，石斛 5 分，血竭 5 分，生姜 1 钱，当归 3 钱，马钱子 5 分（去毛焙成黑色），甘草 1 钱。

用法：水煎服。

《祁州中医验方集锦（第一辑）》

主治：半身不遂。

处方：生杜仲 1 斤，白酒 4 斤。

用法：生杜仲切碎，以酒浸 7 天后饮用。

《祁州中医验方集锦（第一辑）》

主治：半身不遂。

处方：马钱子 1 两（去净皮油），地龙 3 钱，川乌 3 钱，草乌 3 钱，两头尖 1 钱半，麻黄 3 钱，牛膝 3 钱，木瓜 3 钱，杜仲炭 3 钱，红花 1 钱，附子 1 钱，甘草 1 钱。

用法：共为细面，炼蜜为丸，每服 2 钱，白开水送下。

《祁州中医验方集锦（第一辑）》

主治：四肢麻痹，骨间疼痛，腰膝无力，瘫痪久年不愈。

处方：豨莶草适量。

用法：洗净焙干为末，以好酒白蜜和药搅匀，以砂锅蒸透，取去晒干，再拌再蒸，共计九次。为末蜜丸如桐子大，每服 50 粒，白酒引服。

《祁州中医验方集锦（第一辑）》

主治：瘫痪、麻木不仁、四肢无力或久病气血太亏虚。

处方：熟牛骨髓 1 碗，熟白蜜 1 斤半，炒白面 1 斤，干姜末 3 两。

用法：为末成丸如弹子大，早晚各服 2 ～ 3 丸，细嚼黄酒冲下。

《祁州中医验方集锦（第一辑）》

主治：中风痰迷。口眼歪斜，四肢麻木，行动艰难。

处方：柯子 5 钱，香附 5 钱，檀香 5 钱，白术 5 钱，荜茇 5 钱，白胶香 5 钱，犀角 2 钱 5 分，朱砂 9 钱半，麝香 8 分，冰片 8 分。

用法：共为细末，每服 2 钱，开水冲服。

《宁夏中医验方集锦（第一辑）》

主治：半身不遂。

处方：海马1个。

用法：压碎，以黄酒送下。

《宁夏中医验方集锦（第一辑）》

主治：中风不语。

处方：大蒜两瓣去皮。

用法：捣烂涂牙龈上。

《宁夏中医验方集锦（第一辑）》

主治：中风不语。

处方：芝麻油，黄酒。

用法：芝麻油不拘多少，以黄酒冲芝麻油，候能喝时即用姜汤温灌生效。

《宁夏中医验方集锦（第一辑）》

主治：半身不遂，腰腿疼痛，麻木不仁，慢性关节炎。

处方：麻黄2两，马钱子1两（去毛炙酥），宣木瓜6钱，桂枝2钱，千年健2钱，地龙2钱，川牛膝2钱，杜仲2钱，独活2钱，羌活2钱，制乳没各2钱，防风2钱，当归2钱，杭芍3钱，生黄芪3钱，丹皮1钱，黑荆芥穗2钱，黑栀子2钱，川续断2钱，生甘草2钱，自然铜2钱。

用法：共研细丸，炼蜜为丸，每重3钱，每服1丸。小儿酌减，黄酒送服。

《宁夏中医验方集锦（第一辑）》

主治：脾肾兼虚，胸胁气痛，久患半身不遂，腰腿筋骨疼痛，风湿性关节痛，神经困痛，手足麻木不仁等症。

处方：金石斛5钱，威灵仙5钱，鹿角霜1两，龟板胶1两，虎胫骨5钱，全当归1两，老川芎5钱，台乌药5钱，杜仲炭1两，川续断5钱，大九地1两，山萸肉5钱，大党参1两，茅苍术1两，破故纸5钱，制没药5钱，广木香2钱，参三七3钱，海沉香3钱，鸡血藤1两，土茯苓1两，炒芡实1两，藁本3钱，川牛膝3钱，秦艽5钱，大枣20枚。

用法：上药为末，用烧酒5斤、冰糖1斤，共泡酒内3日后即进行服用，每次5钱，1日2～3次。

《宁夏中医验方集锦（第一辑）》

主治：腰腿疼痛，手足麻木，半身不遂，左瘫右痪。

处方：当归2两，川芎1两，白术5钱，茯苓5钱，川乌7钱，防风5钱，荆芥穗5钱，天麻5钱，何首乌5钱，全虫3钱，白芷7钱，草乌5钱，威灵仙5钱，石斛5钱，川牛膝5钱，独活5钱，羌活5钱，麻黄3钱，石楠藤5钱，薏苡仁1两，干姜5钱，赤桂5钱，玉片5钱，宣木瓜1两，钟乳石5钱，没药5钱，川断5钱，苍术1两，黄芪1两，防己5钱，桑寄生5钱，茯神1两，粉甘草5钱，骨碎补5钱，细辛5钱。

用法：用白酒 5 斤泡药，用文武火熬，熟后去火毒（即埋地下）十一二日，每次服 3 钱。

《宁夏中医验方集锦（第一辑）》

主治：风湿瘫痪，手足不能举动。

处方：癞蛤蟆 1 只。

用法：用擂钵擂至极细以酒冲入搅匀用布过滤去渣，酒炖热饮之。

《内蒙古中草药验方选编》

主治：久年瘫痪，精神失常。

处方：南星、白矾各 1 两，蜈蚣半条（去头足米炒），朱砂 3 钱，全蝎 1 两 5 钱，法夏 2 两（酒洗），炒僵蚕 1 两 5 钱，白附子 5 钱，麝香 3 分，牙皂角 4 两，雄黄 1 钱 5 分，乌蛇肉 2 两（酒泡 1 个月焙干）。

用法：共研末，水糊为丸，每次服 20 ~ 30 丸，姜汤下。

附记：禁食花椒 7 天。

《锦方选集·内科（第 3 册）》

主治：湿滞经络瘫痪。

处方：天麻、当归、黄芪、木瓜各 4 钱，杜仲 7 钱，赤芍、乳香、没药、五灵脂各 3 钱，防风 2 钱，虎胫骨 4 钱，威灵仙、牛膝、川续断、松节、萆薢、台乌、苍耳子各 3 钱。

用法：各药酒泡 7 日后服，待酒服完，将药晒干研细，合红糖作丸如樱桃大，每早晚服 1 次，每次 15 丸。

《锦方选集·内科（第 3 册）》

主治：四肢痿痹，不能动弹。

处方：生板栗 2 斤。

用法：板栗用布袋装，挂通风处，1 日抖动数次，每晨醒时用舌抵上腭，待口津满口时取板栗肉 1 枚，慢慢嚼服，嚼至无渣时吞下，每晨连用 7 枚，耐心服用有效。

《锦方选集·内科（第 3 册）》

主治：痿痹。

处方：当归、党参、黄芪、杜仲、巴戟天、枸杞、淫羊藿各 4 钱，附片 2 钱，木瓜 2 钱，薏苡仁 5 钱，白芍 4 钱，黄桷根 2 钱。

用法：水煎服。

《锦方选集·内科（第 3 册）》

主治：中风瘫痪。

处方：当归 5 钱，桂枝 4 钱，北细辛 1 钱，制二乌各 2 钱，杜仲 1 两，木瓜、防己、骨碎补各 5 钱，甘草 2 钱，牛膝、舒筋草各 4 钱。

用法：水煎至不麻口时服，日服 3 次。

《锦方选集·内科（第 3 册）》

主治：久瘫痪，半身不遂。

处方：马钱子1斤，白附片8两，穿山甲4两。

用法：先将马钱子以童便浸21天，去毛洗净，再以麻油酥过，与他药共研末，每夜服7分，白酒送下。

《锦方选集·内科（第3册）》

主治：瘫痪。

处方：柏树上寄生包1斤。

用法：水煎服。

《锦方选集·内科（第3册）》

主治：两足忽然瘫痪不仁。

处方：雪猪油2～4两，老酒1斤。

用法：同煨热服，每日3次，每次约1茶杯。

《锦方选集·内科（第3册）》

主治：瘫痪。

处方：柏树上的巴岩姜、黄桷树上的寄生枝、麻柳树上的巴岩姜、黄桷树细根各1两，水葱子根4钱，均姜、姜黄各5钱，小芭蕉根、野刀豆根、黄泡根各7钱，四月泡、三月泡、乌泡根、红活麻根、糖果根各1两，刺梨根3钱。

用法：炖黄牛肉或猪蹄服。

《锦方选集（草药部）》

主治：半身不遂。

处方：土狗（酒浸）、桑螵蛸各1各，枫香树油、麻柳树油各2两。

用法：将土狗、桑螵蛸炕干，研细末，以枫香树油、麻柳树油加水2两，共煎至4两，分6次吞服，每日3次，孕妇忌服。

《锦方选集（草药部）》

主治：痿症（湿热体质）。

处方：陈京墨3钱。

用法：开水磨汁，内服，服后吐痰。

《中医秘方验方汇编（第一集）》

主治：瘫痪（丢拐散）。

处方：血竭5钱，马钱子4两（去毛），乳、没各5钱，儿茶5钱，广香5钱。

用法：马钱子先用水煮，换水四五次，刮去毛，用香油炸黄，土炒去油和上药共研细末，贮瓶备用。每服5分，每晚睡前服。

禁忌：风。

《土单验方汇集》

主治：瘫痪。

处方：二活各4钱，二乌各3钱，防风8钱，桂枝4钱，秦艽3钱，防己3钱，薏苡仁4钱，木瓜3钱，牛膝3钱，桑寄生5钱，麻黄3钱，忍冬藤3钱，石斛3钱，当归3钱，苍术3钱。

用法：水煎服。

《土单验方汇集》

主治：瘫痪。

处方：制马钱子2两，桂枝5钱，自然铜半钱，麻黄2两，川牛膝1两，石斛2两，羌活5钱，柴胡5钱，独活5钱，前胡5钱。

用法：共为细末，炼蜜为丸，每丸钱半，日2次，每次1丸，开水送服。

《土单验方汇集》

主治：筋骨病所引起的下肢瘫痪。

处方：青白树根半斤，黑骨头1两，胡椒1钱，砂仁1钱。

用法：均切细，装入1节长约1尺之猪大肠内，煮沸2小时以上，分作2次，以酒2两吞服，或煮鸡吃。上二法，每隔3天吃1次，连吃3次。

另方：以青白树根半斤，黑骨头2两，加烧酒1斤半，浸泡3日后内服，1日2次，每次服2两。

《中医秘验方集（第二集）》

主治：半身不遂（半边瘫痪）。

处方：古铜钱1个，核桃7个。

用法：混合嚼服。

《中医秘验方集（第二集）》

主治：半身不遂，手足不能动摇。

处方：青松丝1斤，大怀牛膝2两，火酒3斤。

用法：炖1炷香的时间，去火气后，空腹服，以醉即睡而取效。

《中医秘验方集（第二集）》

主治：风湿瘫痪。

处方：桂枝6钱，防风6钱，白芷5钱，红花6钱，威灵仙5钱。

用法：上药泡酒2斤，每天早、午、晚各服1次。空腹服。

《中医秘验方集（第二集）》

主治：风瘫，四肢不能动，不能起床。

处方：麻柳姜1～2斤（此药生在河边大柳树上，最多）。

用法：炖猪肉吃。

《中医秘验方集（第二集）》

主治：风瘫，四肢不能动，不能起床。

处方：八角枫根 1 两，羊奶根（刮去老粗皮药用其肉皮）1 两 3 钱，搬得正根 3 两，牛尾笋根 2 两，吹风伞根 1 两 5 钱，小白根 1 两，钩藤根 1 两，大颠叶根 1 两。

用法：仔鸡 1 只，取点腹内肚杂，将药纳入煨熟，早晚服。配合外治法取汗效果更佳。

《中医秘验方集（第二集）》

主治：全身瘫痪，数年不见愈者。

处方：水麻柳叶 40 斤。

用法：水 3 挑，煎水沐浴。取微汗为度，宜避风寒，勿使伤风。1 日 1 次，治疗 3 ~ 7 次。

《中医秘验方集（第二集）》

主治：下肢瘫痪，半身不遂。

处方：八角枫鬓根 2 ~ 3 钱，猪脚 1 对。

用法：先将猪脚炖好后，再将药煨好，待患者睡熟，唤醒服下，服药后勿起床。病重者，一周后可再服 1 次。

《中医秘验方集（第二集）》

主治：瘫痪，久病之后得此症者主之。

处方：陈艾、焙黄打成绒、辣椒 5 个、生姜片适量。

用法：辣椒以火炮黄，用草纸 2 ~ 3 张，把艾绒铺在草纸上，辣椒放在艾绒上，卷成 1 纸条，再将生姜片贴在患处，用火点燃纸条，抵着姜片烧，一觉疼痛，即移动姜片再烧，姜片干则另换。把患处 1 次烧完。重者可治 3 次。

《中医秘验方集（第二集）》

主治：风瘫。

处方：大血藤 5 钱，小血藤 5 钱，四块瓦 5 钱，卜地狮子 5 钱，吹风散 5 钱。

用法：酒蒸服，每日 1 次，7 日服完。

《中医秘验方集（第二集）》

主治：风瘫。

处方：杉树上寄生茶 1 斤，茨秋叶 1 斤。

用法：熬水洗浴。

《中医秘验方集（第二集）》

主治：右瘫，半身不遂。

处方：人参 2 钱，白术 2 钱，茯苓 2 钱，南星 1 钱半，法夏 1 钱半，陈皮 1 钱，防风 1 钱半，羌活 2 钱，天麻 2 钱，乌药 1 钱半，甘草 1 钱，姜汁竹沥为引。

用法：水煎服。

《贵州省中医验方秘方（第二册 上卷）》

主治：半身不遂（左半边手足偏瘫发抖，两目仰视头晕眩，大便干燥）。

处方：当归8钱，天麻3钱。

用法：水煎服。

《贵州省中医验方秘方（第二册 上卷）》

主治：瘫痪。

处方：三七1钱，胭脂年5钱，南草根5钱，土茯苓5钱。

用法：上药加酒1斤，每晚吃5钱；10天后再加柴胡4钱，土茯苓4钱；又10天后加再加大血藤1钱，小血藤1钱；又10天后再加白及1钱，白芍1钱；又10天后再加贯花1钱，杨柳细心1钱；又10天后再加白沙金1钱，紫草1钱。

《贵州省中医验方秘方（第二册 上卷）》

主治：风湿痿痹，半身不遂。

处方：麻黄2钱，北细辛1钱，生黄芪3钱，枯黄芩4钱，独活4钱，羌活4钱，威灵仙5钱，元支4钱，洋支4钱，木瓜5钱，生附子2钱，白术3钱，牛膝引。

用法：水煎服。

《贵州省中医验方秘方（第二册 上卷）》

主治：面瘫，嘴歪。

处方：黄鳝鱼血适量。

用法：搽歪处。

《贵州省中医验方秘方（第二册 上卷）》

主治：风瘫。

处方：九龙藤（豆科植物龙须藤）根、黄葛根各16g，三角风（五加科植物常春藤）31g，香樟皮25g，消气丹（葡萄科植物岩爬藤）19g。

用法：水煎服，每日1剂，分3次服。

《贵州民间方药集》

主治：风瘫。

处方：风骚蛇（乌梢蛇）63g，桐子寄生、钩藤根各31g。

用法：用菜油将蛇炸酥，加入各药同炖。1次服完。

《贵州民间方药集》

主治：风瘫。

处方：枫香寄生、杉寄生、桑寄生、油桐寄生、常春藤各16g。

用法：上药泡酒1000mL。每日早晚各服16mL，又用上药煎水常洗患处。

《贵州民间方药集》

主治：风瘫。

处方：小刺桑（桑科植物小刺桑）根 63 g，良姜、九点梅（唇形科植物 12 槐花）根、追风伞（报春花科植物伞叶排草）、大四块瓦（报春花科植物重楼排草）、毛青杠（资金牛科植物毛茎紫金牛）各 31 g，蟑螂（去头、脚、翅）2 个。

用法：上药泡酒 1000 mL。1 日服 2～3 次，每次 16 g。

《贵州民间方药集》

主治：风瘫。

处方：骨碎补、台乌、大血藤（大血藤科植物大血藤）、血飞（芸香科植物飞龙掌血）舒筋（萝藦科植物杠柳）、活血（唇形科植物散血草）、老鹳草、黄龙须（桑科植物黄葛）各 16 g，龙骨、虎骨、狗骨、牛膝、肉苁蓉各 10 g，川乌、草乌各 3 个。

用法：上药泡酒 1000 mL。1 日服 2～3 次，每次 16 g。

《贵州民间方药集》

主治：风瘫。

处方：八月瓜（木通科植物白木通）125 g，猪蹄 1 只（250 g）。

用法：炖烂，1 次服完，多剂有效。

《贵州民间方药集》

主治：风瘫。

处方：刺老苞（五加科植物楤木）根、红禾麻根、毛青杠、血飞、五香血藤、岩爬藤、八角风、铁筷子、仙桃草、佛顶珠、香樟皮、杠柳、草乌、八爪金龙、枫香果、桑寄生各 3 g，东莨菪、闹羊花（杜鹃花科植物黄杜鹃）根各 0.3 g，常春藤 10 g，麻布袋、山乌龟各 1.6 g。

用法：上药泡酒 1000 mL。1 日服 2 次，每次 16 g。多剂有效，又内服外搽，治重伤不起。

《贵州民间方药集》

主治：风瘫。

处方：九斯马（紫金牛科植物大叶紫金牛）根 31 g，油麻血藤 19 g，行杠（姜科植物山姜）、座杆（姜科植物良姜）、乌药各 16 g，追风伞 22 g。

用法：水煎服，每日 1 剂，分 3 次服，也可泡酒常服。

《贵州民间方药集》

主治：中风手抖颤。

处方：石韦、羊奶根各 16 g，钩藤根 19 g，葛根 10 g。

用法：水煎或泡酒内服。

《贵州民间方药集》

主治：中风。

处方：大风藤（防己科植物青藤）根、八爪金龙各 3 g。

用法：分别研末。开水先吞服大风藤粉，隔 10 分钟，再服八爪金龙粉，1 日 2 次。

《贵州民间方药集》

主治：中风。

处方：大夜关门根、追风伞各 31 g，野棉花根 10 g，苍耳子根、半枫荷（五加科植物半枫荷）根各 16 g。

用法：水煎服，酒为引，每日 1 剂，分 3 次服。

《贵州民间方药集》

主治：中风或脑震荡。

处方：葛根、豨莶草、贯众各 16 g，玉竹 19 g，黄芪、丹参、赤芍、川芎、桃仁、红花各 10 g，八角枫 1.6 g，钩藤 3 g。

用法：水煎服，每日 1 剂，分 3 次服。

《贵州民间方药集》

主治：防治中风。

处方：黄芪 2 斤，枸杞 12 两，天麻 12 两，枇杷叶 6 两，防风 3 两，玉竹 2 斤，天冬 8 两，桂圆肉 8 两。

用法：熬膏服之。

《中医秘方验方汇编（第一集）》

主治：中风不语，口眼歪斜。

处方：天麻 5 钱，白芷 5 钱，沉香 1 钱，苏叶 4 钱，青皮 3 钱，木瓜 4 钱，白术 4 钱，台乌 5 钱，甘草 2 钱（小儿酌减）。

用法：水煎服。若无沉香可加广香 4 钱代。轻者服 1 ~ 2 剂，重者服 5 ~ 6 剂。

《贵州省中医验方秘方（第二册 上卷）》

主治：预防中风方，凡老年人气体衰弱，中指麻木，三年内必有中风之患，可常服下方：

处方：黄芪 5 钱，杭菊 3 钱，桂枝 3 钱，独活 3 钱，防风 3 钱，生姜 4 钱，大枣 5 个。

用法：水煎服。

《安顺市中医，民间医，民族医秘方验方（第一集）》

主治：左边麻木不仁（风痹）。

处方：桂枝 3 钱，杭菊 3 钱，炙甘草 2 钱，桔梗 2 钱，防风 2 钱，生姜 3 片，大枣 3 枚，台乌 5 钱，羌活 1 钱半。

用法：水煎服，禁生冷。

《安顺市中医，民间医，民族医秘方验方（第一集）》

主治：下肢麻酸瘫痪。

处方：（1）外洗方：大风艾、钩藤、角螺风、牛耳风、五指风、红蓖麻蕻、红枫沙木蕻、退骨木、入骨子颤、地贡草茹、走马风、鸡爪风、葱头、榕木叶各等量适量。

（2）内服方：归身 5 钱，北黄芪 5 钱，防风 2 钱，独活 3 钱，羌活 3 钱，防党 5 钱，白术 5 钱，炙甘草 5 钱，鳖甲 5 钱，熟附 1 钱，桂枝 1 钱，川仲 4 钱。

（3）配合针灸：取穴：阳陵泉、阴陵泉、商丘、承山、环跳、风市、昆仑。

用法：（1）方以适量水煲浓，日洗患部 2 次。

（2）方以净水 3 碗，煎取 1 碗半，分 3 次服，每隔 4 小时服 1 次。

（3）方在外洗和服药期间，每天配合针灸治疗 1 ~ 2 次，均用补法针刺。

《广西中医验方选集》

主治：风湿、两足瘫痪或麻痹，不能行动，并治胃痛、消化不良。

处方：五爪风叶、凤尾草、攀墙蕨各等份。

用法：晒干，各取 3 钱水煎作茶饮；同时三味等份研细末，每日以 4 ~ 5 钱蒸猪肉或牛肉食。

《广西中医验方选集》

主治：中风后，半身不遂，肢体瘫痪，麻木不仁，举动困难。

处方：鲮鱼 2 条（去肠杂），香信 1 两。

用法：上 2 味不要盐油（略加盐油亦可），加水，文火煎 3 小时，去骨，肉与香信和汤随量服食，每日服食 1 ~ 2 次。半个月可愈。

《广西中医验方选集》

主治：半边手足麻痹。

处方：白芍 8 钱，桑寄生 5 钱，山羊角 3 钱（家畜羊角亦可），甘草 3 钱。

用法：用水 3 碗，先煎山羊角至 2 碗，纳诸药煎取 1 碗，1 日分 2 次服。

《广西中医验方选集》

主治：中风（神昏卒倒，四肢抽搐，口流涎沫，身青黑）。

处方：金锁匙 5 钱，黑墨草 1 钱半，蛇胆陈皮 2 分。

用法：前 2 味用水煎后，冲蛇胆陈皮末服。

《广西中医验方秘方汇集》

主治：中风（卒倒不省人事，痰涎壅塞，喉间作响）。

处方：牛黄 4 厘，白矾 4 分，薄荷 1 钱半。

用法：共研成粉末，用开水冲服。

《广西中医验方秘方汇集》

主治：中风昏迷，手足冰冷，四肢麻木，不能举动。

处方：麻黄、附子、肉桂、炮姜、党参、黄芪、白术、木瓜各 3 钱，细辛、独活、羌活、秦艽、川乌、杜仲、牛膝、防风各 2 钱，当归 5 钱，甘草 1 钱 5 分。

用法：水煎服。

《广西中医验方选集（第二集）》

麻木卷

主治：全身麻木。

处方：花椒1两。

用法：水煎服，日1剂。

说明：晚上把药煎成，夜露1宿，第二天早上温服。

《土单验方中草药汇编》

主治：产后麻木。

处方：当归1两，炙黄芪1两，木瓜1两，白木耳4两，薏苡仁1两，防己5钱，钩藤5钱。

用法：共为末成蜜丸，每丸2钱5分，每早晚各服1丸，开水送下。

《山西妇科验方》

主治：产后四肢麻木。

处方：木耳2两，荆芥穗、防风、僵蚕、川厚朴、甘草各2钱，黄豆（每岁用1粒）。

用法：将黄豆和药共1处，捣极细末，炼蜜为丸。

《山西妇科验方》

主治：手足麻木。

处方：艾叶1斤。

用法：煎水熏洗。

《土单验方中草药汇编》

主治：专治手足不仁，骨骺麻木疼痛。

处方：制香木鳖2两，制穿山甲2两（已禁用），川椒1两。

用法：共为细末，每服7分，用好陈酒量饮，五更送下，醉。盖取汗，服至痛处更痛，麻处更麻，头眩背汗，昏沉四五刻即定，定即痊愈。如服后不觉痛麻，必要再服，服至知觉方止。

《验方类编》

主治：抽搐麻木。

处方：黑木耳4两，当归2钱，羌活2钱，独活2钱，钩藤2钱。

用法：共为细末，每服2钱，黄酒送服。

《山西省中医验方秘方汇集》

主治：手足麻木抽风。

处方：木耳 1 两（白的更好），红糖 5 分，蜂蜜 1 两。

用法：共放碗内蒸熟，取出分 3 日白水送服。

《山西省中医验方秘方汇集》

主治：四肢麻木抽搐。

处方：当归 1 两，焦术 5 钱，川牛膝 8 钱，杜仲 6 钱，破故纸 3 钱，朱砂 7 分，柴胡 2 钱，独活 3 钱，蘑菇、乱麻 1 团烧灰为引。

用法：水煎服，1 日 2 次。

《山西省中医验方秘方汇集（第三辑）》

主治：四肢麻木。

处方：用新砖上火炉烤热醋浸，再用艾叶盖上，手麻托手心，足麻托足心。

用法：热熨。

《山西省中医验方秘方汇集（第三辑）》

主治：产后手足麻木。

处方：黑木耳 10 两，川牛膝 4 两，炙黄芪 2 钱半，炒山药 2 钱半，广陈皮 2 钱，广木香 1 钱，肉桂 1 钱，云苓 2 钱，熟地 1 钱半，桑寄生 2 钱，当归 2 钱，苍术 1 两，川芎 1 钱，杜仲炭 1 钱半，炙甘草 1 两，木瓜 1 两。

用法：共为细末，或散或丸每服钱半，早晚各 1 次。

《山西省中医验方秘方汇集》

主治：妇女肢体麻木及掣搐。

处方：南木耳 5 两，肉桂 1 钱半，广砂仁 1 钱半，当归 2 钱，炮姜 1 钱，川牛膝 2 钱，炒杜仲 2 钱，制附子 1 钱半，炒白术 1 钱半，核桃仁 5 两。

用法：共为细末，以核桃仁糊丸。黄酒送服，6 日服完。

《山西省中医验方秘方汇集》

主治：产后麻木痉挛。

处方：当归 3 钱，川芎 2 钱，黑杜仲 3 钱，钩藤 2 钱，明天麻 2 钱，川牛膝 1 钱半，白木耳 1 两。

用法：水煎温服。

《山西妇科验方》

主治：妇女身体麻木或四肢抽搐。

处方：白木耳 2 两，黑木耳 2 两，龙眼肉 4 两。

用法：先将两种木耳研末，并将龙眼肉捣烂，再合捣为丸。每日早晚各服 3 钱，用黄酒送下。

《山西妇科验方》

主治：手足麻木，腰痹酸痛。

处方：川芎 4 两，五灵脂 4 两，威灵仙 5 钱。

用法：共研细末，以黄酒为丸如梧子大，每服 7～9 丸用淡盐汤送服。

《群众献方（第 2 辑）》

主治：四肢麻木。

处方：全当归 6 钱，炒枣仁 4 钱，茯神 4 钱，明天麻 3 钱为引，生黄芪 5 钱，汉防己 4 钱，川续断 3 钱，木耳 2 钱，钩藤 4 钱，鲜桑枝 3 条（如笔管粗者）。

用法：先将木耳煎汤，再用木耳汤煎上药，每剂分 2 次服。

《山东中医验方集锦》

主治：四肢麻木。

处方：紫薇 3 钱，天冬 3 钱，百合 3 钱，黄芩 3 钱，黄连 3 钱，龙胆草 3 钱，萆薢 3 钱，天花粉 3 钱，牛膝 3 钱，白蒺藜 3 钱，杜仲 3 钱，白芍 3 钱，甘草 3 钱。

用法：水煎服。

《山东中医验方集锦》

主治：手足麻木不能伸。

处方：钩藤 2 钱，川木瓜 3 钱，柴胡 2 钱，桂枝 3 钱，台参 2 钱，白术 2 钱，云苓 2 钱，桃仁 2 钱，红花 1 钱 5 分，当归 3 钱，川芎 3 钱，丹参 1 钱，熟地 4 钱，炙甘草 1 钱。

用法：水煎服。

《山东省中医验方汇编（第二辑）》

主治：手足麻木、发胀，有时不知痛痒。

处方：白花子 6 钱，麻黄 2 钱，防风 2 钱，附子 3 钱，广木香 2 钱，栀子 2 钱，透骨草 4 钱。

用法：共为细末，以乳水调抹。

《祁州中医验方集锦（第一辑）》

主治：麻木。

处方：白木耳 1 两，丁香 5 分，没药 7 分，乳香 7 分，归身 1 钱，天麻 1 钱。

用法：水煎服。

《宁夏中医验方集锦（第一辑）》

主治：手足麻木。

处方：黄芪 1 两，葛根 1 两，荆芥穗 3 钱，防风 3 钱。

用法：水煎洗。

《宁夏中医验方集锦（第一辑）》

主治：筋骨麻木，两腿痛。

处方：茜草 4 两。

用法：以白酒泡 7 天后服，每天服 2 次，每次 3 钱。

《宁夏中医验方集锦（第一辑）》

主治：麻木不仁，抽搐病。

处方：木耳 4 两，党参 2 两，白术 1 两，茯苓 1 两，当归 2 两，川芎 1 两，白芍 5 钱，双丁 5 钱，防风 3 钱，杜仲 1 两，羌活 5 钱，黄柏 3 钱（酒炒），木瓜 5 钱，牛膝 2 钱。

用法：共为细末，炼蜜为丸，每丸 3 钱，早晚黄酒送服 1 丸。

《宁夏中医验方集锦（第一辑）》

主治：手足麻木，骨节痛，关节不仁，手指足趾抽搐，或行步艰难，坐立不安，全身痿弱等症。

处方：黄芪、白芍、桂枝各 3 钱，生姜 6～8 钱，红枣 5 枚。

用法：水煎服。

《名老中医经验汇编》

主治：手足麻木不仁，周身经络疼痛。

处方：过江龙（去叶）5 两，八仙草 2 两，全当归 3 钱，牛膝 5 钱。

用法：以酒 10 斤和药装入罐内，封紧，置水中煮 1 炷香，露 1 夜去火毒，再取酒炖热随量服。

《锦方选集（草药部）》

主治：手足麻木。

处方：黑木耳 1 两，蜂蜜 1 两，红糖 5 钱。

用法：上药分为 3 分，每日用 1 分，用时将木耳洗净放碗内，将蜂蜜、红糖拌于木耳内，放锅内蒸熟食之。以上分量，三日内食完。

《中医验方汇编（第一集）》

主治：下肢麻木。

处方：食盐 1 两，生姜 5 两。

用法：2 味同捣烂如泥，按穴位外敷。取穴：足三里、阴陵泉、阳陵泉。

《中医验方汇编（第一集）》

主治：四肢麻木（乌头粥）。

处方：生乌头粉末 4 钱，生姜汁 1 匙，蜂蜜 3 匙，粳米 2 合。

加减：中湿者加薏苡仁 3 钱，风寒者加秦艽 1 钱半与米同煮。

用法：粳米与乌头粉末以砂锅煮成稀粥，后入姜汁、蜂蜜，搅匀。空腹温食，食后胃中灼热，但为时不久，即可自消。若食后出现过敏反应，胃热难忍，用绿豆汤解之。

原注：邓遵三老先生年已古稀，有 50 年的行医史，有丰富的临床经验。关于乌头粥治疗麻木症，强调食后 1 年，严戒夫妇性生活。并举 1 例（犯禁忌后死亡案例），作为证明。中医

学服药禁忌，需深入研究，寻找理论依据。

《中医验方汇选：内科.2版》

主治：麻脚瘟（全身麻木）。
处方：青竹兰（树像竹子，没有叶），小胖草各等份。
用法：煮白豆腐吃。

《中医秘验方集（第二集）》

主治：四肢麻木，随时发作，伸不开手脚，走不得路，心神恍惚者主之。
处方：家麻1大片，瓦针1块，清洁水1杯，千脚泥1把。
用法：先用清洁水拍打患者双手腿弯，后用瓦针刺，待出血，用家麻擦拭，使其黏着血液，再在火上烘干，烧灰存性放入碗内，冲入千脚泥水，拌和之，待其澄清，取澄清水服下。

《中医秘验方集（第二集）》

主治：肢体麻木。
处方：土牛膝1两5钱。
用法：猪肉半斤同煮吃。1次吃完，吃后盖被睡，取汗。
禁忌：酸、冷，年老、体弱者慎用，孕妇禁用。

《中医秘验方集（第二集）》

主治：手足麻木。
处方：五麻汤、升麻、园麻根、红禾麻根、火麻根、绿禾麻各10g。
用法：水煎服，酒为引，每日1剂，分3次服。

《贵州民间方药集》

主治：手足麻木不仁。
处方：黑木耳3钱，防风1钱，川椒1钱，独活3钱，荆芥2钱，细辛1钱5分，桔梗1钱。
用法：水煎空腹服。

《包头市中医验方集锦（第二辑）》

主治：手足冷麻（并有微痛）。
处方：血筋草（需红茎的方可），叶子烟、大豆架、一朵云。
用法：用血筋草（多少均可）与叶子烟3匹，洗患处。再以大豆架，一朵云（多少均可，等量），水煎服。

《贵州省中医验方秘方（第二册 上卷）》

主治：四肢麻木，关节疼痛。
处方：红浮萍、大蒜根各5钱。
用法：煎水，趁热熏洗。

《锦方选集·内科（第3册）》

主治：手指麻木，肘臂游走疼痛。

处方：桂枝、白芍、木瓜各 3 钱，黄芪、当归、生姜各 4 钱。

用法：水煎服。

《锦方选集·内科（第 3 册）》

主治：妇女半身麻木症。

处方：茅苍术 2 钱，生黄芪 1 两半，乌药 3 钱，全蝎 1 钱，秦艽 3 钱，川牛膝 4 钱，杜仲炭 5 钱，独活 3 钱，引用黄酒 2 两，白酒半两。

用法：水煎服。

《山西妇科验方》

主治：妇人麻木筋骨疼痛。

处方：枸杞 4 两，白苣子 4 两，黑杜仲 2 两，南木耳半斤，川牛膝 2 两。

用法：共研细末，炼蜜为丸，每丸 4 钱，黄酒送下，早晚各 1 丸。

《山西妇科验方》

主治：四肢麻痹。

处方：桑枝 2 斤。

用法：煎熬去渣，加冰糖 1 斤收膏。每早服半调羹，开水送下。

《中医秘方验方汇编（第二集）》

头风卷

主治：左偏头风。

处方：当归1两，川芎1两，辛夷1钱半，细辛1钱，荆子2钱，甘草2钱，沙参5钱。

用法：水煎服。

《中医秘方验方集锦（第三期）》

主治：偏头风。

处方：北沙参2两，苍耳子2两，川芎4钱，荆芥穗3钱。

用法：水煎服。

《中医秘方验方集锦（第三期）》

主治：偏头风。

处方：苍耳子4两，川芎4两，荆子4钱。

用法：水煎服。

《中医秘方验方集锦（第三期）》

主治：奇效偏头风。

处方：川羌活3钱，当归3钱，生地2钱，川芎2钱，防风2钱，白芍2钱，荆芥1钱半，白芷1钱半，桔梗2钱，甘草2钱。

用法：水煎服。

《中医验方粹选》

主治：偏正头风。

处方：蚕沙1两，当归5钱，川芎5钱，僵蚕3钱，生南星4钱，荆芥3钱，防风3钱，苍术4钱，生黄芪5钱，透骨草4钱。

用法：水煎后，兑入白酒4两，取蒸气熏蒸患处。

《中医验方粹选》

主治：偏头痛，疼痛达到颜面眼睛部位。

处方：牛蒡子4钱，生石膏1两。

用法：共研末，1日分3次服用。

《常见病验方选编》

主治：痰热偏头痛。

处方：牛蒡子 4 两，瓜蒌 1 个。
用法：共研末，每服 1 钱，酒冲服。

《常见病验方选编》

主治：偏头痛。
处方：荆芥 4 钱，黑豆 3 钱，生姜 1 片。
用法：水煎服。

《常见病验方选编》

主治：偏头痛。
处方：白芷 5 钱～1 两，冰片 5 钱，将二药共研细面。
用法：疼痛时用鼻闻。

《常见病验方选编》

主治：偏头痛。
处方：黄连、花椒各等份，捣为细末。
用法：放入玻璃瓶中，勿漏气。左边疼吹入右鼻孔；右边疼吹入左鼻孔。

《常见病验方选编》

主治：头痛。
处方：蔓荆子 1 钱，川芎 5 钱，白芷 1 钱，甘草 1 钱，半夏 1 钱，细辛 1 钱。
用法：水煎服。

《常见病验方选编》

主治：头痛连及两太阳穴。
处方：夏枯草 5 钱，香附 5 钱，甘草 1 钱。
用法：水煎服。

《常见病验方选编》

主治：偏头痛。
处方：吴茱萸 3 钱，黄柏（盐水炒）3 钱。
用法：水煎服。

《常见病验方选编》

主治：偏头痛、牙痛、一切神经痛。
处方：细辛 3 钱，花椒 4 钱，白芷 3 钱，梅片 1 钱，蒸馏水 3 两。
用法：水煎后备外用。

《云南中医验方（第二辑）》

主治：神经性头痛、偏头痛。
处方：白马骨 5 钱～1 两，白茅根 5 钱～1 两，鸡蛋 2 只。

用法：水煎服，服药水及蛋，每日1剂。

《梧州地区献方集》

主治：前额头痛。
处方：土白芷3钱，土木通3钱，葛根3钱，土苍术根3钱，救必应2钱。
用法：水煎服，每日1剂。

《梧州地区献方集》

主治：顽固神经性头痛。
处方：青黛适量。
用法：少许吹入鼻孔，偏头痛吹一侧，正头痛吹二侧。

《常见疾病中医验方汇编》

主治：风热头痛。
处方：白芷适量。
用法：研粉，用白酒调成糊状，贴于两侧太阳穴处，1小时后揭去。

《常见疾病中医验方汇编》

主治：偏正头痛，时发时止，诸方不效者。
处方：生川乌1两，蜂蜜2两，生黄芪2两，防风1两，野红花根4两，大血藤4两。
用法：先将川乌、蜂蜜同煎3小时，尝药以不麻口为度，再加白酒1/3、水2/3，合煎服。

《祖国医学采风录 秘方 验方 单方（第一辑）》

主治：头风痛，经久不愈，常发晕倒，属气虚者。
处方：土明参5两，素鸡头4两，一面罗4两。
用法：炖嫩母鸡，少加黄酒。

《祖国医学采风录 秘方 验方 单方（第一辑）》

主治：头部两额角，疼痛难忍者。
处方：箭杆风4钱，兔耳风4钱，南风藤4钱，大血藤4钱，小血藤4钱，柳树细根4钱，老鹳草4钱，鸡矢藤4钱，铁线草4钱。
用法：泡高粱酒常服。

《祖国医学采风录 秘方 验方 单方（第一辑）》

主治：头痛如裂。
处方：当归2两，鹿衔草2两，藁本1两。
用法：煎浓汁，加老黄酒为引服之。

《祖国医学采风录 秘方 验方 单方（第一辑）》

主治：肝火上升，头胀痛欲裂，痛不可忍。
处方：生大黄4两，夏枯草半斤，川牛膝2两，芭蕉根4两。

用法：煎浓汁，顿服，取大便通畅立效。

《祖国医学采风录 秘方 验方 单方（第一辑）》

主治：经常头痛，眼花耳鸣，属气血虚者。
处方：黄芪1两，当归5钱，川芎5钱，素鸡头3两。
用法：炖母鸡服。

《祖国医学采风录 秘方 验方 单方（第一辑）》

主治：偏头痛，累年不愈者。
处方：白茨根4两，野红花根4两，柳树细根4两，水蜡烛根4两，素鸡头4两，槐树根皮4两。
用法：炖羊头服。

《祖国医学采风录 秘方 验方 单方（第一辑）》

主治：血虚头痛。
处方：荆芥穗、当归、川芎、白芍、生地适量。
用法：水煎服。

《祖国医学采风录 秘方 验方 单方（第一辑）》

主治：虚性头痛。
处方：当归、川芎、白芍、生地、砂仁、枣仁、菊花、明天麻、蔓荆子、白芷。
用法：水煎服。

《祖国医学采风录 秘方 验方 单方（第一辑）》

主治：左侧头痛跳动，甚则不能站立。
处方：当归4钱，白芍4钱，柴胡1钱半，茯苓3钱，白术3钱，甘草1钱，前胡5钱，川芎1钱。
用法：水煎服。

《祖国医学采风录 秘方 验方 单方（第一辑）》

主治：风热头痛。
处方：川芎、石膏、白芷、菊花、连翘、防风、荆芥穗、藁本、苍术、羌活、薄荷、甘草适量。
用法：水煎服。

《祖国医学采风录 秘方 验方 单方（第一辑）》

主治：头风病，不分头部全部或部分疼痛。
处方：乌梅5钱，白芷5钱。
用法：上药用炭烧取药烟，使用纸筒放入头痛者耳朵里，每次熏半小时。

《祖国医学采风录 秘方 验方 单方（第一辑）》

主治：脑鸣。

处方：土茯苓 2 两，猪头肉。

用法：内服，忌茶 10 天。

《祖国医学采风录 秘方 验方 单方（第一辑）》

主治：经常头痛、步态不稳，脉弦。

处方：老鹳膏 1 两，狗脊片 1 斤，杜仲 2 斤，鲜夏枯草 3 斤，鲜益母草 3 斤，鲜红牛膝 2 斤。

用法：上药浓缩成 50 两，每日服 1 两，晨夕分服。

《祖国医学采风录 秘方 验方 单方（第一辑）》

主治：贫血头痛。

处方：五味子 5 钱。

用法：捣碎开水送下。

《山西省中医验方秘方汇集》

主治：偏头痛。

处方：苍耳子 3 钱。

用法：水煎温服。

《山西省中医验方秘方汇集》

主治：头痛。

处方：荆芥 3 钱，川芎 3 钱，白芷 3 钱。

用法：共为细末，每服 3 钱，茶水送服。

《山西省中医验方秘方汇集》

主治：头痛。

处方：莲花叶 5 钱。

用法：以水煎服之，或为面以水送服 3 钱。可加入其他药物同服。

《山西省中医验方秘方汇集》

主治：慢性头痛。

处方：砂仁 1 钱，生熟地各 3 钱（同捣），生山药 4 钱，山萸肉 3 钱，云苓块 3 钱，泽泻片 2 钱，粉丹皮 2 钱，川芎 2 钱，知母 3 钱，何首乌 4 钱，沙苑子 3 钱，生白果 3 钱（碎）。

用法：水煎服。

加减法：头不疼去川芎、知母；头不晕去何首乌、沙苑子。

《山西省中医验方秘方汇集》

主治：眉骨疼和偏头痛，日有定时者。

处方：羌活 2 钱，防风 3 钱，黄芩 1 钱半，甘草 1 钱半。

用法：在痛前 2 小时，水煎服。

《山西省中医验方秘方汇集》

主治：偏头风。
处方：明天麻 1 钱，川芎 2 钱。
用法：共为细末，以蜜 5 钱为丸，分 2 次服。

《山西省中医验方秘方汇集》

主治：偏头痛。
处方：甘松 2 钱，山奈 3 钱，白芷 3 钱，细辛 1 钱，川芎 1 两，藁本 3 钱，防风 2 钱，荆芥 2 钱（炒），甘草 1 钱，葱白 3 段。
用法：水煎服。

《山西省中医验方秘方汇集》

主治：慢性头痛。
处方：牛膝 2 钱，玄参 2 钱，滑石 2 钱，黄芩 3 钱，甘草 2 钱。
用法：水煎服。

《山西省中医验方秘方汇集》

主治：神经性头痛。
处方：熟枣仁 1 两，桂圆肉 5 钱，熟地 5 钱，生牡蛎 3 钱，石决明 3 钱，枸杞 3 钱，僵蚕 3 钱，大蜈蚣 2 条，天麻 1 钱，全蝎 2 钱，炙甘草 3 钱。
用法：水煎，温服。

《山东中医验方集锦》

主治：头晕。
处方：苍耳子适量。
用法：阴干后研末，每服 2 钱，黄酒送服。

《山东中医验方集锦》

主治：头痛。
处方：远志肉适量。
用法：研末吹入鼻中。

《群众献方（第 1 辑）》

主治：雷风头痛。
处方：川芎、白芷、防风、羌活、天麻、甘菊、薄荷、甘草适量。
用法：水煎内服。

《群众献方（第 1 辑）》

主治：肝气上逆偏头痛。

处方：远志肉适量。

用法：川楝子中的仁3～4粒打黏放膏中贴两太阳穴。

《群众献方（第1辑）》

主治：偏正头风。

处方：白槿花3分。

用法：丝绵包好塞鼻中，男左女右。

《群众献方（第1辑）》

主治：头风。

处方：万年青根、削尖蘸朱砂。

用法：塞鼻孔，左痛塞右，右痛塞左，两边痛者齐塞。

《群众献方（第1辑）》

主治：头风目盲。

处方：野苋菜适量。

用法：煎汤外熏双目。

《群众献方（第1辑）》

主治：神经性头痛。

处方：吴茱萸3钱，蔓荆子2钱，当归3钱，川芎3钱，桂枝2钱，白芍3钱，细辛1钱，白芷3钱，大枣4枚。

用法：水煎服。

《青海中医验方汇编》

主治：偏头痛。

处方：细辛1钱，防风3钱，白芷3钱，白芍2钱，蔓荆子2钱，羌活2钱，川芎3钱，吴茱萸2钱，炙甘草1钱，藁本2钱。

用法：水煎服。

《青海中医验方汇编》

主治：偏头痛眩晕者。

处方：(蔓荆子汤)蔓荆子3钱，白芷3钱，细辛1钱，藁本2钱，羌活2钱，法半夏2钱，川芎3钱，炙甘草1钱，防风2钱。

用法：水煎服。

《中藏医内科验方汇编》

主治：偏头痛耳鸣者。

处方：(加味左归饮)酒生地3钱，山萸肉3钱，淮山药2钱，茯苓3钱，苁蓉2钱，细辛1钱，川芎2钱，炙甘草2钱，枸杞2钱。

用法：水煎服。

《中藏医内科验方汇编》

主治：头疼痛和膝肿不能行走。
处方：豨莶草1斤，天南星4钱，半夏4钱，当归4钱，天麻3两，大芜3两，川芎3两。
用法：共为细末，炼蜜为丸，每重3钱，每服1丸。

《祁州中医验方集锦（第一辑）》

主治：终年头痛。
处方：苍耳子5钱。
用法：炒黄，水煎当茶饮。

《祁州中医验方集锦（第一辑）》

主治：肝阳上亢、头痛眩晕、牙痛。
处方：生龙骨5钱，生牡蛎5钱，生杭芍3钱，代赭石5钱，炙旋覆花2钱，怀牛膝3钱，元参3钱，大生地5钱，川柏3钱，双钩3钱。
用法：水煎服。

《祁州中医验方集锦（第一辑）》

主治：偏正头痛。
处方：辛夷、升麻、栀子、荆子各3钱。
用法：水煎服。

《祁州中医验方集锦（第一辑）》

主治：伤寒头痛。
处方：吴茱萸1钱，桂枝1钱，白附子1钱。
用法：水煎服。

《祁州中医验方集锦（第一辑）》

主治：上火头痛。
处方：银花3钱，菊花2钱，生地2钱，石膏3钱，地骨皮3钱，薄荷2钱，川军1钱。
用法：水煎服。

《祁州中医验方集锦（第一辑）》

主治：头痛。
处方：晚蚕沙3钱，川芎3钱，天虫（按几岁用几个）。
用法：水煮熏蒸局部。

《祁州中医验方集锦（第一辑）》

主治：偏头痛。
处方：荜茇1钱，梅片1钱。

用法：为末，塞入痛侧鼻孔。

《祁州中医验方集锦（第一辑）》

主治：眉棱骨痛。

处方：川羌2钱，防风1钱半，甘草1钱，白蒺藜2钱，甘菊2钱，半夏2钱，酒芩4钱，荆子1钱半，川乌1钱半。

用法：水煎服。

《祁州中医验方集锦（第一辑）》

主治：肾亏头痛，晕眩，眼光闪闪。

处方：大熟地8钱，山萸肉3钱，山药3钱，大云3钱，枸杞2钱，细辛1钱，明天麻1钱半，云苓3钱，金银藤3钱，辛夷2钱，磁石3钱。

用法：水煎服。

《祁州中医验方集锦（第一辑）》

主治：头痛如劈。

处方：生石膏1两，知母3钱，桔梗3钱，广陈皮3钱，白芷3钱，绿豆衣（绿豆亦可）5钱。

用法：水煎服。

《祁州中医验方集锦（第一辑）》

主治：中暑高热头痛。

处方：生石膏4钱，薄荷2钱，连翘3钱，银花3钱，黄芩3钱，鲜荷叶5钱，广陈皮3钱，竹茹2钱。

用法：水煎服。

《祁州中医验方集锦（第一辑）》

主治：头痛。

处方：当归2钱，川芎2钱，白芷2钱，细辛8分，羌活2钱，独活2钱，防风2钱，菊花2钱，荆子2钱，毛术2钱，寸冬2钱，黄芩3钱，甘草1钱，生姜3片。

用法：水煎服。

《祁州中医验方集锦（第一辑）》

主治：头痛。

处方：黑乌豆半升，蚕沙5钱。

用法：水煮熏患处。

《祁州中医验方集锦（第一辑）》

主治：一切头痛。

处方：川军8两（炒到起黄烟为度），川芎4两，辽细辛2两半。

用法：共为细面，炼蜜为丸，如绿豆大。每服 3 钱，白水送下。

《祁州中医验方集锦（第一辑）》

主治：神经衰弱，头痛（左脉微弱而无力者）。

处方：杭白芍 8 钱，黄芩 4 钱，当归 4 钱，柴胡 4 钱，香附 4 钱，远志 8 钱，茯神 2 钱半，丹参 6 钱。

用法：水煎服。

《祁州中医验方集锦（第一辑）》

主治：头痛。

处方：细辛、赤小豆、白丁香、苦丁香各等份，麝香、冰片少许。

用法：共研细末，吹入耳内。

《祁州中医验方集锦（第一辑）》

主治：头痛。

处方：川芎 4 钱，菊花 4 钱。

用法：泡水作茶饮。

《宁夏中医验方集锦（第一辑）》

主治：偏头痛。

处方：麝香适量。

用法：以新棉花包好，左痛注右鼻，右痛注左鼻，全头痛双鼻齐注。

《宁夏中医验方集锦（第一辑）》

主治：头风及偏正头痛。

处方：桃叶适量。

用法：水煎服。

《宁夏中医验方集锦（第一辑）》

主治：贫血性脑神经痛。

处方：五味子 3 钱。

用法：研成细末，开水冲服。

《宁夏中医验方集锦（第一辑）》

主治：头痛。

处方：刀豆根 5 钱，黄酒 1 杯。

用法：水煎服。

《宁夏中医验方集锦（第一辑）》

主治：偏头痛。

处方：夏枯草 1 两，生香附 2 两，甘草 3 钱。

用法：水煎服。

《宁夏中医验方集锦（第一辑）》

主治：偏正头风。
处方：荞麦、醋适量。
用法：炒热熨烫头部。

《宁夏中医验方集锦（第一辑）》

主治：偏头痛。
处方：枸杞根1两。
用法：水煎服。

《宁夏中医验方集锦（第一辑）》

主治：顽固性神经性头痛。
处方：(追风散)防风2钱，荆芥穗2钱，川羌活1钱，川芎2钱，白芷1钱，煅石膏2钱，全虫1钱，僵蚕4钱，白附子1钱，天南星2钱，明天麻2钱，地龙1钱，草乌2钱，明雄半钱，明乳香半钱，生甘草2钱。
用法：共为细末，茶调，每服5分，1日3次。

《宁夏中医验方集锦（第一辑）》

主治：肾虚头痛。
处方：熟地4钱，山药3钱，茯苓3钱，枸杞3钱，肉苁蓉2钱，炙甘草2钱，细辛8分，川芎3钱。
用法：水煎服。

《宁夏中医验方集锦（第一辑）》

主治：头痛。
处方：白芷2两，川乌2两。
用法：研末，炼蜜成丸，每丸重1钱，每服1钱，临睡前服。

《宁夏中医验方集锦（第一辑）》

主治：偏头痛。
处方：鹅不食草2钱，川芎1钱半，青黛5分。
用法：共为细末，以少许吸入鼻内。左痛吸右，右痛吸左。

《宁夏中医验方集锦（第一辑）》

主治：偏头痛。
处方：麝香1分，梅片1分。
用法：共为细末，用蛇皮包好塞鼻孔1小时。左痛塞右，右痛塞左。

《宁夏中医验方集锦（第一辑）》

主治：老年人头痛。

处方：羊头1个，枸杞、天麻、党参、红枣各1两。

用法：共煮烂吃肉喝汤。

《宁夏中医验方集锦（第一辑）》

主治：鼻塞不通，偏正头痛。

处方：辛夷3钱，苍耳子3钱，僵蚕3钱，白芷2钱，川芎3钱，酒芩2钱，苍术3钱，生草2钱。

用法：水煎服。

《宁夏中医验方集锦（第一辑）》

主治：偏正头痛。

处方：川芎5钱，炙甘草1两半，柴胡7钱，酒芩1两，黄连1两，羌活1两，防风1两。

用法：共为细末，开水冲服。

《宁夏中医验方集锦（第一辑）》

主治：头痛。

处方：荆芥穗1钱半，升麻2钱，荷叶3钱，薄荷2钱半，苍耳子2钱，京子2钱，藁本3钱，石膏3钱，柴胡2钱，香附子3钱，杭菊3钱，夏枯草2钱，川芎3钱，白芷2钱，甘草1钱，细辛1钱。

用法：水煎服。

《宁夏中医验方集锦（第一辑）》

主治：头痛眩晕，经期骨节酸痛。

处方：当归3钱，制首乌3钱，沙苑子3钱，桑枝4钱，紫苏梗3钱，血丹参3钱，牛膝2钱，荆芥炭3钱，郁金2钱，小胡麻2钱，滁菊花2钱，煅石决明8钱，阿胶珠2钱。

用法：水煎服。

《宁夏中医验方集锦（第一辑）》

主治：头痛、腹痛、牙痛、关节痛。

处方：一枝蒿1两，广三七1钱半，冬虫叶1钱半。

用法：共为细末，每服7厘（成人量），日服2次。

《宁夏中医验方集锦（第一辑）》

主治：偏头痛。

处方：川羌活3钱，全当归3钱，大生地2钱，川芎2钱，防风2钱，杭白芍2钱，荆芥1钱半，杭白芷1钱半，桔梗2钱，甘草2钱。

用法：水煎服。

《中医验方粹选》

主治：头目眩晕。

处方：党参、菊花各 3 钱，夏枯草、生牡蛎、生石决明各 5 钱，青葙子、黄芩、白芍各 3 钱，薄荷 1 钱，生杜仲 5 钱，甘草 2 钱。

用法：水煎服。

《锦方选集·内科（第 3 册）》

主治：骨节疼痛，头风痛。

处方：破骨风 1 两。

用法：水煎，1 次服。

《锦方选集（草药部）》

主治：偏头痛。

处方：桑叶 3 钱，决明子 1 钱 5 分，川芎 8 分，枸杞子 3 钱，石决明 8 钱，白蒺藜 3 钱，杭芍 3 钱，白芍 1 钱 5 分，龙胆草 3 分。

用法：水煎服。

《中医秘方验方汇编（第一集）》

主治：头痛。

处方：荜茇 5 钱～1 两。

用法：研细末，每次取少许嗅鼻。左痛嗅右鼻，右痛嗅左鼻。

《中医秘方验方汇编（第一集）》

主治：风热头痛。

处方：大黄、朴硝等份。

用法：为末，用井底泥捏成饼。贴两侧太阳穴。

《中医秘方验方汇编（第一集）》

主治：偏正头痛。

处方：黄芩 1 钱，生军 3 分。

用法：和白酒酿 1 碗，炖热服之。

《中医秘方验方汇编（第一集）》

主治：头痛作响。

处方：茶籽适量。

用法：研细末，吹鼻中。

《中医秘方验方汇编（第一集）》

主治：头痛。

处方：蛇蜕、葱头 7 个，豆豉 4 钱。

用法：蛇蜕炙焦研细，葱、豆豉煎汤。蛇蜕每服 1 钱，以葱豆豉汤服 3～4 次。

《中医秘方验方汇编（第一集）》

主治：头痛。

处方：川芎 1 两，细辛 5 分，蔓荆子 2 钱，沙参 1 两。

用法：水煎，早晨加黄酒半碗调敷。

《中医秘方验方汇编（第一集）》

主治：半身不遂。

处方：生黄芪 4 两，桃仁 1 钱，红花 1 钱，赤芍 1 钱 2 分，当归 1 钱 5 分，地龙 1 钱，川芎 1 钱 2 分。

用法：水煎服。

《中医秘方验方汇编（第一集）》

主治：偏正头痛。

处方：香白芷 2 两 5 钱，川芎 1 两，生甘草 1 两，川乌头 1 两（炒成焦黄色）。

用法：研末，每服 1 钱，温开水送服。1 日 1 ~ 2 次，头痛时服。

《中医秘方验方汇编（第一集）》

主治：偏正头风及脑漏。

处方：川芎、白芷、细辛、藁本各等份。

用法：共研末，吹入鼻内，男左女右。

《中医秘方验方汇编（第二集）》

主治：头痛（充血性）。

处方：羚羊尖 4 分，石决明 4 钱，钩藤 3 钱，沙苑子 3 钱，白蒺藜 3 钱，冬桑叶 2 钱，淡黄芩 2 钱。

用法：水煎服。

《中医秘方验方汇编（第二集）》

主治：头风痛。

处方：白芷 3 钱，川芎 1 钱半。

用法：水煎服。

《中医秘方验方汇编（第二集）》

主治：鼻塞头痛。

处方：冰片 1 分，全蝎 1 只，大黄 5 分。

用法：头痛时左痛塞右，右痛塞左。满头痛时两边皆塞，用时以绢包药如黄豆大。

《中医秘方验方汇编（第二集）》

主治：头痛。

处方：蔓荆子 2 钱。

用法：水煎服。

《中医秘方验方汇编（第二集）》

主治：头痛病久不愈，有贫血症状者。

处方：柴胡3钱，杭白芍4钱，归身4钱，青龙齿1两，茯神3钱，明天麻2钱。

用法：水煎服。

《中医秘方验方汇编（第二集）》

主治：偏头痛。

处方：硫黄1钱，川椒皮3分。

用法：共研细末，塞痛边之鼻孔，出清涕可愈。

《中医秘方验方汇编（第二集）》

主治：阵发性偏头痛。

处方：向阳花、细辛、樟脑、急性子（即凤仙花子）各1钱。

用法：共研细末，将药末3分置于棉花中，左边头痛塞右鼻，右边头痛塞左鼻。

《中医秘方验方汇编（第二集）》

主治：头痛眩晕。

处方：胡桃肉4两、黑芝麻2两。

用法：上药入冰糖，同捣烂，以甜为度。每晨服1～2匙。

《中医秘方验方汇编（第二集）》

主治：头痛、偏头痛。

处方：全蝎适量。

用法：上药研末，以少许放在1小块胶布上，贴患侧太阳穴（满头痛贴2侧），隔3天换药1次，痊愈为止。

《江苏验方草药选编（上集）》

主治：头痛、偏头痛。

处方：制川乌、制草乌、生甘草各1钱，白芷、白僵蚕各3钱。

用法：上药研细末，每服1钱，每日3次，连服2～3日。

《江苏验方草药选编（上集）》

主治：左偏头风。

处方：当归、川芎各1两，辛夷1钱半，细辛1钱，荆子2钱，甘草2钱，沙参5钱。

用法：水煎服。

《中医秘方验方集锦（第三期）》

主治：偏头风。

处方：北沙参2两，苍耳子2两，川芎4钱，荆芥穗3钱。

用法：水煎服。
《中医秘方验方集锦（第三期）》

主治：偏头风。
处方：川芎 4 两，苍耳子 4 两，荆子 4 钱。
用法：水煎服。
《中医秘方验方集锦（第三期）》

主治：头眩晕。
处方：党参 3 钱，白术 2 钱，茯神 5 钱（朱砂为衣），甘草 1 钱 5 分，天麻 3 钱，全蝎 7 个，钩藤 3 钱，炒枣仁 3 钱，远志 1 钱 5 分，枳壳 2 钱。
用法：水煎，分 2 次服。
《湖北验方集锦（第一集）》

主治：眩晕。
处方：黄芪 1 两，天麻 3 钱。
用法：水煎，分 3 次服。
《湖北验方集锦（第一集）》

主治：眩晕。
处方：胎盘 1 个，天麻 4 两，蜜适量。
用法：胎盘焙干切片，和天麻研末炼蜜成丸。每日服 3 次，每次服 4 钱。
《湖北验方集锦（第一集）》

主治：虚劳头痛。
处方：鸽子肉、燕窝适量。
用法：共煎食。
《湖北验方集锦（第一集）》

主治：头痛。
处方：菊花、石膏、川芎各 3 钱。
用法：为末，1 日量，分 3 次酒调服。
《湖北验方集锦（第一集）》

主治：头痛。
处方：煅皂矾 6 钱，瓦松 1 两，冰片 5 分，月石 3 钱。
用法：共研末，头痛时吹鼻内，即流出黄涕而止痛。
《湖北验方集锦（第一集）》

主治：头痛。
处方：乌鸦 2 只，蜂蜜 2 两。

用法：杀死乌鸦，除去毛衣肠杂，投入蜂蜜加水炖热。一次吃完。

《湖北验方集锦（第一集）》

主治：头痛。

处方：山豆根 2 两。

用法：为末，以菜油调之，敷太阳穴。

《湖北验方集锦（第一集）》

主治：头痛。

处方：樟脑 1 钱，冰片 2 钱。

用法：将药置碗底，以火燃着，嗅其烟，左痛用左鼻嗅；反之亦然。

《湖北验方集锦（第一集）》

主治：血虚头眩。

处方：党参 3 钱，半夏 1 钱 5 分，白芍 3 钱，白术 3 钱，陈皮 3 钱，川芎 1 钱 5 分，天麻 3 钱，山萸肉 3 钱，熟地 3 钱。

用法：水煎服。

《湖北验方集锦（第一集）》

主治：头晕、头痛。

处方：臭梧桐叶半斤，鸡蛋 7 枚。

用法：去臭梧桐叶食蛋，1 ~ 2 次食完。

《湖北验方集锦（第一集）》

主治：头痛。

处方：川芎 3 钱，白芷 3 钱，生甘草 1 钱，制川乌 2 钱，钩藤 4 钱，当归 4 钱，女贞子 2 钱，蝉蜕 2 钱，酒 1 杯。

用法：水煎服每日 1 剂，3 次服。

《湖北验方集锦（第一集）》

主治：头痛、脑痛。

处方：川芎 1 两，细辛 5 分，蔓荆子 4 钱，山人参 3 钱，苍耳子 4 钱，石决明 4 钱。

用法：水煎服。

《湖北验方集锦（第一集）》

主治：偏头痛。

处方：白芷 1 钱 5 分，白芍 5 钱，炒芥子 1 钱，郁李仁 1 钱 5 分，川芎 2 钱，柴胡 1 钱，甘草 1 钱，香附子 1 钱 5 分。

用法：水煎服。

《湖北验方集锦（第一集）》

主治：偏头痛。

处方：大黄1钱，朴硝3分。

用法：共研末以井泥做成饼，贴两侧太阳穴。

《湖北验方集锦（第一集）》

主治：偏头痛。

处方：蓖麻子去壳，乳香研细，共捣为饼适量。

用法：贴太阳穴。

《湖北验方集锦（第一集）》

主治：偏头痛。

处方：枸杞4钱，生地5钱，熟地5钱，桑叶3钱，女贞子4钱，菊花3钱，明天麻3钱，蔓荆子3钱，白芷2钱。

用法：水煎服。

《湖北验方集锦（第一集）》

主治：偏头痛。

处方：荞麦面粉2两。

用法：将面炒热用布包，敷患处。

《湖北验方集锦（第一集）》

主治：偏头痛。

处方：桂心1两，花酒1盅。

用法：研末酒调，贴于头顶。

《湖北验方集锦（第一集）》

主治：风湿偏头痛，阴雨即发。

处方：僵蚕为末适量。

用法：开水冲服。

《湖北验方集锦（第一集）》

主治：偏头痛。

处方：鲜旱莲草适量。

用法：捣汁，滴鼻。

《湖北验方集锦（第一集）》

主治：偏正头痛。

处方：白芷3钱，天麻2钱，荆芥2钱。

用法：水煎服。

《湖北验方集锦（第一集）》

主治：偏头痛。

处方：鼠穴泥适量。

用法：研末，用绢包好，捆头上。

《湖北验方集锦（第一集）》

主治：偏正头痛。

处方：明天麻4两，白芷4两。

用法：炼蜜为丸，每重1钱，每服1丸用荆芥1钱，细辛5分煎汤送服，细嚼咽下。

《湖北验方集锦（第一集）》

主治：眉棱骨痛。

处方：羌活1钱5分，防风2钱，法半夏1钱5分，甘草1钱，黄芩1钱5分。

用法：水煎服。

《湖北验方集锦（第一集）》

主治：头痛。

处方：吴茱萸3钱，蓖麻子3钱，白矾3钱。

用法：共为末，加灰面调匀作饼贴两足心，以手足转热为度。

《湖北验方集锦（第一集）》

主治：慢性头痛、眩晕（六味地黄汤加减）。

处方：熟地8钱，山药4钱，山萸肉4钱，丹皮4钱，茯苓3钱，枸杞3钱，知母2钱，麦冬3钱，元参3钱，当归3钱，白芍3钱，荆芥穗1钱。

加减：头部沉重，加薄荷1钱~1钱5分；气虚，加黄芪3~5钱；大便秘结，加肉苁蓉3~4钱，当归增至5钱。如服本方后，觉膈间胀闷，用砂仁3~4分，研末加熟地，捣用。或将熟地用砂仁拌蒸更好。

用法：水煎服，加食盐少许，每日1剂。

《中医验方汇选：内科.2 版》

主治：头痛（硝石粉）。

处方：火硝1斤，牙皂面3钱，水胶3钱。

用法：将火硝以水3斤溶化，滴水胶少许，将硝中脏末浮出后设法捞去，反复如此。至临枯时，离火晾干，即成洁白色粉末，取兑牙皂面（硝粉5钱兑牙皂面1分），研细备用。于头痛时吸入鼻腔。

备注：本方有刺激性流鼻涕的现象。本方为治标之法，宜于一时的风火头痛，如系经常的头痛或阴虚所致的头痛，则非所宜。

《中医验方汇选：内科.2 版》

主治：眉棱骨痛（选奇汤）。

处方：羌活2钱，防风2钱，制半夏2钱，黄芩1钱5分，甘草1钱，生姜3片。

用法：水煎服，1 次量。每日 2 次，饭后 3 ~ 4 小时服。

《中医验方汇选：内科 .2 版》

主治：偏正头痛（芥子麝香夹布膏）。

处方：芥子 4 两，白糖 4 两，麝香 1 分。

用法：芥子晒干，研成细面，加白糖调匀，以新汲井水和成膏，用时膏摊布上，贴于患处。

备注：贴膏后，局部皮肤如有虫行，贴时稍长，有皮肤起疱现象，不治自愈。

《中医验方汇选：内科 .2 版》

主治：偏正头风（菊花茶调散加减）。

处方：菊花 1 钱，薄荷 1 钱，嫩桑叶 1 钱，荆芥穗 1 钱，制香附 1 钱，夏枯草 1 钱，荷叶边 1 钱，苦丁香 1 钱，炙甘草 5 分。

用法：水煎服，每日 3 次。饭后用清茶调服。

《中医验方汇选：内科 .2 版》

主治：头痛剧烈，如锥刺之状。（活血镇痛合剂）

处方：（活血剂）丹参 6 钱，元胡 3 钱，白芍 3 钱，红花 1 钱，桃仁 2 钱，香附 5 分，川楝子 1 钱。（镇静剂）石决明 8 钱，磁石 6 钱，生牡蛎 3 钱，生龙骨 3 钱，麦冬 3 钱，女贞子 4 钱，法半夏 3 钱，黄连 1 钱。

加减法：脑充血严重者，加怀牛膝、生代赭石各 7 钱 ~ 1 两。

用法：水煎服，1 次量。

《中医验方汇选：内科 .2 版》

主治：劳神过度所致头痛（颠倒酸枣仁汤）。

处方：川芎 3 钱，枣仁 3 钱，茯苓 2 钱，知母 3 钱，甘草 1 钱，天麻 2 钱，白薇 2 钱。

加减法：前额痛加白芷 8 分，巅顶痛加蔓荆子 8 分，后脑痛加羌活 7 分。左偏痛加四物汤，右偏痛加川贝母 2 钱，两边俱痛再加菊花 2 钱，胆草 1 钱半。

用法：水煎服，1 日量。服药期间宜静养。

《中医验方汇选：内科 .2 版》

主治：眩晕（二陈丸加减）。

处方：当归 3 钱，川芎 3 钱 3 分，橘红 4 钱 5 分，半夏 4 钱 5 分，茯苓 4 钱 5 分，白芍 3 钱，天麻 3 钱 3 分，香附 4 钱 5 分，紫苏梗 2 钱 3 分，粉甘草 1 钱。

用法：共为细面，炼蜜为丸。每日早晚各服 1 次，每次 2 ~ 3 钱，白水送下。必要时可加减分量，或改为煎剂。

备注：本丸的治疗功能，是内伤眩晕，累年不愈，或十天、半个月，或数月复发 1 次，似有周期性的发病规律，若因外感头晕，不属于二陈丸的治疗范围。

《中医验方汇选：内科 .2 版》

主治：偏正头痛（芎芷定痛散）。

处方：白芷 1 两，川芎 5 钱，甘草 2 钱。

用法：共为细面，每日早晚各服 1 次，每次 3 钱，茶水送下。或丸或改为煎剂。

《中医验方汇选：内科.2 版》

主治：偏正头痛。

处方：人头七 3 钱，蚕豆适量。

用法：蚕豆全头痛用 1 斤，偏头痛用半斤。上药加水，煮至蚕豆发胀，装入布袋内热敷患部。日 1 次，连用 3 次。

《土单验方汇集》

主治：偏正头痛。

处方：川芎 3 钱，枣皮 3 钱，藁本 3 钱，细辛 1 钱，羌活 3 钱，独活 3 钱，秦艽 3 钱，钩藤 3 钱，丹皮 3 钱，地骨皮 3 钱。

用法：水煎服。

《土单验方汇集》

主治：头风痛。

处方：黑牛粪、尘土灰、阳尘、生姜、大葱各适量。

用法：将姜葱捣如泥，再和上药混合炒热，贴于囟门处。

《土单验方汇集》

主治：头风痛。

处方：野菊花 1 两，冬桑叶 4 钱。

用法：泡茶饮。

《土单验方汇集》

主治：神经衰弱。

处方：夜交藤 2 两，五味子 2 两，建菖蒲 2 两，冰糖 2 两。

用法：男用烧酒浸，女用黄酒浸。饮酒，每次 10 mL 左右，勿令醉。

《土单验方汇集》

主治：晕病。

处方：白果 8 枚（去壳），白糖适量。

用法：白果捣烂加糖搅匀，开水冲服。

《土单验方汇集》

主治：头晕脑痛日久，服他药失效者。

处方：明天麻 1 两研细末，蚯蚓（挖出后，河水洗净炕干，研末）1 钱，猪脑髓 1 次 1 个。

用法：共蒸服，连服 7 次，宜多静养。

《中医秘验方集（第二集）》

主治：头晕眼花。

处方：蓝布正叶。

用法：将蓝布正叶炕干研末，每取1钱，与鸡蛋1个打和之，冲成蛋花服，日服1次。轻者1～2次，重者3～4次。

《中医秘验方集（第二集）》

主治：晕病（头晕，睁眼不见物）。

处方：李子根3钱，枇杷根3钱，杉树尖尖3小点，侧柏果果3个，生姜1钱。

用法：水煎，1日3次服，汗出而愈。

《中医秘验方集（第二集）》

主治：男女头晕，晕则不省人事。

处方：应杉树（大杉树空洞内生的小杉树）1钱半，柏树油2钱，白地母1钱2分，豪猪肚1钱6分。

用法：共煨服，7天1次，连服2次。

《中医秘验方集（第二集）》

主治：头晕。

处方：毛药1两。

用法：切细后与鸡蛋1个，调匀蒸吃，每天3次，每次1个蛋、1两药，连吃3天。

《中医秘验方集（第二集）》

主治：头目眩晕。

处方：爬地黄。

用法：取适量，煎绿壳鸭蛋吃。

《中医秘验方集（第二集）》

主治：偏头痛。

处方：萝卜汁滴入鼻孔适量。

《贵州省中医验方秘方（第二册 上卷）》

主治：时痛时止的习惯性头痛。

处方：制首乌4钱，牛膝3钱，当归头3钱，北枸杞3钱，菟丝子3钱，千张2钱，茯苓2钱，玉竹1两。

用法：水煎服。

《贵州省中医验方秘方（第二册 上卷）》

主治：风热上攻头痛不止方。

处方：川芎2钱，白芷3钱，羌活1钱半，白菊3钱，藁本1钱半，荆芥1钱半，防风1钱半，生石膏3钱。

用法：水煎服。

《贵州省中医验方秘方（第二册 上卷）》

主治：右边头痛眉毛风。

处方：蔓荆子 2 钱，天麻 2 钱，五灵脂 3 钱，北防风 2 钱，桂心 1 钱半，全当归 2 钱，白芍 1 钱半，甘草 1 钱，姜 3 片为引。

用法：水煎服。

《贵州省中医验方秘方（第二册 上卷）》

主治：阴虚眩晕。

处方：灵磁石 2 钱，云茯神 3 钱，大熟地 4 钱，生牡蛎 3 钱，生白芍 3 钱，败龟板 3 钱，明天麻 3 钱，双钩藤 3 钱，生杜仲 3 钱，怀牛膝 3 钱，山萸肉 2 钱，夜交藤 4 钱，枯黄芩 2 钱，黑山栀 2 钱。

用法：水煎服。

《贵州省中医验方秘方（第二册 上卷）》

主治：治头眩晕。

处方：黑云草、胡豆、生姜。

用法：上药适量，以开水吞下。

《贵州省中医验方秘方（第二册 上卷）》

主治：头痛。

处方：豆豉叶 10 根。

用法：用火烤热包痛处。

《贵州省中医验方秘方（第二册 上卷）》

主治：头顶痛。

处方：在百会穴处找头发 1 根，扯掉后，针局部使出血。

《贵州省中医验方秘方（第二册 上卷）》

主治：慢性头痛方。

处方：桂枝 3 钱，白芍 4 钱，柴胡 3 钱，法半夏 3 钱，附片 4 钱，干姜 3 钱，人参 5 钱（或泡参），云苓 3 钱，炙甘草 2 钱，当归 5 钱，红枣 3 枚。

用法：水煎服。

《贵州省中医验方秘方（第二册 上卷）》

主治：头晕。

处方：寡鸡蛋（1 颗可用几次），白折耳根 3 颗。

用法：用猪油炒吃（菜油亦可）。

《贵州省中医验方秘方（第二册 上卷）》

主治：头痛。

处方：飞鹅草适量。

用法：甜酒煎服，药渣包头用。

《贵州省中医验方秘方（第二册 上卷）》

主治：偏正头痛，年久极效。

处方：人中白、地龙各1钱。

用法：捣烂为丸，豆子大用1粒塞鼻中。

《贵州省中医验方秘方（第二册 上卷）》

主治：头脑眩晕作痛。

处方：银耳5分，八佰光参5分，鹿角5分，甘蔗尖尖3根。

用法：共蒸猪脑髓服之极效。

《贵州省中医验方秘方（第二册 上卷）》

主治：头痛如破时作干呕。

处方：党参1两，吴茱萸8钱，半夏4钱，大枣12个，生姜1两。

用法：水煎服。

《贵州省中医验方秘方（第二册 上卷）》

主治：头脑晕痛如水荡。

处方：茯苓4钱，泽泻2钱，白术3钱，苍术3钱，猪苓3钱，安桂2钱，薏苡仁4钱。

用法：水煎服，1日3次。

《贵州省中医验方秘方（第二册 上卷）》

主治：头风。

处方：松毛（适量）。

用法：冲绒酒炒包。

《贵州省中医验方秘方（第二册 上卷）》

主治：头风。

处方：接骨草叶适量。

用法：烧熟搽气痛处数次则愈。

《贵州省中医验方秘方（第二册 上卷）》

主治：头风痛不止并用双手抓。

处方：家蜂子7个。

用法：研末以姜开水吞下。

《贵州省中医验方秘方（第二册 上卷）》

主治：头痛。

处方：川芎 3 钱，白芷 2 钱，天麻 2 钱。

用法：水煎服。外用热灰将棉布包好熨头上。

《贵州省中医验方秘方（第二册 上卷）》

主治：偏枕头风。

处方：苍耳 1 斤，草黄打破。

用法：共蒸猪脑髓服之极效。

《贵州省中医验方秘方（第二册 上卷）》

主治：正偏头痛。

处方：北辛 3 钱，沙参 3 钱，五味 3 钱，蔓荆子 3 钱。

用法：水煎服。

《贵州省中医验方秘方（第二册 上卷）》

主治：头风痛。

处方：白芷 3 钱，川芎 3 钱，石膏 2 钱。

用法：共为细末，热酒煎服。

《贵州省中医验方秘方（第二册 上卷）》

主治：头痛。

处方：草冬花、吉吉草、白木方适量。

用法：煎水洗。

《贵州省中医验方秘方（第二册 上卷）》

主治：头痛。

处方：奶浆藤适量。

用法：兑甜酒捣烂炒热包上。

《贵州省中医验方秘方（第二册 上卷）》

主治：头风目痛。

处方：野苋菜（俗名土苋菜）适量。

用法：煎汤熏洗，并作菜食之。

《贵州省中医验方秘方（第二册 上卷）》

主治：头风及关节冷骨风。

处方：蓖麻仁 2 两（去壳），白芷 3 钱，樟脑 3 钱。

用法：将蓖麻仁捣绒后，加入白芷粉调匀，再加樟脑。如患头风，即将前药膏包于额部，未愈再包，以愈为度，如关节痛，即包关节处。

《贵州省中医验方秘方（第二册 上卷）》

主治：偏头痛。

处方：当归 4 两，亲肾兜根 1 两，川芎 2 钱。

用法：水煎服。

《贵州省中医验方秘方（第二册 上卷）》

主治：头痛、周身骨节痛。

处方：羌活 1 两，独活 1 两，麻黄 5 钱，防风 1 两，荆芥 1 两，薄荷 1 两。

用法：共研末为丸，用生姜火葱，煨水送下，大人每次 2 钱，小儿每次 1 钱。

《贵州省中医验方秘方（第二册 上卷）》

主治：头痛、身上痛。

处方：走马石（大）根适量。

用法：兑火酒吃或泡。

《贵州省中医验方秘方（第二册 上卷）》

主治：后脑风（在枕骨粗隆下疼痛）。

处方：团鱼背脊骨 7 条（醋炒），藁本 3 钱。

用法：水煎服。

《贵州省中医验方秘方（第二册 上卷）》

主治：一切头疼。

处方：何首乌 5 钱，土茯苓 5 钱，防风 3 钱，当归 3 钱，天麻 2 钱。

用法：水煎服。

《包头市中医验方集锦（第二辑）》

主治：头痛。

处方：千年健、透骨草、追地风、一枝蒿各 2 钱。

用法：以上四味用纱布包好，水煎沸洗头当时见效，数次即愈。

《中医实用效方》

主治：头痛。

处方：白芷 3 两，川芎 1 两，甘草 1 两，川乌 1 两，天麻 1 两，山甲 5 钱，干葛 5 钱。

用法：上药研末，每服 2 钱，薄荷煮水冲服。10 岁以下减半。

《广东省中医验方交流汇编》

主治：偏头痛。

处方：川芎 2 钱，僵蚕 1 钱半，杭芍 4 钱，蔓荆子 2 钱，白芷 2 钱，石膏 3 钱，吴茱萸 5 分 ~ 1 钱半。

用法：水煎服。偏左者加青皮 1 钱半，偏右加桔梗 3 钱。

《广东中医锦方选集（第一集）》

主治：头部时感不舒，或昏闷，胀痛，记忆力减退，夜间多梦或失眠，或遗精，阳痿，经年累月，久治不愈。

处方：加味左归饮：熟地5钱，山药3钱，山萸肉3钱，白茯苓2钱，枸杞5钱，肉苁蓉4钱，细辛5分，川芎7分，甘草7分。

用法：水煎服。

《广西中医验方选集（第二集）》

主治：偏头痛。

处方：天麻5钱，白芷4钱，川芎3钱，地龙3钱，蕲蛇3钱。

用法：水煎服。

《广西中医验方选集（第二集）》

主治：偏头痛。

处方：石决明1两，白菊花5钱，紫贝5钱，细辛3分，紫石英6钱，白蒺藜3钱，茺蔚子2钱，嫩钩藤3钱，制首乌6钱，归身3钱，川芎1钱，杭菊6钱。

用法：水煎服。

《广西中医验方选集（第二集）》

主治：头晕头胀头痛。

处方：假辣椒根（罗芙木根）2～3两。

用法：煎水饮。

《广西中医验方选集（第二集）》

主治：肝阳上亢，两颧潮红，午后头痛，眩晕，下肢乏力，小便或清或黄，脉洪大有力。

处方：（1）白芍4两，玄参5钱，牛膝1钱5分，杜仲2钱，龟板4钱，鳖甲4钱，大黄1钱5分，青蒿4钱，石决明2钱，代赭石8钱。

（2）当归2两，黄芩3钱，枳实1钱5分，牛膝2钱，杜仲3钱，桑寄生3钱，钩藤2钱，菊花2钱，甘草1钱5分。

用法：水煎服，若便溏则去大黄。滋阴潜阳。

《广西中医验方选集（第二集）》

主治：头晕目眩，动则更甚。

处方：鹿角胶1两，黄芪8钱，没药3钱，山萸肉4钱，熟地6钱，山药6钱，白芍4钱。

用法：水煎服，鹿角胶另蒸融和药调匀，1日2次。

《广西中医验方选集（第二集）》

主治：饮水过多，胸满呕吐清水，头晕目眩。

处方：半夏4钱，生姜1两，茯苓5钱，白术1两，泽泻1两。

用法：水煎服，利水，止呕，疗眩晕。

《广西中医验方选集（第二集）》

主治：猝然病发，头晕目眩或耳鸣，不能起床行动，动则剧烈呕吐。
处方：法半夏3钱，陈皮2钱，天麻3钱，川芎1钱5分，茯苓5钱，南星1钱5分。
用法：水煎服。

《广西中医验方选集（第二集）》

面瘫卷

主治：面瘫。

处方：天虫3钱，白附子3钱，全虫2钱，当归3钱。

用法：上四位，共为细末分为5包，每日1包。温黄酒送下。

《中医验方粹选》

主治：面神经麻痹。

处方：蜈蚣1条瓦焙干研末，加甘草粉1钱，分为2包。

用法：每日服2次，每次服1～2包，用温开水或钩藤、南蛇藤各5钱煎水送服。

《常见病验方选编》

主治：面神经麻痹。

处方：鲜蓖麻子仁7个。

用法：捣烂，做成饼状，左边歪斜贴右面；右边歪斜贴左面，注意药饼勿入眼内。

《常见病验方选编》

主治：面神经麻痹。

处方：白附子3钱，全蝎粉1钱（冲），僵蚕3钱，地龙3钱。

用法：水煎服，每日1剂。

《常见病验方选编》

主治：面神经麻痹。

处方：全蝎3个。

用法：焙研细末，黄酒送下。

《常见病验方选编》

主治：面神经麻痹。

处方：嫩桑枝1尺，槐枝2尺，艾叶5钱。

用法：煎汤趁热频洗面部，先洗歪的一面，再洗另一面，洗后避风寒。

《常见病验方选编》

主治：面神经麻痹。

处方：荆芥1两。

用法：水煎服，或黄酒煎服。

《常见病验方选编》

主治：面神经麻痹。

处方：白芷5钱，归尾4钱，防风4钱，生地3～5钱，荆芥3分，半夏3钱，细辛8分，僵蚕2钱，全蝎1钱，甘草1钱半。

用法：水煎服，每日1剂。

《梧州地区献方集》

主治：口眼歪斜，麻木不仁，口角流涎。

处方：豨莶草2两，苍耳草2两，红浮萍2两，蓠芭芡根2两。

用法：内服，加酒1小杯，连服以愈为度。又前方可捣绒酒炒热包患部。

《祖国医学采风录 秘方 验方 单方（第一辑）》

主治：吊线风。

处方：蛇蜕1条，红皮独头大蒜1头，炒熟地5分，肉桂5分。

用法：捣药为泥，贴太阳穴，左歪贴右、右歪贴左。

《山东省中医验方汇编（第二辑）》

主治：吊线风。

处方：鱼鳔头4钱，牛自脱蹄5钱，蜂蜜5钱。

用法：共为细末，黄米酒冲服，令汗出。

《山东省中医验方汇编（第二辑）》

主治：中风、口眼歪斜。

处方：秦艽3钱，川芎3钱，归身3钱，独活2钱，白芍4钱，生地3钱，羌活3钱，防风3钱，黄芩3钱，白术3钱，熟地3钱，全蝎2钱，白芷2钱，僵蚕2钱，细辛5分，白附1钱，石膏4钱。

用法：水煎服，每日1剂。并针刺颊车透地仓、合谷、太冲穴，每日针1次，连针5天。

《梧州地区献方集》

主治：中风，口眼歪斜，半身不遂。

处方：当归3钱，制白附子3钱，炙僵蚕3钱，全蝎3钱。

用法：研末，每服1钱，每日3次，陈酒送下。

《中医秘方验方汇编（第一集）》

主治：吊线风，半身不遂。

处方：黄芪1两，当归3钱，桂枝3钱，杭芍2钱，木瓜3钱，红花1钱，地龙2钱，生姜3片，大枣2个。

用法：水煎服。

《山东省中医验方汇编（第二辑）》

主治：中风，口眼歪斜。

处方：嫩桐子1个，黄鳝血适量。

用法：先将嫩桐子杵绒敷在不歪的1侧（无嫩桐子以桐油熬膏敷也可），再用黄鳝血擦上。

《中医秘验方集（第二集）》

主治：吊线风。

处方：黄芪2钱，当归4钱，杭芍2钱，川羌活2钱，防风1钱5分，天麻2钱，僵蚕2钱，荆芥1钱5分，泽泻3钱，甘草1钱，烧酒1杯为引。

用法：水煎服。

《山东省中医验方汇编（第二辑）》

主治：吊线风。

处方：白附子2钱，僵蚕3钱，全蝎3钱，黄酒为引。

用法：水煎服。

《山东省中医验方汇编（第二辑）》

主治：吊线风。

处方：猪板油4两，生南星4钱。

用法：捣匀为膏，左歪贴右、右歪贴左，如正后揭去。

《山东省中医验方汇编（第二辑）》

主治：吊线风。

处方：白芥子5分。

用法：捣为细末，以蜜调匀，贴患侧的外太阳穴部位。口眼歪斜正后即去药。

《山东省中医验方汇编（第二辑）》

主治：吊线风。

处方：蓖麻仁7个，巴豆7个。

用法：捣膏贴太阳穴，左歪贴右、右歪贴左。贴时注意防止落入眼睛。

《山东省中医验方汇编（第二辑）》

主治：吊线风。

处方：巴豆10余粒。

用法：捣碎放手心内，熨烫手心使药加热，左歪贴右手、右歪贴左手。

并外治法：以三棱针刺口内腮边紫筋出血，左歪刺右，右歪刺左。

《山东省中医验方汇编（第二辑）》

主治：吊线风。

处方：松香5钱，烧酒1两。

用法：将松香研为细末，用白布摊匀在碗底上，将酒合于松香上燃之，将药化合后，令稍凉贴患处，左歪贴右，右歪贴左。

《山东省中医验方汇编（第二辑）》

主治：吊线风。

处方：僵蚕、全蝎、白附子各等份。

用法：共研细末，每服 3 钱，黄酒冲服，发汗。

并外治法：外用拔毒膏，上撒蝉酥少许，再用针自耳垂至口角刺出血，以膏药贴之。向右贴左，向左贴右。

《山东省中医验方汇编（第二辑）》

主治：吊线风。

处方：鳝鱼 1 条。

用法：以刀切断，左歪触右，右歪触左。正即去之，用水洗去血。

《山东省中医验方汇编（第二辑）》

主治：吊线风。

处方：榆树下大蛹子 1 个，白芥子 1 撮，百草霜 5 分。

用法：白芥子与百草霜研细，再用蛹子水调和。左歪贴右，右歪贴左。外用膏药盖之。口正，急以水洗去。

《山东省中医验方汇编（第二辑）》

主治：吊线风。

处方：苍术半斤，麻黄、川羌、荆芥、防风、细辛、川乌、草乌、川芎、石斛、全蝎、天麻、当归、何首乌、甘草各 1 两。

用法：上药研末，炼蜜为丸，每丸重 3 钱，雄黄为衣。每服 1 ~ 2 丸，日 2 次，葱水送下。

《山东省中医验方汇编（第二辑）》

主治：口眼歪斜。

处方：牙皂 1 钱，细辛、荆芥穗、槐角各等份。

用法：共为细末，每服 2 ~ 3 钱，清茶汤送下。

《山东省中医验方汇编（第二辑）》

主治：口眼歪斜。

处方：蛴螬 5 个，发灰 1 撮，南丹 1 两，香油 2 两。

用法：先以蛴螬入香油炸，至滴水成珠后入南丹、发灰为膏。向右贴左，向左贴右。

《山东省中医验方汇编（第二辑）》

主治：口眼歪斜。

处方：天麻 2 钱，钩藤 2 钱，全蝎 1 钱，蝉蜕 3 钱，茯神 5 钱，石菖蒲 3 钱，红花 3 钱，桃仁 3 钱。

用法：水煎服。

《青海中医验方汇编》

主治：口眼歪斜。

处方：鳝鱼适量。

用法：切碎，敷患处。

《青海中医验方汇编》

主治：口眼歪斜。

处方：老松香6钱，大红麻子10个，巴豆10个，全蝎2钱半，生杏仁1个。

用法：共捣为泥，将药摊青布上。左歪贴右，右歪贴左，口眼正时，急去药。

《祁州中医验方集锦（第一辑）》

主治：吊线风（面瘫病）。

处方：大红麻子8个，斑蝥3个，鸡蛋清1个。

用法：上2味研末，予蛋清调敷。左歪贴右，右歪贴左。

《祁州中医验方集锦（第一辑）》

主治：吊线风（面瘫病）。

处方：细辛5钱，石膏1两，双钩1两。

用法：水煎后徐徐内服，1日服完。

《祁州中医验方集锦（第一辑）》

主治：吊线风（面瘫病）。

处方：防风2钱，山甲珠2钱。

用法：水煎服。

《祁州中医验方集锦（第一辑）》

主治：吊线风（面瘫病）。

处方：松香2钱，去皮红麻子10个，去皮巴豆10个，全青1钱半，全虫3钱。

用法：捣膏置于青布上。左歪贴右，右歪贴左，正时揭去。

《祁州中医验方集锦（第一辑）》

主治：吊线风（面瘫病）。

处方：棉花子4钱（捣），乳香3钱，没药3钱。

用法：水煎，使用热黄酒4钱为引。

《祁州中医验方集锦（第一辑）》

主治：（面神经麻痹、面瘫病）吊线风。

处方：（四味牵正散）天虫3钱，白附子3钱，全虫2钱，当归3钱。

用法：上药为末分为5包，每服1包，温黄酒2两送下。

《中医验方粹选》

主治：面瘫。

处方：巴豆（去壳）3～5 粒。

用法：捣烂后贴于患侧手心内，以 1 只碗装入开水，置于患手上。用碗中水照脸，脸正则去药。

《中医秘方验方汇编（第一集）》

主治：口眼歪斜。

处方：白豆蔻 1 钱，朱砂 1 钱，蓖麻仁（去油）1 两，黄鳝血不拘多少。

用法：上研细末，和鳝鱼血如膏，摊于布上，左歪贴右，右歪贴左。

《中医秘方验方汇编（第一集）》

主治：口眼歪斜。

处方：防风 3 钱，羌活、独活各 2 钱，白芷 3 钱，木瓜 4 钱，钩藤 2 钱，甘草 2 钱，桑枝 7 寸，鲜苍耳子 2 两，川芎 2 钱。

用法：水煎 2 份，1 份口服，一份洗患处，如无鲜苍耳子，即以皂针代之，此症腮部必发现紫血，宜用针刺破，如外部发现硬筋，亦宜刺破。

《中医秘方验方汇编（第二集）》

主治：口眼歪斜。

处方：山葡萄根、大蓟根各 5 钱。

用法：上药加醋适量同捣烂，敷患侧面颊部（口向右歪敷左颊，口向左歪敷右颊）。

《江苏验方草药选编（上集）》

主治：口眼歪斜。

处方：煅石膏 1～2 钱，蜂蜜适量。

用法：将煅石膏研成细粉，和入蜂蜜调成薄糊状，随调随用，用时以火柴棒蘸药点内、外眼角，每日点 3～4 次，直至病愈。

说明：嘴右歪点左眼，左歪点右眼。起病 30～40 天者，点 1～2 星期即愈；30～40 天以外者，点治时间须较长。

《江苏验方草药选编（上集）》

主治：颜面麻痹。

处方：挖耳草适量。

用法：将草叶切细，用好烧酒浸泡，放在阴暗而温暖之处，使之发酵，浸出之汁，为碧绿色，或用叶放在砂锅内文火焙干，研成极细末。用时以棉花棒蘸搽几遍。

《贵州省中医验方秘方（第二册 上卷）》

主治：中风，口眼歪斜。

处方：巴豆 7 粒。

用法：研细用手涂，左涂右，右涂左。

《贵州省中医验方秘方（第二册 上卷）》

主治：头痛，口眼歪斜。

处方：羌活3钱，荆芥2钱，云风2钱，麻黄2钱，桂枝2钱，北细辛1钱，生附子1钱，当归2钱，川芎2钱，白芍2钱，柴胡2钱，炙甘草1钱，葱白3个为引。

用法：水煎服。

《贵州省中医验方秘方（第二册 上卷）》

主治：中风，口眼歪斜。

处方：防风3钱，黄芪1两，蜈蚣3钱。

用法：水煎服，1日3次。

《贵州省中医验方秘方（第二册 上卷）》

主治：半边风。

处方：野蛇包谷老壳2钱和蜂列子适量。

用法：加火酒包敷5日。

《贵州省中医验方秘方（第二册 上卷）》

主治：面神经麻痹（面瘫）。

处方：蜈蚣1条烘干研末，甘草粉1钱。

用法：分成1包，每日服2次，每次服1～2包，用温开水或钩藤、南蛇藤各5钱煎水送服。

《常见病验方选编 内科、儿科部分》

主治：面神经麻痹。

处方：马钱子。

制法：将马钱子湿润后，切成薄片（18～24片，约1钱2分），排列在橡皮盖上。

用法：敷贴于患侧面部，7～10天调换一张，至恢复正常为止，轻症一般2张可痊愈。

《常见病验方选编 内科、儿科部分》

三叉神经痛

主治：三叉神经痛。

处方：天麻 3 钱，防风 3 钱，全虫 2 钱，天虫 3 钱，川芎 3 钱，白芷 3 钱，蜈蚣 2 条，菊花 3 钱，生石膏 8 钱，甘草 1 钱半。

用法：水煎服。

《中医验方粹选》

主治：三叉神经痛。

处方：烟油适量。

用法：涂抹患处。

《中医验方粹选》

主治：三叉神经痛。

处方：天麻 2 钱，夏枯草 3 钱，生草乌 5 分。

用法：水煎服，或黄酒煎服。

《常见病验方选编》

主治：三叉神经痛。

处方：川芎 3 钱，荆芥 3 钱，防风 3 钱，羌活 3 钱，薄荷 2 钱，细辛 1 钱。

加减：疼痛甚者加僵蚕 2 钱，菊花 4 钱，高血压者加夏枯草 5 钱，决明子 4 钱。

用法：水煎服，每日 1 剂。

《常见病验方选编》

主治：三叉神经痛。

处方：鹅不食草 3 钱，牙皂 1 钱，细辛 1 钱，青黛 5 分。

用法：晒干研细末，随时嗅鼻。

《常见病验方选编》

主治：三叉神经痛。

处方：白附子 1 钱，川芎 1 钱，葱白 5 钱。

用法：将白附子、川芎共捣细末，加葱白泥，摊纸上，头部太阳穴处。

《常见病验方选编》

主治：三叉神经痛，脑震荡后偏头痛。

处方：细辛 1 钱，升麻 1 钱，甘草 1 钱，荆芥 1 钱半，防风 1 钱，连翘 4 钱，赤芍 4 钱，牛蒡子 3 钱，骨碎补 2 钱。

用法：每日 1 剂，水煎服。

《常见病验方选编》

主治：颜面神经痛。

处方：白附子 1 钱半，天麻 1 钱，藁本 2 钱，细辛 6 分，香白芷 2 钱。

用法：水煎服。

《山西省中医验方秘方汇集》

主治：三叉神经痛。

处方：（三叉神经解疼汤）天麻 3 钱，防风 3 钱，全虫 2 钱，天虫 3 钱，川芎 3 钱，白芷 3 钱，蜈蚣 2 条，菊花 3 钱，生石膏 8 钱，甘草 1 钱半。

用法：水煎服。

《中医验方粹选》

主治：三叉神经痛。

处方：白芍 30 g，生牡蛎 30 g，丹参 15 g，甘草 15 g。

用法：水煎。每日 1 剂，2 次温服。

《湖南中草药单方验方选编（第一辑）》

颈腰卷

主治：腰痛。

处方：铁打杵、铁刷把各4两。

用法：泡酒半斤，日服2次，每次1小杯。

《锦方选集（草药部）》

主治：腰部跌仆伤痛。

处方：桃仁1钱5分，杏仁1钱5分，杜仲2钱，红花（童便炒）8分，薏苡仁3钱，当归尾1钱5分。

用法：水煎用甜酒1盅冲服，每日1剂，连服3剂。

《江西省中医验方秘方集（第二集）》

主治：挫伤腰痛。

处方：当归5钱，红花5分，杏仁1钱，枳壳3钱，半夏1钱，防风1钱，乌药1钱，木通1钱，桔梗1钱，甘草8分。

用法：水煎服。

《大荔县中医验方采风录》

主治：闪腰挫气。

处方：当归尾3钱，赤芍2钱，玉片2钱，乌药3钱，枳壳3钱，陈皮3钱，广木香1钱，桃仁2钱，红花5分，酒军3钱，黄酒为引。

用法：水煎服。

《大荔县中医验方采风录》

主治：急性腰部扭伤。

处方：活血藤15g，川芎6g，杜仲15g，粉防己9g，过山龙15g，活血丹9g，青棉花藤15g。

用法：水煎服，每日1剂。

《温岭县单验方选编》

主治：腰部扭伤、挫伤。

处方：楤木根白皮30g。

用法：炖猪脚内服，同时可取楤木根煎汤洗患部。

《温岭县单验方选编》

主治：跌打损伤引起的腰痛。

处方：郁金 15 g。

用法：水煎，加红糖、黄酒内服。

《温岭县单验方选编》

主治：腰肌劳损，腰挫伤、坐骨神经痛。

处方：蚊母草 4.5 g，定心散 4.5 g（福建莲座蕨），积雪草 4.5 g。

用法：研末，开水送服。

《温岭县单验方选编》

主治：腰痛瘀血证。

处方：土元 6 钱，全蝎 2 钱（瓦上焙干）。

用法：上药为面，每服 2 钱，黄酒 1 盅冲服，每日服 2 ~ 3 次。

《土单验方中草药汇编》

主治：急性腰扭伤。

处方：四面剑（卫矛，中药别名鬼箭羽）、白鲜皮各 60 g。

用法：水煎服。

《温岭县单验方选编》

主治：颈腰椎闪挫，屈伸困难。

处方：上好松香 3 分。

用法：用福员肉包裹，临睡时用开水送下，每日 1 次。

《中医验方集（第二辑）》

主治：风湿腰腿痛。

处方：黄芪 4 两，桂枝 2 钱，白芍 3 钱，生姜 3 钱，杜仲 3 钱，牛膝 2 钱，独活 2 钱，附片 1 钱半，威灵仙 2 钱，炙甘草 1 钱，桑寄生 2 钱，秦艽 2 钱，大枣 4 枚，防己 2 钱。

用法：水煎服。

《青海中医验方汇编》

主治：风湿腰腿痛。

处方：九地 2 钱，当归 2 钱，川芎 1 钱半，白芍 2 钱，党参 3 钱，茯苓 3 钱，白术 2 钱，防风 2 钱，黄芪 5 钱，羌活 3 钱，怀牛膝 2 钱，杜仲 2 钱，生姜 1 钱半，大枣 3 枚，炙甘草 1 钱半。

用法：水煎服。

《青海中医验方汇编》

主治：风湿性腰腿疼痛。

处方：当归 3 钱，赤芍 3 钱，桃仁 3 钱，红花 3 钱，独活 2 钱，防风 2 钱，防己 2 钱，威灵仙 3 钱，牛膝 2 钱，木瓜 3 钱，川断 3 钱，杜仲炭 3 钱，乳香 2 钱，没药 2 钱，秦艽 2 钱，桑寄生 2 钱，炙甘草 2 钱。

用法：水煎服，黄酒三盅为引。如寒甚者加桂南；气虚者加炙黄芪、白术；如脉甚沉重者加苍术，炒黄柏。用药以感觉腿上发汗为对症。

《中医验方粹选》

主治：风湿性腰腿疼痛。

处方：海桐皮 2 钱，木瓜 2 钱，独活 2 钱，川牛膝 2 钱，没药 3 钱，秦艽 2 钱，威灵仙 2 钱，豨莶草 3 钱，薏苡仁 3 钱，苍术 2 钱，红花 2 钱，羌活 2 钱，海沉香 2 钱，甘草 1 钱。

用法：水煎服。

《中医验方粹选》

主治：寒湿腰痛。

处方：续断 3 钱，乳香 2 钱，没药 2 钱，当归 3 钱，杭芍 3 钱，川芎 1 钱半，附子 2 钱，天麻 2 钱，木瓜 3 钱，防风 1 钱半，萝卜 1 钱半，狗脊 3 钱。

用法：水煎服。

《宁夏中医验方集锦（第一辑）》

主治：风湿性腰痛。

处方：茯苓 3 钱，白术 3 钱，干姜 3 钱，甘草 1 钱。

用法：水煎服。

《青海中医验方汇编（第二集）》

主治：风湿腰痛。

处方：薏苡仁 1 两，木瓜 3 钱，杜仲 3 钱，元桂 2 钱，苍术 2 钱。

用法：水煎服。

《青海中医验方汇编（第二集）》

主治：风寒腿疼，行动困难。

处方：麻黄、川牛膝、木瓜、甘草各 4 钱，黄酒半斤，鲜姜 4 两。

用法：水酒煎服，盖好出汗。

《祁州中医验方集锦（第一辑）》

主治：风寒腰腿痛。

处方：当归 3 钱，艾叶 3 钱，川椒 3 钱，透骨草 3 钱，防风 3 钱，斑蝥 5 个，秦艽 3 钱，白蒺藜 3 钱，大青盐 2 钱。

用法：水煎熏洗。

《祁州中医验方集锦（第一辑）》

主治：风寒湿腰痛。

处方：黑附子 8 钱，麻黄 2 钱，淫羊藿 8 钱，浮萍 4 钱，炒黑豆 8 钱，苍耳子 8 钱，细辛 1 钱，熟桃仁 6 钱，地首皮 8 钱。

用法：水煎服，黄酒 2 两为引。

《祁州中医验方集锦（第一辑）》

主治：风湿腰腿痛。

处方：指甲花（即凤仙花）、白矾适量。

用法：水煎洗。

《宁夏中医验方集锦（第一辑）》

主治：风湿腰痛。

处方：泽兰、钻石风、淫羊藿、血藤、木通、淮通、红花、制川乌、制草乌各 3 钱。

用法：泡白酒 1 斤服，日服 3 次，每次 1 杯。

《锦方选集（草药部）》

主治：风湿腰痛。

处方：白花草、红酸浆草、木瓜根、木通、羊食子根、透骨消、筋骨草、石楠藤、箭杆风、红茜草、红牛膝、泽兰各 5 钱，白酒 1 斤。

用法：泡酒服，日服 3 次，每次 1 杯，孕妇忌服。

《锦方选集（草药部）》

主治：风湿腰痛。

处方：金腰带、还魂草、鹰爪风、舒筋草、红牛膝、八爪龙、一口血、蜈蚣、铁秤砣、青藤香、牛膝、白龙须、阎王刺、降耳木、见血飞、红赤葛、松节、藤萝、满山串、红活麻各 5 钱。

用法：泡酒 2 斤，日服 3 次，每次 1 杯，孕妇忌服。

《锦方选集（草药部）》

主治：风湿性腰腿痛。

处方：白术 1 两，薏苡仁 2 两。

用法：水 4 杯，煎至 1 杯，1 次温服。

《土单验方汇集》

主治：风湿性腰腿痛。

处方：广三七 3 钱，北瓜根 5 钱。

用法：浸酒服。

《土单验方汇集》

主治：风湿性腰腿痛。

处方：海风藤 5 钱，青风藤 5 钱，牛膝 5 钱，地风 5 钱，甲珠 5 钱，酒 1 斤。

用法：将药和酒装瓷罐内，置水锅中加热炖，水开后 1 小时取出，去渣，早晚服酒 1 小杯。

《土单验方汇集》

主治：风湿性腰腿痛。

处方：虎杖 5 钱，寄生 1 两，金毛狗 3 钱，杜仲 4 钱，当归 3 钱，丹参 5 钱。

用法：水煎空腹服，日 2 次。

《土单验方汇集》

主治：风湿性腰腿痛（万灵丹）。

处方：首乌 4 两，苍术 4 钱，牛膝 3 钱，当归 3 钱，草石斛 3 钱，天麻 3 钱，二乌各 1 钱，全虫 2 钱，羌活 3 钱，木通 3 钱，麻黄 1 钱，细辛 1 钱，木瓜 3 钱，甘草 1 钱，兔儿伞根 3 钱。

用法：水煎服。

《土单验方汇集》

主治：风湿性腰腿痛。

处方：当归 3 钱，川芎 3 钱，独活 3 钱，寄生 3 钱，牛膝 3 钱，续断 3 钱，桂枝 2 钱。

用法：水煎服。

《土单验方汇集》

主治：风湿性腰腿痛。

处方：当归 5 钱，川乌 2 钱，红花 2 钱，牛膝 3 钱，木瓜 3 钱，自然铜 5 钱，薏苡仁 4 钱。

用法：共为细末，每次服 1 钱，开水送下。

《土单验方汇集》

主治：风湿腰痛，或骨节酸胀疼痛，甚则手不能举，足不能步。

处方：石楠叶 3 钱，独活 1 两，细辛 3 钱，川乌头 3 钱，桂枝 4 钱，续断 3 钱，走马胎 5 钱，川芎 4 钱，归身 3 钱，乳香 3 钱，香附 3 钱，川木瓜 8 钱，杜仲 8 钱，防己 8 钱，牛膝 6 钱，金边土鳖 8 钱，三花酒 3 斤。

用法：酒浸 7 天后，每天早、午、晚饭前 1 小时各服 1 次，每次服 1 两左右，服 1~2 剂可愈。服药 5 天后，有全身表皮发痒反应。

功用：祛风、祛湿、活络止痛。

《广西中医验方选集》

主治：风湿腰痛。

处方：白术 1 两，芡实 5 钱，薏苡仁 1 两，杜仲 5 钱，羌活 2 钱，甘草 1 钱。

用法：水煎服。

《包头市中医验方集锦（第二辑）》

主治：闪腰岔气，胸胁闷痛。

处方：当归3钱5分，炒青皮2钱4分，炙香附3钱5分，姜黄1钱5分，陈佛手3钱5分，枳壳2钱4分，会皮2钱4分，元胡2钱4分，郁金4钱，制半夏3钱4分，川芎2钱4分，香橼片3钱5分，槟榔3钱5分。

用法：共研细末，每服1钱，每日2次。

《内蒙古中草药验方选编》

主治：跌打伤腰。

处方：铁打杵、红蛇儿、地乌龟、泡通根、花椒根、红牛膝各5钱。

用法：泡酒1斤服，不可过量。

《锦方选集（草药部）》

主治：腰腿疼痛。

处方：净地龙2钱，川牛膝2钱，羌活2钱，秦艽2钱，香附1钱半，甘草2钱，川芎2钱，黄芪5钱，苍术2钱，黄柏2钱，五灵脂2钱，桃仁3钱，红花2钱。

用法：水煎服。

《中医验方粹选》

主治：肾虚腰痛。

处方：杜仲1两，猪腰2只。

用法：炖食。

《祖国医学验方汇编（第一辑）》

主治：五种腰痛，常服能补暖肾经，健壮腰部。

处方：川萆薢1两，故纸1两，木瓜1两，川牛膝1两，续断1两，杜仲1两（炒炭）。

加减：共为细末，炼蜜2为丸，如桐子大。每日2次，早晚各服50丸，重者可服至100丸。黄酒1两为引。

用法：水煎，食前服。

《中医验方汇选 内科（第二集）》

主治：腿疼、脚疼，下肢不利。

处方：青风藤3钱，海风藤3钱，鸡血藤3钱，石楠藤3钱，天仙藤3钱，千年健2钱，地风2钱，木瓜3钱，没药3钱，乳香2钱，炙甘草2钱。

用法：水煎，兑白酒1两为引。早晚空腹服下，1日2次。

《中医验方汇选 内科（第二集）》

主治：湿气腰疼。

处方：泽泻2钱5分，白芥子2钱，防己2钱，白术5钱，肉桂1钱，山药5钱，柴胡1钱5分，薏苡仁1钱5分，莲子2钱，甘草5分。

用法：生姜、大枣为引，水煎温服。可以配合针灸。

《中医验方汇选 内科（第二集）》

主治：腰背四肢疼痛。

处方：马钱子1两，麻黄5钱，防风2钱，桂枝1钱5分，羌活2钱，独活2钱，当归2钱，黄芪2钱，千年健2钱，地风2钱，乳香1钱，没药1钱，防己1钱，杜仲1钱，红花1钱，地龙2钱，木瓜1钱，牛膝1钱。

用法：先将马钱子用水浸泡半个月左右，每日换水，至水不变色时，将马钱子取出（如果泡的日期少，浸水仍染有药色，说明还有毒性，服后必心神畏惧失常）。用刀剥去皮毛，晒干，用沙土拌，炒黄、研末。混合其余药品，共为细末，炼蜜为丸，每丸重2钱5分。每天晚上睡前空腹服1次，重者早晚各服1次，每次服1丸，白开水送服。

《中医验方汇选 内科（第二集）》

主治：腰腿痛。

处方：酒糟若干斤。

用法：炒热装布袋内熨患处，凉再炒，熨至有汗为度。

《土单验方中草药汇编》

主治：腰痛，痛而不能立直者。

处方：杜仲5钱，破故纸3钱，熟地5钱，白术4钱，核桃仁2钱。

用法：水煎服。

《验方类编》

主治：坐骨神经痛。

处方：三妹木根（把天门）6钱，七指薯根6钱，四季青6钱。

用法：将三妹木根用茶油擦过后，与四季青、七指薯根煲猪骨内服，每日1剂，连服4剂。

《梧州地区献方集》

主治：坐骨神经痛。

处方：山铁尺6钱，过山风4钱，杜仲4钱，穿破石5钱，牛尾菜4钱，散血丹5钱，半枫荷3钱，水沉香5钱，黄花吊水莲4钱，三妹木根3钱，千斤拔3钱，山莲藕5钱，生鸡1只。

用法：生鸡去毛、内脏，与上药同煲，服其汁及鸡（服药后，可能有疼痛反应，三天后疼痛逐渐消失）。然后继续用上药煲猪骨内服，共服5剂为1个疗程。

外洗：将上药渣加骨节风1斤、花椒枝叶5两、红蓖麻叶1斤煲水洗身。

《梧州地区献方集》

主治：坐骨神经痛。

处方：独活5钱，川续断1两，秦艽1两，川芎5钱，当归1两，白芍5钱，熟地5钱，桂枝3钱，党参1两，防风2钱，牛膝5钱，杜仲1两，黄芪1两，威灵仙5钱，黑枣1两，蕲蛇5钱，石矛风1两，七叶莲1两，老松节5钱，鳖甲3钱。

用法：上药加米酒 4 斤，浸 5 天。每天服 50 mL，每日服 2 次。

《梧州地区献方集》

主治：坐骨神经痛。
处方：木通 30 g。
用法：与猪脚同炖服。

《温岭县单验方选编》

主治：寒湿腰痛。
处方：骨碎补 30 g，威灵仙 15 ~ 30 g，一枝香（毛大地丁）15 g，丝瓜藤 15 g。
用法：水煎加酒、糖各 2 两内服。

《温岭县单验方选编》

主治：寒湿或损伤引起的腰痛。
处方：蓢藋（珍珠莲）30 g，红头绳根（珍珠菜）15 g，威灵仙 15 g，锦鸡儿 15 g，虎杖 9 g。
用法：水煎服。

《温岭县单验方选编》

主治：脊柱部外伤风湿疼痛。
处方：小牛奶柿（琴叶榕）30 g，扶芳藤 45 g，黄牛刺根（云实）15 g。
用法：水煎服。

《温岭县单验方选编》

主治：坐骨神经痛、风湿痛。
处方：锦鸡儿根内皮 30 ~ 60 g，猪蹄 1 只。
用法：同煮，食肉及汤。

《温岭县单验方选编》

主治：坐骨神经痛。
处方：五加皮 12 g，画眉跳（牯岭勾儿茶）15 g，川芎 6 g，粉防己 9 g，红木香（长梗五味子）9 g，过山龙（南蛇藤）15 g，鸡血藤 15 g，红楤木根 15 g。
用法：水煎服。

《温岭县单验方选编》

主治：坐骨神经痛。
处方：金樱子根 30 g，紫金牛 15 g，画眉跳（牯岭勾儿茶）15 g，珍珠菜 15 g，木防己 15 g，过山龙（南蛇藤）30 g，鸡血藤 15 g，红楤木根 15 g，岩皮三七（石吊兰）15 g，一枝香（毛犬地丁）15 g。

用法：水煎服。

《温岭县单验方选编》

主治：坐骨神经痛、腰扭伤。

处方：楤木根 60 ~ 90 g。

用法：水煎服。

《温岭县单验方选编》

主治：坐骨神经痛、关节痛。

处方：虎头蕉（小花蜻蜓兰）30 g，茜草 30 g。

用法：同猪脚一只，加黄酒煮食。

《温岭县单验方选编》

主治：腰扭、挫伤。

处方：东风桔（山金桔）干根 15 ~ 30 g（鲜根 60 ~ 90 g）。

用法：水煎加红糖、黄酒各适量内服。

《温岭县单验方选编》

主治：虚损腰痛。

处方：党参 12 g，熟地 12 g，黄芪 9 g，川断 9 g，白芍 12 g，川芎 6 g，红花 3 g，焦术 9 g，锁阳 15 g，狗脊 9 g，羌活 9 g，地鳖虫 9 g，桑寄生 9 g，独活 9 g，云苓 9 g，破故纸 9 g。

用法：水煎服。

《温岭县单验方选编》

主治：腰痛。

处方：猪腰子 7 个，破故纸 1 两。

用法：将猪腰子剖开，装入破故纸。微火烧焦为面，每服 3 钱，以黄酒一盅服下。

《土单验方中草药汇编》

主治：腰肌劳伤。

处方：千锤打根皮 1 两（紫红色者）。

用法：洗净、焙干、研末后，每服 1 ~ 2 钱，开水或白酒送服。

《土单验方汇集》

主治：腰腿疼痛、手足麻木，筋骨疼痛，跌打损伤（追风散寒狗皮膏）。

处方：全当归 3 钱，白芷 3 钱，乳香 3 钱，桂枝尖 3 钱，广木香 3 钱，生川乌 3 钱，白芥子 3 钱，生草乌 3 钱，大黄 3 钱，樟丹 9 斤，麻油 10 斤。

用法：熬成膏药外用。

《介绍天津市的独门药》

主治：筋骨麻木，腰腿痛，感受风寒等症。

处方：龙骨 1 两 5 钱，菟丝子 1 两 5 钱，柴胡 1 两 5 钱，甘草 1 两 5 钱，乌药 1 两 5 钱，川芎 1 两 5 钱，防风 1 两 5 钱，防己 1 两 5 钱，虎骨 3 两，鹿角 3 两，牛膝 3 两，羌活 3 两，木瓜 3 两，益智仁 3 两，陈皮 3 两，半夏 3 两，茯神 3 两，续断 3 两，独活 3 两，黄芪 3 两，樟丹 9 斤 6 两，麻油 30 斤。

用法：熬成膏药外用。

《介绍天津市的独门药》

主治：风寒麻木，腰酸腿软。

处方：虎骨 3 钱，追地风 3 钱，木瓜 3 钱，白花蛇 3 钱，防风 3 钱，桂枝 3 钱，杜仲 3 钱，羌活 3 钱，千年健 3 钱，独活 3 钱，麻黄 3 钱，佛手 2 钱，橘络 2 钱，自然铜 2 钱，马钱子 1 钱，没药 4 钱，乳香 4 钱，牛膝 5 钱。

用法：炼蜜为丸，壮人每服 3 钱，老年人每服 1 钱 5 分，黄酒或白开水送下。

《介绍天津市的独门药》

主治：风寒湿滞气血不能流通，筋骨关节疼痛，瘀血流注，经络作痛。肩背疼痛不能抬举，腰腿疼痛，下肢无力（追风活血丸）。

处方：酒当归 5 两，海桐皮 5 两，杜仲炭 4 两，虎骨（炙酥）3 两，陈皮 3 两，木瓜 3 两，秦艽 3 两，钩藤 2 两，松节 2 两，威灵仙（酒拌）2 两，羌活 2 两，防风 2 两，木葛根 2 两，炒没药 1 两，牛膝 1 两，桃仁 1 两，独活 1 两，炒乳香 1 两，川续断 1 两，红花 5 钱。

用法：水泛为丸，每日服 2 钱，白开水送服。

《介绍天津市的独门药》

主治：风寒麻木、寒腿。

处方：老大葱、鲜生姜各半斤，荆芥 1 两，防风 1 两，地枫 1 两，千年健 1 两。

用法：上药同麻油 4 斤熬枯焦去渣入樟丹 2 斤收膏，温后兑以下药粉：肉桂 1 两，干姜 4 钱，搅匀摊成膏药外用。

《介绍天津市的独门药》

主治：各种腰痛。活血通络，强健腰肾。

处方：当归 2 钱，红花 2 钱，牛膝 2 钱，威灵仙 1 钱，生桃仁 1 钱，杜仲（可用广寄生代）3 钱，续断 3 钱。

用法：黄酒为引，水煎服。

《常见疾病中医验方汇编》

主治：坐骨神经痛。

处方：羌活 5 钱，独活 5 钱，牛膝 3 钱，丹参 4 钱，乳没各 2 钱，归尾 3 钱，姜黄 3 钱，川乌 1 钱 5 分，茜草 5 钱，络石藤 3 钱，土鳖虫 3 钱。

用法：水煎服。

《常见疾病中医验方汇编》

主治：腰酸腿软，筋骨疼痛，肝肾不足，步履艰难。

处方：蒺藜4两，沙苑子4两，肉苁蓉3两，当归3两，熟地3两，枸杞子3两，鱼鳔2两，牛膝2两，续断2两，陈皮2两，杜仲2两，虎骨2两，黄芪2两，五味子1两，茯苓1两，破故纸1两，甘草1两。

用法：上药炼蜜为丸，每丸3钱重，白开水送服。

《常见疾病中医验方汇编》

主治：腰痛，闪腰岔气，筋络扭伤，肌肉撕裂。

处方：油炸马钱子5两，杜仲2两5钱，牛膝2两5钱，甘草2两5钱。

用法：上先将马钱子煮熟去皮晒干，再用香油炸焦，不可过火，连其他药共轧成细粉，用江米三两三钱轧面打糊为小丸，每剂5分重。每日服5分，白开水送服。

《常见疾病中医验方汇编》

主治：腰背受风湿已久，不能俯仰成瘫痪。

处方：箭杆风4两，九节风4两，鹰爪风4两，附骨风4两，巴岩香4两，大血藤4两，小血藤4两，嫩茄根4两。

用法：泡高粱酒内服。可加制番木鳖1两，蛇1条。

《祖国医学采风录 秘方 验方 单方（第一辑）》

主治：腰痛如刺。

处方：白胡椒1两，食盐水炒透。

用法：将胡椒炒透至里面湿了为度，待干净后用黄酒囫囵吞7粒。

《祖国医学采风录 秘方 验方 单方（第一辑）》

主治：腰痛历久不愈，俯不能伸。

处方：杜仲、菟丝子、续断、鹿角胶、牛膝、故纸、巴戟天、骨碎补、当归、乳香、没药适量。

用法：水煎服。

《祖国医学采风录 秘方 验方 单方（第一辑）》

主治：肾虚腰脊酸痛，便后头晕眼花。

处方：益智仁2钱，杜仲4钱，大刀豆壳5钱，破故纸3钱，猪腰子1对。

用法：将药末及盐适量纳入猪腰子内，蒸熟后食腰子。

《祖国医学采风录 秘方 验方 单方（第一辑）》

主治：腰酸。

处方：杜仲1两，炒川续断4钱，狗脊4钱，菟丝子4钱，猪肾1具，全当归4钱。

用法：先将猪肾煎汤，待汤浓厚时，再将上药放入汤内同煎。

《群众献方（第3辑）》

主治：腰痛。

处方：牛腿骨髓适量。

用法：煎膏内服。

《群众献方（第3辑）》

主治：肾虚腰痛。

处方：骨碎补5钱，猪肾适量。

用法：骨碎补研末纳入猪肾中，置锅上蒸熟。空腹服。

《群众献方（第3辑）》

主治：肾虚。

处方：米蛀虫1碗。

用法：锅内炒熟，开水吞服。

《献选集（二）》

主治：腰痛。

处方：王不留行1钱2分。

用法：研细末，黄酒吞下。

《献选集（二）》

主治：腰腿痛。

处方：木耳1两，木瓜3钱5分，川牛膝5钱。

用法：水煎内服。

《献选集（二）》

主治：闪挫腿痛。

处方：莳萝子适量。

用法：研末，酒服2钱。

《献选集（二）》

主治：腰伤。

处方：全蝎3只。

用法：水煎内服。

《献选集（二）》

主治：风湿性腰痛。

处方：草乌1个，生姜1块。

用法：上二味与食盐研细，用酒炒热后热熨腰部。

《献选集（二）》

主治：劳力腰痛。

处方：补骨脂 2 钱，杜仲 4 钱，川续断 3 钱。

用法：水煎服，连服 10 天。

《祖国医学验方汇编（第一辑）》

主治：受伤腰痛。

处方：煅自然铜 3 钱，乳香 1 钱，没药 1 钱，红花 1 钱半，当归 3 钱，川续断 3 钱。

用法：水煎服。

《祖国医学验方汇编（第一辑）》

主治：腰曲不伸（受寒引起，腰重如带石，不能转侧）。

处方：淡附子 2 钱，赤茯苓 3 钱，白术 3 钱，炙甘草 1 钱半，干姜 1 钱，杜仲 4 钱。

用法：水煎服。

《祖国医学验方汇编（第一辑）》

主治：肾虚腰痛。

处方：破故纸 1 两，杜仲 1 两。

用法：炒为末，温酒吞服 3 钱。

《祖国医学验方汇编（第一辑）》

主治：肾虚腰痛。

处方：炒杜仲 3 钱，炒破故纸 3 钱，炒川续断 3 钱，桑寄生 3 钱，淮山药 4 钱。

用法：水煎服。

《祖国医学验方汇编（第一辑）》

主治：肾虚腰痛。

处方：杜仲 1 两，猪腰 2 只。

用法：水煎服。

《祖国医学验方汇编（第一辑）》

主治：肝肾俱损型腰痛。

处方：牛膝、萆薢、杜仲、白蒺藜、防风、肉苁蓉各 3 钱，官桂 1 钱，大熟地 4 钱。

用法：共研细末，蜜和为丸，如梧子大。每服 30 丸，日 1 次，开水送下。

《祖国医学验方汇编（第一辑）》

主治：肾虚腰痛。

处方：破故纸 1 两，杜仲 5 钱，核桃半斤。

用法：研末为丸，炒米汤送下。

《上海市蓬莱区验方选录》

主治：腿脚痛。

处方：威灵仙 1 斤。

用法：好酒浸 7 日，晒干研末为丸。

《上海市蓬莱区验方选录》

主治：腰痛。

处方：丝瓜络根 2 两。

用法：水煎服。

《上海市蓬莱区验方选录》

主治：腰痛。

处方：破故纸 3 钱 7 分。

用法：研末，温酒下。

《上海市蓬莱区验方选录》

主治：腰痛年久不愈。

处方：菊花 2 斤，芫花 2 斤，羊踯躅 2 斤。

用法：三味，以醋伴湿，纳于布内，加热熨烫。

《上海市蓬莱区验方选录》

主治：腰骨痛。

处方：野猫骨适量。

用法：熬膏后和冰糖老酒燉服。

《上海市蓬莱区验方选录》

主治：腰痛。

处方：炙鳖甲 1 枚。

用法：研细末，以汤饮或酒送服。每服 1 钱，日服 2 次。

《上海市蓬莱区验方选录》

主治：腰痛。

处方：雄猪腰子 1 对，炒青盐 2 钱，大茴香 2 钱半，炒杜仲 4 钱，当归 2 钱半。

用法：诸药纳猪肾内蒸熟，以酒送下。

《上海市蓬莱区验方选录》

主治：腰痛不能直。

处方：炒杜仲 1 两，破故纸 5 钱，熟地 2 两，白术 3 两，核桃仁 2 两。

用法：研末水泛为丸，每服 5 钱。

《上海市蓬莱区验方选录》

主治：劳动过度的腰疼背疼、四肢乏力。

处方：黄芪 1 两，当归 1 两，牛膝 1 两，防风 5 钱。

用法：水煎服。

《上海市蓬莱区验方选录》

主治：腰痛。

处方：杜仲4钱，肉苁蓉4钱，巴戟天3钱，小茴香2钱，破故纸3钱，猪腰子2个。

用法：先将猪腰子用黄土泥包裹煨干研面，加青盐少许，分为4包；再将上药水煎，冲服每次1包。

《陕西中医验方选编》

主治：腰痛。

处方：当归4钱，枸杞2钱，川乌2钱，木瓜3钱，红花2钱，骨碎补3钱，广木香2钱，草乌2钱。

用法：研面，每次2钱，黄酒送下。

《陕西中医验方选编》

主治：腰痛。

处方：杜仲2钱，土鳖虫3钱，红花2钱，破故纸2钱，羌活3钱，苏木2钱，五加皮3钱，官桂2钱，当归尾2钱。

用法：水煎，加烧酒少许，温服。

《陕西中医验方选编》

主治：腰痛。

处方：破故纸、杜仲、肉苁蓉、小茴香、巴戟天各5钱，牙猪腰1个。

用法：共研面，每次服1～2钱，早晚黄酒送下。

《陕西中医验方选编》

主治：腰痛。

处方：当归5钱，延胡索5钱，小茴香3钱，广木香2钱，牛膝4钱，杜仲1两，破故纸5钱。

用法：共研面，每次服3钱，烧酒或甜酒冲服。

《陕西中医验方选编》

主治：肾虚腰痛。

处方：杜仲4两，破故纸3钱，白术3钱，熟地3钱，当归身3钱，威灵仙2钱，山茱萸3钱，核桃3个，生姜3片，大枣2枚。

用法：水煎服。

《陕西中医验方选编》

主治：肾虚腰痛。

处方：补骨脂1两，杜仲2两，核桃仁1两，小茴香4钱，党参5钱，炙甘草1两。

用法：水煎服。

《陕西中医验方选编》

主治：梦遗腰痛。
处方：杜仲4两（酒炒），核桃仁8两，破故纸4两（酒炒），牡蛎8两（煅）。
用法：共研细末，炼蜜为丸，每次服3钱，早晚黄酒送下。

《陕西中医验方选编》

主治：腰挫疼痛。
处方：青盐3钱，杜仲5钱，破故纸5钱，小茴香1钱半。
用法：水煎服。

《陕西中医验方选编》

主治：腰腿痛。
处方：当归2钱，川芎2钱，川牛膝2钱，杜仲2钱，木瓜2钱，续断2钱，骨碎补3钱，僵蚕3钱，全蝎3钱，乳没各1钱半，木通2钱，三七2钱，螃蟹2钱，陈皮1钱半，土茯苓1钱半，厚朴2钱。
用法：水煎，冲服三七，早晚各服1次。

《陕西中医验方选编》

主治：腰腿痛。
处方：巴戟天、山茱萸、续断、桑寄生、杜仲、枸杞、破故纸、川牛膝、菟丝子各2钱，木通1钱，没药5分，乳香5分，秦艽1钱半，台乌1钱半，甘草1钱，广木香2分，土元1个。
用法：水煎服。

《陕西中医验方选编》

主治：腰腿痛。
处方：当归3钱，桂枝1钱，生川乌、生草乌各5分，桃仁1钱，红花5分，甘草1钱，川牛膝1钱，肉桂1钱，白木耳5分，生姜3片。
用法：好烧酒1斤，泡7日后，每天早晚各服1杯。

《陕西中医验方选编》

主治：腰腿痛。
处方：当归3钱，羌活3钱，防风2钱，威灵仙2钱，木瓜2钱，杜仲3钱，乳香3钱，没药3钱，川乌2钱，草乌2钱，桂枝2钱，桑寄生3钱，沉香1钱，木耳3钱。
用法：水煎服。

《陕西中医验方选编》

主治：腰腿痛。

处方：杜仲 3 钱，破故纸 2 钱，牛膝 2 钱，红花 1 钱，沉香 1 钱，木香 1 钱，延胡索 2 钱，木瓜 3 钱，透骨草 1 两。

用法：研末，黄酒冲服。

《陕西中医验方选编》

主治：腰腿痛。

处方：当归 3 钱，木瓜 4 钱，川芎 3 钱，牛膝 3 钱，全蝎 1 钱，土鳖 2 钱，红花 2 钱，虎骨 1 钱，白酒 8 两。

用法：泡酒 7 日后，每日 3 次，每次 1 酒杯。

《陕西中医验方选编》

主治：腰腿痛。

处方：台乌药、威灵仙、全当归、防风、虎骨、生黄芪、续断、僵蚕、赤芍药、木瓜、草薢、牛膝、五灵脂各 2 钱。

用法：烧酒泡服。

《陕西中医验方选编》

主治：腰腿痛，天阴下雨病势加重。

处方：金毛狗脊 5 钱，川草薢 3 钱，川牛膝 3 钱，木瓜 3 钱，焦杜仲 3 钱，五加皮 3 钱，汉防己 2 钱，路路通 3 钱，制乳香 2 钱，黄酒少许。

用法：水煎服。

《陕西中医验方选编》

主治：腰膝疼痛。

处方：老鹳草、石榴、川芎、羌活、牛膝、五加皮、当归、透骨草、地骨皮、木瓜、苍术各 1 两。

用法：水煎服或研末，早晚以黄酒冲服 2 ～ 3 钱。

《陕西中医验方选编》

主治：腰腿痛。

处方：天麻、半夏、细辛各 2 两。

用法：以纱布包药，水煮后熨烫局部。

《陕西中医验方选编》

主治：腰腿痛。

处方：黑木耳 1 斤（去砂石），全当归 3 两（黄酒炒），土茯苓 1 两，土牛膝 1 两（泉水洗），炙乳香 1 两，大丁香 5 钱，僵蚕 5 钱，上元桂 5 钱，鹿角霜 5 钱（黑色勿用）。

用法：研末，黄酒冲服。男患者可加虎骨面 2 钱。

《陕西中医验方选编》

主治：腰腿痛，妇女月经期间浑身作痛。

处方：骨碎补 1 两，川牛膝 5 钱，千年健 4 钱。

用法：研末，用烧酒冲服，早晚各 2 钱。

《陕西中医验方选编》

主治：气血凝滞，腰腿痛，不能伸屈。

处方：泽漆根 1 两，万年青 1 两，荔枝皮 1 两。

用法：将上药装瓶内，倒入大曲酒 3 斤，固封 2 个星期后，开瓶徐服。

《陕西中医验方选编》

主治：腰腿疼痛。

处方：桑寄生 4 ~ 6 两，晒干后酒浸纸包阴干。

用法：每煎半两，早晚各服 1 次。

《山西省中医验方秘方汇集（第三辑）》

主治：腰腿疼痛，膝关节足关节长期慢性疼痛。

处方：全当归、川芎、桂心、千年健、追地风各 3 钱。

用法：以酒 1 斤泡 7 日后服，每服 4 钱，每日 2 次。

《山西省中医验方秘方汇集（第二辑）》

主治：腰腿痛，四肢麻木和浮肿难动，筋骨抽搐，左瘫右痪。

处方：酒浸当归 9 斤，酒浸白芍 6 斤，白术 6 斤，独活 6 斤，川牛膝 7 斤，木瓜 3 斤，杜仲炭 3 斤，桔梗 3 斤，鲁山木耳 20 斤。

用法：研面，以黄小米为胎，好醋为丸，绿豆大小，每天早晚各服 3 钱，黄酒送下。

《山西省中医验方秘方汇集（第二辑）》

主治：麻木腰腿痛，少精神、贫血、气弱。

处方：当归 1 两，川牛膝 1 两，白芷子 1 两，南耳子（白）4 两，油枣王 5 两。

用法：研末为丸，每服 5 钱，早晚各 1 次，黄酒送服。

《山西省中医验方秘方汇集（第二辑）》

主治：腰腿痛。

处方：木耳 1 两，木瓜 2 钱 5 分，苍术 2 钱 5 分，川牛膝 5 钱。

用法：水煎温服。

《山西省中医验方秘方汇集》

主治：腰背酸痛。

处方：青盐 5 分，杜仲炭 1 钱。

用法：为末入鸡蛋内烧热食之。

《山西省中医验方秘方汇集》

主治：腰腿疼痛，小腹冷。

处方：乌骨鸡 1 只（舌黑者 1 个即是 2 斤多重），川牛膝 2 两，南木瓜 2 两，陈醋 2 斤。

用法：杀鸡同醋煮食，将鸡骨焙黄，与上药研成细面，白酒或黄酒或水送服。

《山西省中医验方秘方汇集》

主治：腰腿疼痛，风寒湿气。

处方：当归 3 钱，杜仲 3 钱，川牛膝 3 钱，川乌 2 钱，草乌 2 钱，川芎 2 钱，木瓜 2 钱，防风 2 钱，钻地风 2 钱，红花 1 钱半，地骨皮 2 钱，全蝎 5 钱。

用法：共为细末，烧酒 1 斤浸 3 ~ 5 天，每日 3 次，每次一酒盅。

《山西省中医验方秘方汇集》

主治：腰腿疼痛。

处方：当归 1 钱，川芎 5 钱，生地 1 钱，茯苓 1 钱，桂南 1 钱，牛膝 1 钱，破故纸 1 钱，防风 1 钱，核桃仁 2 个，山茱萸 1 钱，土茯苓 2 钱。

用法：酒浸水煎，食后服，如有浑身疼痛再加秦艽、羌活各 2 钱，葱白作引。

《山西省中医验方秘方汇集》

主治：腰痛坐骨神经痛。

处方：桑螵蛸 3 钱，杜仲 4 钱，牛膝 3 钱，川续断 2 钱，木瓜 3 钱，玉米 4 钱，金毛狗脊 3 钱，防风 3 钱，川芎 2 钱。

用法：水煎服。

《山西省中医验方秘方汇集》

主治：产后腰腿痛。

处方：党参 3 钱，酒当归 5 钱，酒川芎 4 钱，木瓜 3 钱，防己 3 钱，杜仲炭 4 钱，川牛膝 4 钱，川续断 3 钱，全虫 1 钱半，独活 3 钱，童便 1 杯作引，油松节 1 两，烧酒 1 盅。

用法：水煎空腹服。

《山西妇科验方》

主治：产后腰腿痛。

处方：当归 5 钱，川芎 5 钱，大口芪 8 钱，木瓜 3 钱，汉防己 3 钱，川牛膝 4 钱，川续断 3 钱，杜仲炭 3 钱，全蝎 1 钱半，独活 3 钱（如气虚者加党参 4 钱），童便 1 杯作引，油松节 1 两，酒 1 杯。

用法：水煎服。

《山西妇科验方》

主治：妇人腰腿痛。

处方：木耳 4 两，羌活 2 钱，防风、陈皮、当归、川芎、川乌、苍术、川牛膝各 3 钱。

用法：共为细末，开水为丸，每服 3 钱，每早空腹烧酒送下。

《山西妇科验方》

主治：妇人腰腿痛及痉挛。

处方：蘑菇1斤。

用法：用童便浸，春4天、夏2天、秋7天、冬10天后，取出蒸7次，晒7次，以干为度。再合血余2两烧存性，白麻4两烧存性，大枣7个去核焙干，当归3钱，狗脊3钱研细末，炼蜜为丸重5钱，日服1丸。

《山西妇科验方》

主治：妇人腰腿痛。

处方：木耳（南木耳或黑木耳均可）4两，酒当归1两，川芎1两，白芷子1两（略炒），牛膝1两。

用法：木耳置醋内浸泡，7蒸后慢火焙干，同诸药共研细末，以炼蜜饴糖各半为丸，每丸3钱重，每日空腹服1丸，1日3次，开水送下。

《山西妇科验方》

主治：肾虚腰痛。

处方：杜仲炭1两，猪腰子3对。

用法：水煎服，1日1剂，连服3日，连肉水送服。

《山东省中医验方汇编（第二辑）》

主治：腰痛。

处方：杜仲2两。

用法：黄酒8两，水煎服，以出汗为度。

《山东省中医验方汇编（第二辑）》

主治：腰痛。

处方：桂枝、枸杞、桑皮、千年健、木瓜、川牛膝、当归、黑芝麻、杜仲、冰糖各2钱，烧酒2斤（黄酒亦可，浸泡药酒）。

用法：1日3次服。

《山东省中医验方汇编（第二辑）》

主治：腿痛。

处方：当归3钱，川芎3钱，草乌3钱，川乌3钱，老鹳草4钱，烧酒1斤。

用法：泡酒7日后服，每服1盅，每日3次。

《山东省中医验方汇编（第二辑）》

主治：腿痛。

处方：麻黄、桂枝、川乌、草乌、钻地风、千年健、杜仲、牛膝、当归、破故纸、文术、防风、自然铜各3钱，两头尖1两，制马钱子3钱。

用法：上药除马钱子外，共研细末，每服加3分马钱子末和匀。每服3钱，黄酒冲服，出汗为度。

《山东省中医验方汇编（第二辑）》

主治：腿痛。

处方：升麻3钱，当归3钱，防己3钱，宣木瓜3钱，川椒3钱，麻黄3钱，牛膝3钱，川芎3钱。

用法：上药为末，以绢带装入鸡腹内，黄酒白水各半煎熟，饮汤食肉。

《山东省中医验方汇编（第二辑）》

主治：腿痛。

处方：醋槽1碗，芥末1两（研末）。

用法：共调1处，敷患处。

《山东省中医验方汇编（第二辑）》

主治：腿筋骨麻木。

处方：红花、防己、威灵仙各3钱。

用法：水煎服。

《山东省中医验方汇编（第二辑）》

主治：坐骨神经痛。

处方：鲜泽漆之心，用量每岁1个。

用法：焙干研末，黄酒冲服。

《山东省中医验方汇编（第二辑）》

主治：受寒腰痛。

处方：麻黄4两，制马钱子4两，千年健5钱，钻地风5钱，川乌5钱，草乌5钱，木瓜2两，血竭5钱，乳香5钱，没药5钱，当归1两，桔梗5钱，甲珠1两，怀牛膝1两，杜仲5钱，桂枝5钱。

用法：共为细末，炼蜜为丸，每服2钱，酒送下。

《山东省中医验方汇编（第二辑）》

主治：闪腰。

处方：鳖子30个。

用法：共为末，分3包。每晚以黄酒冲服1包，发汗。

《山东省中医验方汇编（第二辑）》

主治：腰、胁、膝酸痛，以及跌仆损气伤血等。

处方：熟地1两半，附子8钱，龟板胶1两，虎骨1两，首乌1两，鹿角胶1两，牛膝1两，杜仲1两，威灵仙1两，锁阳1两，黄柏5钱，党参5钱，羌活5钱，干姜5钱，白芍5钱，白术5钱。

用法：龟、鹿二胶用开水炖化，诸药研细后与蜂蜜炼为丸，每服 3 钱。春日开水送下，冬日黄酒送下。

《中医验方集（第二辑）》

主治：腰胁酸痛。

处方：当归 3 钱，丹参 2 钱，杜仲 4 钱，怀牛膝 2 钱，制香附 3 钱，陈皮 1 钱半，秦艽 3 钱，独活 3 钱，川断 3 钱，生白术 3 钱，嫩桑枝 4 钱，广郁金 1 钱半，炒枳壳 1 钱半。

用法：水煎服。

《群众献方（第 1 辑）》

主治：坐骨神经痛。

处方：白芍 5 钱，附片 3 钱，炙甘草 3 钱，元胡 3 钱。

用法：水煎服。

《青海中医验方汇编》

主治：坐骨神经痛，牵引两腿疼痛。

处方：羌活 3 钱，秦艽 3 钱，元胡 3 钱，郁金 3 钱，台乌 2 钱。

用法：水煎服。

《青海中医验方汇编》

主治：麻痹症，脊骨臀胯腿麻痹。

处方：防风、薏苡仁、云苓、苍术、木瓜、川羌、川膝、甘草、海桐皮、通草各 3 钱。

用法：水煎服。

《祁州中医验方集锦（第一辑）》

主治：闪腰岔气。

处方：杜仲 3 钱，桂心 1 钱半，川牛膝 3 钱，食盐少许。

用法：水煎服。

《祁州中医验方集锦（第一辑）》

主治：腰腿痛。

处方：海风藤 3 钱，青风藤 3 钱，千年健 3 钱，钻地风 3 钱，穿山甲 2 钱。

用法：用好烧酒 2 斤，将药入内泡 20 天。每天 2 次，每次 3 钱。

《祁州中医验方集锦（第一辑）》

主治：腰腿疼痛，手足麻木。

处方：虎骨 4 钱，醋制乳没各 4 钱，熟地 8 钱，黑豆 5 钱，地龙 30 条，盐炒当归 8 钱，千年健 4 钱，钻地风 3 钱，自然铜 8 钱，桂枝 4 钱，牛膝 4 钱，巴戟天 4 钱，血茸 2 钱，金毛狗脊 4 钱，鹰爪 1 对，海马 2 钱，血竭 4 钱，红花 2 钱，麝香 2 钱，土元 8 钱，三七 2 钱，全虫 3 钱，木瓜 3 钱，破故纸 6 钱，蜈蚣 8 钱，甘松 4 钱，冬虫夏草 4 钱，杜仲 6 钱，龟珠 8

钱，山萸肉8钱，艾叶3钱，马钱子8钱，炙甘草4钱。

用法：上药用砂锅煮6～8小时，去甘草，用砂锅炒干，置石器上研细末（禁忌见铁器），炼蜜为丸，丸重2钱。每服1丸，男用烧酒，女用黄酒送服。

《宁夏中医验方集锦（第一辑）》

主治：腰腿疼痛，手足麻木，半身不遂，左瘫右痪。

处方：当归2两，川芎1两，白术5钱，茯苓5钱，川乌7钱，防风5钱，荆芥穗5钱，天麻5钱，何首乌5钱，全虫3钱，白芷7钱，草乌5钱，威灵仙5钱，石斛5钱，川牛膝5钱，独活5钱，羌活5钱，麻黄3钱，石楠藤5钱，薏苡仁1两，干姜5钱，赤桂5钱，玉片5钱，宣木瓜1两，钟乳石5钱，没药5钱，川断5钱，苍术1两，黄芪1两，防己5钱，桑寄生5钱，茯神1两，粉甘草5钱，骨碎补5钱，细辛5钱。

用法：用白酒5斤泡药，用文武火熬，熟后去火毒（即埋地下）十一二日，每次服3钱。

《宁夏中医验方集锦（第一辑）》

主治：腰痛。

处方：扁豆根适量。

用法：水煎洗。

《宁夏中医验方集锦（第一辑）》

主治：肾虚、血弱、腰痛。

处方：独活2钱，桑寄生3钱，人参1钱，秦艽2钱，防风2钱，牛膝3钱，炙甘草2钱，细辛1钱，熟地黄5钱，桂心2钱，茯苓4钱，白芍4钱，川芎1钱半，当归3钱，杜仲3钱。

用法：水煎服。

《宁夏中医验方集锦（第一辑）》

主治：腰痛。

处方：刀豆适量。

用法：烧灰，酒冲服。

《宁夏中医验方集锦（第一辑）》

主治：腰痛。

处方：当归、红花、牛膝各1钱，威灵仙5分，生桃仁7个。

用法：水1碗、老黄酒1碗煎服。

《宁夏中医验方集锦（第一辑）》

主治：腰痛。

处方：冬瓜皮2钱，茄子秆2钱，指甲草2钱，蒜瓣子2钱，胡椒2钱，大葱2钱。

用法：水煎服。

《宁夏中医验方集锦（第一辑）》

主治：寒腰痛。

处方：杜仲1钱，牛膝1钱，木瓜1钱，猪腰子1钱（焙干研细末）。

用法：开水冲服。

《宁夏中医验方集锦（第一辑）》

主治：腰痛。

处方：丝瓜根适量。

用法：烧灰存性，每服2钱酒下。

《宁夏中医验方集锦（第一辑）》

主治：老年腰痛。

处方：松香粉（重者用5钱）。

用法：加黄酒冲服。

《宁夏中医验方集锦（第一辑）》

主治：腰腿痛。

处方：松毛适量。

用法：烧灰，用布包好，趁乘热熨之。

《宁夏中医验方集锦（第一辑）》

主治：肾虚腰痛。

处方：川牛膝3钱，杜仲3钱，葫芦巴3钱，破故纸2钱，川楝子3钱，续断3钱，小茴香3钱，桃仁3钱，茯苓3钱，淮山药3钱，天麻2钱，海桐皮3钱。

用法：水煎服。

《宁夏中医验方集锦（第一辑）》

主治：腰腿痛。

处方：生黄芪4两，白术1两，当归5钱，萆薢3钱，薏苡仁1钱，山萸肉1钱半，防风2钱，杜仲2钱，牛膝2钱，防己2钱，威灵仙2钱，芡实5钱，云苓2钱，柴胡1钱，甘草1钱。

用法：水煎服。

《宁夏中医验方集锦（第一辑）》

主治：腰腿疼痛，筋骨麻木。

处方：当归身2两，川乌（去皮）5钱，荆芥穗5钱，全虫3个，川牛膝5钱，羌活5钱，石楠藤5钱，干姜5钱，槟榔5钱，真石乳5钱，川续断5钱，黄芪5钱，云苓5钱，防风5钱，天麻5钱，香白芷7钱，草乌5钱，金石斛5钱，独活5钱，麻黄节5钱，薏苡仁1两，油桂5钱，木瓜1两，没药3钱，苍术3钱，两头尖5钱，南木香5钱，桑寄生5钱，甘草5钱，细辛5钱，汉防己5钱，赤茯神1两，骨碎补5钱，生头酒6斤。

用法：文武火熬热去毒。

《宁夏中医验方集锦（第一辑）》

主治：腰腿痛。
处方：荆芥、防风适量。
用法：水煎服。

《宁夏中医验方集锦（第一辑）》

主治：初得腰腿疼痛，步履艰难。
处方：黄芪半斤，归尾6钱半，红花3钱，桃仁6钱半，地龙3钱，乳香6钱半，没药6钱半。
用法：水煎数服。

《宁夏中医验方集锦（第一辑）》

主治：腰腿痛。
处方：南木耳4两，鱼鳔珠2两，酒当归1两半，杜仲1两，羌活1两，牛膝1两，全虫1钱半，炒僵蚕2钱。
用法：共研成细末，炼蜜为丸2钱重，早晚各服1丸。

《宁夏中医验方集锦（第一辑）》

主治：腰痛。
处方：鳖甲5钱，牛膝、木瓜、肉桂各3钱。
用法：研末，每服3钱，黄酒送下。

《宁夏中医验方集锦（第一辑）》

主治：腰腿疼痛，不能行动。
处方：透骨草半斤，伸筋草6两，荆芥6两，防风6两，鸡粪半斤。
用法：水煎熏蒸。
又方：西洋参1钱，白术5钱，砂仁5钱，九地5钱，沉香1钱，陈皮3钱，油桂3钱，牛膝1两，公丁香2钱，母丁香2钱，黄芪1两，油朴3钱，杭芍8钱，枸杞1两，木香2钱，巴戟天3钱，枇杷叶3钱，炮姜3钱，防风1两，防己1两，杜仲1两，川贝4两，苍术1两，桂枝8钱，钩藤8钱，鱼鳔4两，炙甘草3钱，南星3钱，续断1两，虎骨1钱半，豹筋1钱半。
用法：共为细末，炼蜜为丸，每丸重3钱，日服3次，开水送服。

《宁夏中医验方集锦（第一辑）》

主治：腰腿疼痛。
处方：马钱子1两（去净皮、毛、油），没药1两（去油），乳香1两，麻黄1两，川牛膝1两。
用法：研末为丸，每服1钱，黄酒送下。

《宁夏中医验方集锦（第一辑）》

主治：腰腿痛。

处方：松毛。

用法：松毛适量，捣泥酒浸 7 日饮之。

《祖国医学采风录 秘方 验方 单方（第一辑）》

主治：腰痛。

处方：枸杞根半斤，黑枣 2 斤。

用法：同煮每晚服枣汤 1 碗。

《祖国医学采风录 秘方 验方 单方（第一辑）》

主治：腰腿疼痛。

处方：（活血祛风汤）净地龙 2 钱，川牛膝 2 钱，羌活 2 钱，秦艽 2 钱，香附 1 钱半，甘草 2 钱，川芎 2 钱，黄芪 5 钱，苍术 2 钱，黄柏 2 钱，五灵脂 2 钱，桃仁 3 钱（炒），红花 2 钱。

用法：水煎服。

《中医验方粹选》

主治：年久腰痛不愈（属肾虚者）。

处方：杨泡树 5 两（洗，切片）。

用法：杨泡树 5 两（洗，切片），以水酒 1 碗放在锅内蒸，勿使泄气，2 小时后去渣，分 2 次服。连服 3 剂。

《名老中医经验汇编》

主治：腰痛。

处方：野棉花兜 1 两，水田泡兜 1 两，凉水球兜藤 2 两，黄鳝兜（体弱人用 2 两，体强用 1 两），猴爪 5 钱至 1 两。

用法：炖水服，体弱者用水酒炒再用水炖，体实不用酒炒。

《名老中医经验汇编》

主治：风湿脚痛。

处方：钻石风 5 钱 ~ 1 两，钻子风 2 ~ 3 两，炼骨丹 2 两，紫金藤 1 两，小活血 5 钱，大活血 1 两 ~ 1 两 5 钱，勒棕 1 ~ 2 两。

用法：炖水服，体弱者腰炖小狗汤兑，炖猪蹄亦可。正药 1 剂做 3 次服，体弱者可配用当归、西党、黄芪、猴爪（草药）。

《名老中医经验汇编》

主治：卒然腰痛。

处方：杜仲 8 两，丹参 8 两，川芎 5 两。

用法：泡酒服。

《锦方选集·内科（第 3 册）》

主治：腰痛不能俯伸。

处方：杜仲、菟丝子、续断各3钱，鹿角胶2钱，当归、牛膝、破故纸、巴戟天、骨碎补、乳香各3钱，没药2钱。

用法：水煎服。

《锦方选集·内科（第3册）》

主治：肾阳虚腰腹冷痛，小便多。

处方：鹿茸、泽泻、茯苓、山药、枣皮、杜仲、菟丝子、附片各4钱，肉桂2钱。

用法：共研末，炼蜜为丸，每服3钱。

《锦方选集·内科（第3册）》

主治：腰痛。

处方：巴戟天6钱，杜仲、破故纸各1两，青盐、小茴香、菟丝子各5钱，淡苁蓉3钱，酸枣仁2钱。

用法：研细末，每次服3钱，蒸猪腰食或酒下。（盐汤下亦可）

《锦方选集·内科（第3册）》

主治：腰痛。

处方：白术、熟地各1两，杜仲2两，怀牛膝4钱（酒洗），小茴香4钱（炒），阳起石2钱，青盐1钱，核桃10个（去壳），荔枝核8钱，大茴香2钱。

用法：水煎服。

《锦方选集·内科（第3册）》

主治：腰背痛。

处方：桂枝、白芍各3钱，独活、狗脊、制附片、杜仲各4钱，甘草、生姜各1钱，大枣5枚。

用法：水煎服。

《锦方选集·内科（第3册）》

主治：阳虚腰痛。

处方：大刀豆米7粒，胡椒10粒。

用法：将药放在猪腰子内烧熟食。

《锦方选集·内科（第3册）》

主治：腰痛。

处方：当归、红花、灵仙各3钱，牛膝、桃仁各2钱。

用法：水煎服。

《锦方选集·内科（第3册）》

主治：腰痛。

处方：黄芪、茯苓各 4 钱，杜仲、当归、破故纸各 3 钱，核桃肉 5 钱。

用法：水煎服。

《锦方选集·内科（第 3 册）》

主治：猝然腰痛。

处方：延胡索 3 钱，桂心、胡椒各 2 钱。

用法：研末，酒送服。

《锦方选集·内科（第 3 册）》

主治：腰痛不已。

处方：地胡椒 5 钱，红酸浆草 4 钱，红牛膝、大血藤、小血藤各 1 两，杜仲、破故纸各 4 钱，狗脊 7 钱，阎王刺根 1 两。

用法：泡酒服。

《锦方选集·内科（第 3 册）》

主治：腰膝疼痛。

处方：海桐皮、砂仁各 2 两，牛膝、川芎、羌活、地骨皮、五加皮各 1 两，甘草 5 钱，生地 10 两。

用法：泡酒服，每日 3 次。

《锦方选集·内科（第 3 册）》

主治：腰腿痛。

处方：当归、川芎、白芍、熟地、牛膝、云苓、石斛、木瓜、防风、独活、木香、炙甘草各 3 钱，生姜 1 片。

用法：水煎服。

《锦方选集·内科（第 3 册）》

主治：腰痛。

处方：茯苓、葫芦巴各 5 钱，杜仲 1 两，小茴、青盐、花椒各 2 钱，破故纸、熟地各 3 钱，仔鸡 1 只。

用法：药入鸡内，久炖后服。

《锦方选集·内科（第 3 册）》

主治：腰痛。

处方：杜仲、破故纸、巴戟天、葫芦巴、当归各 5 钱，桃仁 4 钱，乳香、没药各 3 钱。

用法：水煎，加少量酒服。

《锦方选集·内科（第 3 册）》

主治：腰痛如刀割。

处方：鹿角、归尾、续断、红花各 3 钱，丹皮 2 钱，白芍、牛膝各 4 钱。

用法：水煎服。

《锦方选集·内科（第 3 册）》

主治：腰痛。
处方：杜仲、鹿茸、补骨脂、没药各 2 两。
用法：研末，每次服 2 钱，日服 3 次。

《锦方选集·内科（第 3 册）》

主治：腰脊痛，坐骨痛。
处方：当归、白芍各 6 钱，川芎 3 钱，杜仲 4 钱，续断、鳖甲、龟板、碎补各 6 钱，菟丝子、破故纸各 4 钱，仙茅 3 钱，甘草、细辛各 1 钱，巴戟天 4 钱，枸杞 3 钱。
用法：水煎服。

《锦方选集·内科（第 3 册）》

主治：腰痛。
处方：蛇蜕 1 条，鸡蛋 1 个。
用法：蛇蜕研细末转入蛋内，封口烧熟食。

《锦方选集·内科（第 3 册）》

主治：气滞腰痛。
处方：当归、官桂、延胡索各 3 钱，杜仲、小茴香各 4 钱，木香 2 钱。
用法：水煎服。

《锦方选集·内科（第 3 册）》

主治：风湿性腰痛。
处方：当归、川芎、上桂、独活各 1 两，伸筋草、延胡索、续断、秦艽、怀牛膝各 2 两，红花 5 钱。
用法：泡酒服，每次服 1 杯。

《锦方选集·内科（第 3 册）》

主治：腰痛。
处方：白术、熟地、牛膝各 6 钱，薏苡仁 1 两，枳实 1 钱，茯苓 5 钱，杜仲 3 钱。
用法：水煎服。

《锦方选集·内科（第 3 册）》

主治：腰痛，尾脊骨痛。
处方：熟地 5 钱，淮山药、桑寄生、秦艽、葫芦巴、骨碎补各 2 钱，破故纸 4 钱（盐水炒），丹皮、枣皮、茯苓、延胡索、小茴香、仙茅根各 3 钱，泽泻、青盐、没药、乳香各 2 钱，肉桂 1 钱，菟丝子、巴戟天各 6 钱，萆薢 1 钱，虎尾（酥炙）、杜仲（盐水炒）、当归、牛膝各 1 两。

161

用法：共泡火酒 6 斤，早晚空腹服。

《锦方选集·内科（第 3 册）》

主治：腰痛。

处方：杜仲、破故纸、续断、大茴香、生地、归尾、赤芍各 3 钱，茯神、五加皮、三七、土鳖虫、血竭各 2 钱，广木香 1 钱。

用法：泡酒服，水煎亦可。

《锦方选集·内科（第 3 册）》

主治：肾虚腰痛，阳痿不举。

处方：鹿角、川牛膝、杜仲、地黄、巴戟天、山药、骨碎补、肉苁蓉、枣皮各 3 钱。

用法：共研细末，兑酒服，每次服 5 钱。

《锦方选集·内科（第 3 册）》

主治：腰痛。

处方：当归、川芎各 3 钱，熟地 2 钱，杜仲 4 钱，枣皮、牛膝各 2 钱，炙甘草 1 钱。

用法：水煎服。

《锦方选集·内科（第 3 册）》

主治：腰痛。

处方：沙参、熟地、杜仲、破故纸、当归、桃仁、山药各 3 钱，小茴香、独活、甘草各 2 钱，牛膝 4 钱。

用法：水煎服。

《锦方选集·内科（第 3 册）》

主治：肾虚腰痛。

处方：熟地、枸杞各 5 钱，杜仲 6 钱，当归、天冬、山药、党参各 4 钱，女贞子、牛膝、丹皮、茯神、续断各 3 钱，龟板 7 钱。

用法：水煎服。

《锦方选集·内科（第 3 册）》

主治：肾虚腰痛。

处方：桑螵蛸 2 钱，骨碎补、杜仲、吴茱萸各 3 钱。

用法：水煎服。

《锦方选集·内科（第 3 册）》

主治：风湿腰痛。

处方：制二乌各 1 钱，盐杜仲、破故纸各 3 钱。

用法：研细，入猪腰内纸包烧熟服。

《锦方选集·内科（第 3 册）》

主治：腰痛。

处方：附片 5 钱（先煎 2 小时），细辛 2 钱，杜仲、续断各 5 钱，茯苓、生姜各 3 钱，甘草 1 钱。

用法：水煎服。

《锦方选集·内科（第 3 册）》

主治：寒湿腰痛，不能转侧。

处方：白术 1 两，肉桂 1 钱，苍术 3 钱，羌活 5 分，桃仁 5 个，杜仲、巴戟天、防风各 5 钱。

用法：水煎服。

《锦方选集·内科（第 3 册）》

主治：腰冷胀痛如刀切，屈伸不利。

处方：麻黄、附子（先煎）、生姜、破故纸、牛膝、白术各 3 钱，茯苓 4 钱，甘草、细辛各 1 钱。

用法：水煎服。

《锦方选集·内科（第 3 册）》

主治：风湿腰痛。

处方：秦艽、防风各 3 钱，细辛 1 钱，独活 2 钱，川芎、当归、白芍各 3 钱，肉桂 2 钱，茯苓、牛膝各 3 钱，杜仲 4 钱，桑寄生 3 钱，狗脊 5 钱，灵仙 4 钱，甘草 1 钱。

用法：水煎服。

《锦方选集·内科（第 3 册）》

主治：肾虚腰痛，神倦肢软。

处方：党参 2 两，枸杞子 4 两，熟地 2 两，山药 1 两，茯苓、枣皮、丹皮、泽泻各 5 钱，杜仲 1 两，甘草 2 钱。

用法：先将诸药蒸软后，纳入 5 斤白酒中，浸泡 20 天服。

《锦方选集·内科（第 3 册）》

主治：肾虚腰痛。

处方：枸杞子、肉苁蓉、杜仲、香附子、怀牛膝各 2 两，川芎 1 钱半，广木香 2 两，续断、金毛狗脊、巴戟天、葫芦巴各 1 两。

用法：白酒 2 斤泡 10 天服。

《锦方选集·内科（第 3 册）》

主治：肾虚骨痿，不能起床。

处方：萆薢、杜仲（姜炒去丝）、肉苁蓉（酒洗焙干）、菟丝子酒炒各 5 钱。

用法：研末煮猪腰子，作丸如梧桐子大，每次服 2 钱。

《锦方选集·内科（第 3 册）》

主治：血瘀腰痛。

处方：桃仁、红花、川芎、当归、白芍、延胡索、肉桂、乳香、没药、牛膝、酒军、菟丝子各3钱。

用法：水煎，兑甜酒1杯服。

《锦方选集·内科（第3册）》

主治：腰部疼痛。

处方：杜仲、破故纸各5钱，归尾、土鳖、红花、小茴香、木通、自然铜、川芎、白芷各3钱，甘草1钱。

用法：泡酒服。

《锦方选集·内科（第3册）》

主治：气滞腰胀痛。

处方：吴茱萸、制附片、香附各3钱，细辛1钱，小茴3钱，杜仲4钱，枳壳、延胡索各2钱。

用法：水煎服。

《锦方选集·内科（第3册）》

主治：腰痛不止。

处方：怀牛膝、桑寄生、泽兰根各5钱。

用法：泡酒服。

《锦方选集·内科（第3册）》

主治：腰痛。

处方：牛膝、何首乌、下酒各1斤。

用法：浸10日，晒干研末，以枣肉制丸如梧桐子大，每次服30～40丸，空腹酒送下。

《锦方选集·内科（第3册）》

主治：腰痛。

处方：红牛膝5钱，三七1钱。

用法：研细末，每次服5分，酒送下。

《锦方选集·内科（第3册）》

主治：血虚腰痛。

处方：当归、桂枝、桃仁、杜仲、威灵仙、秦艽各3钱，麻黄2钱，菟丝子、益智仁各4钱，制附片2钱。

用法：水煎服。

《锦方选集·内科（第3册）》

主治：腰痛。

处方：大刀豆壳4块，杜仲4钱，破故纸3钱，牛膝1两，朱砂1钱，猪腰子1对。

用法：炖熟兑酒服。

《锦方选集·内科（第3册）》

主治：腰痛。

处方：红牛膝、吴茱萸根、香附子各1两。

用法：共泡酒服。

《锦方选集·内科（第3册）》

主治：腰膝痛久不解，暮微热自汗，手足心热。

处方：龟板、锁阳、知母、黄柏、当归、白芍、牛膝、虎骨、陈皮、萆薢、熟地各3钱。

用法：水煎服。

《锦方选集·内科（第3册）》

主治：肾虚阳痿，经常腰酸腿，下肢无力。

处方：羊外肾（即睾丸）12个（不沾水），牛膝4钱，补骨脂1斤，枸杞半斤，淫羊藿半斤，杜仲1斤（炒），淮山药半斤，川芎4两，当归1斤。

用法：浸酒8～10斤，泡半个月后，每早晚各服1～2两（孕妇忌服）。

《锦方选集 第2册》

主治：腰膝冷痛，肾虚滑精。

处方：胡桃肉2两，补骨脂2两，杜仲2两。

用法：研末，空腹服，每次5钱。

《锦方选集 第2册》

主治：肾虚耳鸣，腰痛目眩。

处方：鹿角胶、龟胶各4钱，黄芪、党参各6钱，茯苓、巴戟各3钱，淫羊藿4钱，葫芦巴3钱，菟丝子、熟地各4钱，炙甘草3钱。

用法：研末蜜丸，每次服4钱，开水送下。

《锦方选集 第2册》

主治：肾亏精冷，腰痛。

处方：枸杞子4两，覆盆子2两，菟丝子3两，熟地2两，巴戟天1两，五味子6钱，车前子、甘草各1两。

用法：泡酒服。

《锦方选集 第2册》

主治：肝肾两虚，腰背酸痛，头晕目瞀。

处方：枸杞子、菊花各4两，黄芪2两，熟地4两，淮山药2两，枣皮、丹皮、甘草、泽泻各1两，茯苓1两半。

用法：白酒泡服。

《锦方选集 第2册》

主治：腰痛。
处方：葫芦巴、补骨脂、巴戟天各6钱，杜仲3钱，仙茅6钱，金毛狗脊1两(去毛布包)。
用法：水煎服。

《锦方选集 第2册》

主治：腰痛。
处方：白龙须6钱，地瓜根、茜草各3钱，杜仲、续断、破故纸各4钱。
用法：水煎，1次服。

《锦方选集（草药部）》

主治：腰痛。
处方：石豇豆、石兰花、枣子根各3钱。
用法：泡酒服，日服2次，每次1杯。

《锦方选集（草药部）》

主治：劳伤腰痛。
处方：红牛膝、斑竹根、金腰带各1两，白酒4两。
用法：共煎，分2次服，孕妇忌服。

《锦方选集（草药部）》

主治：腰痛。
处方：乌骨鸡（草药）1钱。
用法：磨酒服，每日1次。

《锦方选集（草药部）》

主治：腰痛。
处方：八月瓜根、响铃草、羊奶子根各1两。
用法：共炖猪尾巴服。

《锦方选集（草药部）》

主治：腰痛。
处方：大血藤、小血藤、钻地风、见血飞、刺五加、红牛膝、铁金钱、破骨风、羊食条根各4钱。
用法：共泡酒1斤服，日服3次，每次1杯，孕妇忌服。

《锦方选集（草药部）》

主治：腰痛。
处方：糖果根、红泡刺、乌泡刺、桑葚子、搜山虎、筋骨草、和尚藤刺、牛膝根、小螃蟹各适量。

用法：泡酒适量，日服 3 次，每次 1 杯，孕妇忌服。

《锦方选集（草药部）》

主治：腰痛，并历节痛（即四肢关节疼痛）。

处方：松毛 1 斤，冬酒 3 斤。

用法：将松毛捣碎后入酒内煎好，每服 1 茶碗，早晚各 1 次，外用药渣加醋炒热敷患处。

《江西省中医验方秘方集（第三集）》

主治：腰痛。

处方：丝瓜根（刀豆荚壳亦可）烧灰存性。

用法：每服 2 钱，以酒下。

《江西省中医验方秘方集（第三集）》

主治：坐骨神经痛。

处方：杜仲炭 6 钱，牛膝 5 钱，红花 6 钱，川续断 5 钱，胆南星 6 钱，苍术 5 钱，当归 1 两。

用法：水煎服。

《中医验方汇编（第一集）》

主治：肾虚腰痛。

处方：补骨脂 3 钱，杜仲 3 钱，小茴香 2 钱，猪腰子 2 个。

用法：将前 2 味共为细末，装入两个猪腰子里面，用线缠上，放在砂锅内煮熟食下，一次吃完并喝汤。

《中医验方汇编（第一集）》

主治：肾虚腰痛。

处方：补骨脂 5 钱，黄酒 4 两，猪腰子 1 对。

用法：将补骨脂末装入猪腰子，用线扎好放锅内煮熟，空腹顿服，黄酒送下。

注意事项：猪腰子新鲜者佳。

《中医验方汇编（第一集）》

主治：腰痛（寒湿、肾虚、劳损）。

处方：茅根半斤，红枣 7 个。

用法：每日 1 剂，连用 7 天。

《中医验方汇编（第一集）》

主治：腰疼、酸木，筋骨麻木。

处方：红花 3 两，肉桂 4 两，附子 4 两，炮姜 4 两，川芎 4 两，象皮 4 两，儿茶 4 两，良姜 3 两，羌活 3 两，木瓜 3 两，杜仲 3 两，补骨脂 3 两，当归 3 两，自然铜 3 两，川乌 3 两，木鳖子 3 两，五加皮 1 两，青风藤 1 两，血竭 8 钱，乳香 6 两，没药 6 两，香油 7 斤，黄丹 3 斤半。

用法：上药为末，香油熬至滴水成珠，入黄丹成膏，拌入药面搅匀，每张 1 ~ 2 两。

《中医验方汇编（第一集）》

主治：腰腿痛。

处方：川乌、草乌、乌梅、红花、紫草、当归、全蝎各 3 钱，白糖 4 两，白酒 3 斤。

用法：将上药全部装入 1 大瓶内，封好瓶口，埋入屋后背阴的地方，露出瓶口。经 24 小时可用。日服 3 次，每次 1 小两（根据酒量酌用）。

《中医验方汇编（第一集）》

主治：急性腰扭伤。

处方：土鳖虫 4 个。

用法：焙干，研细末，黄酒送服。重者可连用 2 ~ 3 天。

《中医验方汇编（第一集）》

主治：腰痛。

处方：大伸筋 9 g，枸杞骨、菝葜、八棱麻（八楞木）、活血藤各 18 g，五加皮、当归、木瓜各 12 g，威灵仙 9 g，川牛膝 15 g，红花 6 g。

用法：水煎，每日 1 剂，2 次温服。

《湖南中草药单方验方选编（第一辑）》

主治：坐骨神经痛。

处方：狗胫骨 500 g，当归、千年健、威灵仙、百步、大枣各 120 g，川乌、草乌各 9 g，细辛 15 g。

用法：狗胫骨焙焦存性，大枣去核，与诸药共研细末，炼蜜为丸，如黄豆大。每日早晚各服 1 次，每次 15 ~ 20 丸，开水送服。如感恶心舌麻，是川乌、草乌的毒性反应，用生姜汁 15 g 捣汁开水兑服以解之。孕妇、阴虚发热、消化道溃疡均忌服。

《湖南中草药单方验方选编（第一辑）》

主治：坐骨神经痛。

处方：（雪花丸）雪冻花根，碘化钾。

用法：雪冻花根皮烘干，研细末，装入胶囊，每颗重 0.4 g；碘化钾亦另装入胶囊，每颗重 0.6 g。每天服雪冻花、碘化钾胶囊各 1 颗，连服 3 天为 1 剂，2 剂为 1 个疗程，病程长者可连服 2 个疗程。可将雪冻花研粉后再加入碘化钾，加工成糖衣片，每片含雪冻花、碘化钾各 0.15 g。每日饭后服 3 次，每次 2 片。

《湖南中草药单方验方选编（第一辑）》

主治：肾虚腰痛。

处方：老母鸡1只，刀豆2两。

用法：煨熟，适量食之。

《湖北验方集锦（第一集）》

主治：肾虚腰痛。

处方：猪腰子1双，小茴香3钱。

用法：刮开，去白筋，将小茴香放其中，用面包后煨熟。去药与面顿食。

《湖北验方集锦（第一集）》

主治：腰痛。

处方：蜈蚣5条，海马7匹，大枣去核5钱，大黄5钱。

用法：共为细末，每服2钱。

《湖北验方集锦（第一集）》

主治：腰股痛。

处方：苍术、牛膝、黄柏各5钱。

用法：水酒各半煎服。

《湖北验方集锦（第一集）》

主治：腰痛、骨痛。

处方：红螃蟹数个。

用法：将红螃蟹煨食，不放盐。

《湖北验方集锦（第一集）》

主治：腰痛。

处方：破故纸3钱，威灵仙、木香各2钱，猪腰子1个。

用法：药为末，纳入猪腰子内，烧熟1日内分3次吃完。

《湖北验方集锦（第一集）》

主治：血瘀腰痛。

处方：当归1钱5分，牛膝1钱5分，红花1钱5分，桃仁1钱5分，威灵仙1钱5分，酒少许。

用法：水煎服。

《湖北验方集锦（第一集）》

主治：风湿腰痛。

处方：独活、桑寄生、杜仲各3钱，细辛5分，川牛膝、党参、秦艽、茯苓、当归、白芍、甘草、熟地、川芎各3钱。

用法：水煎服。

《湖北验方集锦（第一集）》

主治：风湿腰痛。

处方：白术 1 两，薏苡仁 2 两。

用法：水煎服。

《湖北验方集锦（第一集）》

主治：肾虚腰痛。

处方：山药 2 两，茯苓 2 两，粉丹皮 2 两，熟地黄 2 两，泽泻 1 两，山萸肉 1 两。

用法：炼蜜为丸，每丸 3 钱，早晚各 1 丸，长服有效。

《湖北验方集锦（第一集）》

主治：各种腰痛（腰痛合剂）。

处方：当归 2 钱，红花 2 钱，牛膝 2 钱，威灵仙 1 钱，生桃仁 1 钱，杜仲 3 钱，续断 3 钱。

用法：黄酒为引，水煎服。

《常见疾病中医验方汇编》

主治：坐骨神经痛，腰下坐骨处作痛，甚至引向下肢作痛（通痹汤）。

处方：羌活、独活各 5 钱，牛膝 3 钱，丹参 4 钱，乳没各 2 钱，归尾 3 钱，姜黄 3 钱，川乌 1 钱 5 分，茜草 5 钱，络石 3 钱，土鳖虫 3 钱。

加减法：阴虚肝旺脉弦长者（腰腿无力，头晕，胸中发热，咽夜眠发干，特别是右脉弦长，不眠或做噩梦，心慌气短等）加续断 4 钱，狗脊 5 钱，鳖甲 5 钱，去茜草。

用法：水煎 2 次，每隔 4 小时服 1 次，1 日服完。

《常见疾病中医验方汇编》

主治：因风湿、受寒及劳损引起的腰腿痛。

处方：醋渣 3 斤。

用法：放锅中炒烫，装在小布袋内，扎紧袋口。每睡前敷疼痛部位 1 ~ 2 小时。

《土单验方实践录》

主治：五种腰痛，常服补暖肾经，健壮腰部（立安丸）。

处方：川萆薢 1 两，故纸 1 两，木瓜 1 两，牛膝 1 两，续断 1 两，杜仲 1 两。

用法：炼蜜为丸如梧桐子大，每日 2 次。每次 50 ~ 100 丸，黄酒 1 两为引。

《中医验方汇选：内科.2 版》

主治：湿气腰痛（除湿止疼汤）。

处方：泽泻 2 钱 5 分，白芥子 2 钱，防己 2 钱，白术 5 钱，肉桂 1 钱，山药 5 钱，柴胡 1 钱 5 分，薏苡仁 1 钱 5 分，莲子 2 钱，甘草 5 分。

用法：生姜、大枣为引，水煎温服，可配合针灸。

《中医验方汇选：内科.2 版》

主治：腰背四肢疼痛（祛痹镇痛丸）。

处方：马钱子1两，麻黄5钱，防风2钱，桂枝1钱5分，羌活2钱，独活2钱，当归2钱，黄芪2钱，千年健2钱，地风2钱，生乳香1钱，生没药1钱，防己1钱，杜仲1钱，红花1钱，地龙2钱，木瓜1钱，牛膝1钱。

制法：先将马钱子用水浸泡半个月左右，每日换水，至水不变色时，将马钱子取出（如果泡的日期少，浸水仍染有药色，说明还有毒性，服后必心神畏惧失常），用刀剥去皮毛，晒干，用沙土拌，炒黄、研末。混合其余药品，共为细末，炼蜜为丸，每丸重2钱5分。

用法：每天晚上睡眠前空腹服1次，重者早晚各服1次。每次服1丸，白开水送服。

《中医验方汇选：内科.2版》

主治：腰肌劳损。

处方：千锤打根片1两（紫红色者）。

用法：洗净、焙干、研末。口服每次1~2钱，开水或白酒送服。

禁忌：酸、冷食物。

《土单验方汇集》

主治：筋腰牵痛。

处方：三七1钱，红花1钱，桔梗2钱，陈皮1钱5分。

用法：三七研末，以下三味水煮，取其药水送服三七粉，二次分服（煎2次，吃2次，次日再服再换）。

《中医秘验方集（第二集）》

主治：左或右背下疼痛。

处方：枳壳3钱，姜黄2钱，川芎2钱，桔梗3钱。

用法：水煎服，饭后1日服完。

《中医秘验方集（第二集）》

主治：背痛。

处方：当归3钱，川芎3钱，元胡2钱，良姜3钱，雷丸2钱，白芥子1钱，甘草1钱。

用法：水煎服，日3次。

《中医秘验方集（第二集）》

主治：多年腰痛，不能转动。

处方：白术3钱，茯苓3钱，川芎3钱，麻黄3钱，桂枝3钱，威灵仙3钱，破故纸2两。

用法：水、酒1各半煎服，3日1剂。

《中医秘验方集（第二集）》

主治：腰部疼痛。

处方：黑龙过江、半截烂各3两，百部草1两5钱，柿花仁7粒。

用法：水煎浓汁，1日3次，连吃3天。

《中医秘验方集（第二集）》

主治：腰杆发硬，腿蹲不下去。

处方：马钱子适量。

用法：酒浸 2 ~ 3 小时，去皮毛焙干研细末借用。白酒或甜酒吞服。成年人每次 5 分，老年人减半。15 岁以下者、孕妇均忌服。

《中医秘验方集（第二集）》

主治：腰、膝及周身疼痛（劳伤所致者宜之）。

处方：海桐皮 3 两，五加皮 1 两，桂枝 1 两，怀牛膝 8 钱，松节 1 两 5 钱，生地 1 两 5 钱，泔仙茅 1 两 5 钱，川当归 1 两 5 钱，羌活 7 钱，防风 7 钱，薏苡仁 2 两，白术 2 两，苍术 7 钱，白茅根 2 两，茜草根 1 两，续断 1 两，羊腰子 1 双，猪腰子 1 双。

用法：泡烧酒浸泡 49 天后用，日服 1 两，连服 3 天后续停药，病好则停。间隔 5 ~ 6 天后再照法吃 1 次。

《中医秘验方集（第二集）》

主治：肾虚腰痛。

处方：干野当归 1 钱 5 分，大豆架 1 钱，杜仲盐炒 2 钱。

用法：野当归、大豆架研末，杜仲煎水，1 次送服。

《中医秘验方集（第二集）》

主治：肾亏腰痛伸不直。

处方：大血藤 3 片，地瓜根 3 片，蜿林 6 片，木通 1 钱 5 分，黑骨头 5 钱，八一花 1 钱，益母草 3 钱，胡椒 7 粒。

用法：泡酒 1 斤，1 日 1 次，每次 1 小牛眼杯。

《中医秘验方集（第二集）》

主治：肾虚腰头痛。

处方：苎麻根 5 钱，黑蒿尖 1 两，黄果皮 5 钱，姜、葱各 1 两。

用法：共捣绒，以童便或烧酒炒热，包腰部，若头痛，包太阳穴及囟门穴。

《中医秘验方集（第二集）》

主治：腰痛。

处方：烧瓜米 2 两（煅灰），土鳖 2 两（研细），五加皮 2 两，松毛 1 斤。

用法：用酒 4 斤泡服。

《贵州省中医验方秘方（第二册 上卷）》

主治：骨质增生。

处方：九龙藤根、铁筷子、拳参、野荞麦根、当归各 31 g，岩五加、鳖甲各 25 g，六月雪，虎杖各 28 g，藜芦 1.6 g，虎骨、三七各 10 g，川芎 22 g，地骨皮、土鳖、枸杞各 16 g，红花 13 g。

用法：上药泡酒 1500 mL，早晚各服 16 mL。

《贵州民间方药集》

主治：骨质增生。

处方：白龙须 10 g，骨碎补 31 g，黄杜鹃根、万年巴各 3 g，凤仙花杆 16 g。

用法：上药泡酒 1500 mL，早晚各服 16 mL，能止痛。

《贵州民间方药集》

主治：腰痛。

处方：生续断根适量。

用法：捣烂取汁，兑淘米水，以灯芯草蘸汁点双侧眼角。泪出痛止。

《贵州民间方药集》

主治：坐骨神经痛，肋间神经痛，腰扭伤等。

处方：硼砂 3 g。

用法：将药放碗内，火上烧化，由灰白色变为纯白色，整体松散，取药放纸上摊平，置地上退火，取 1 粒如菜籽大，放入小眼角内，闭目休息，泪出时，散步活动片刻。痛即好转，或 1 次痛止。

《贵州民间方药集》

主治：下肢瘫痪无力，酸痛。

处方：瘫风藤、橙子叶、牛折条草、地苏罗各等份，冰皮适量。

用法：上药半料煎水内服；半料捣溶外敷患部。每日服敷药 1 ~ 2 次，连续使用至自能起立行动后兼服下方，防止复发。

处方：水菖蒲、辣椒根各等份，鸡蛋 2 个。

用法：先将鸡蛋整个煮熟，捣破去皮，待上药煮好，再将鸡蛋放入，共煮 15 分钟，连蛋 1 次内服。日服 1 剂，连服 5 ~ 6 剂。

《广西中医验方选集》

主治：腰痛。

处方：黑芝麻不拘多少。

用法：炒香研末，温酒下。

《安徽省中医验方汇编》

主治：腰痛，膝痛，周身痛（劳伤致痛）。

处方：生地 10 两，全归 4 两，川芎 1 两 5 钱，骨碎补 4 两，金毛狗脊 4 两，松节 2 两，五加皮 2 两，盐杜仲 1 两 5 钱，海桐皮 4 两，怀牛膝 2 两 5 钱，干木瓜 2 两，桂枝 3 两，桑寄生 4 两，羌活 1 两 2 钱，防风 1 两 2 钱，薏苡仁 10 两，三棱、莪术各 2 两 5 钱，乳香、没药各 2 两 5 钱。

用法：用高粱酒泡或米酒泡，要泡满 49 天，方可开始服。

服法：每天只可服用一次，至多只能服一两为度（须睡时服）。

《安顺市中医，民间医，民族医秘方验方（第一集）》

主治：腰腿疼。
处方：生川乌、生草乌、川牛膝、甘草、红花、金银花各等份，白糖1两。
用法：白酒1斤，浸泡3日，每日1盅，随用随续1盅。

《包头市中医验方集锦（第二辑）》

主治：腰疼。
处方：白术1两，苍术3钱，黄柏5钱，甘草1钱5分，焦杜仲3钱。
用法：水煎服。

《包头市中医验方集锦（第二辑）》

主治：多年腿疼。
处方：杜仲2钱，破故纸2钱。
用法：研细面，黄酒冲服。

《包头市中医验方集锦（第二辑）》

主治：闪腰岔气。
处方：核桃仁2个。
用法：微火炒半熟，酒冲服。

《包头市中医验方集锦（第二辑）》

主治：腰痛。
处方：木香1钱，延胡索1钱，当归2钱，焦杜仲4钱，川续断3钱。
用法：水煎服。

《甘肃中医验方集锦（第一集）》

主治：经常腰痛。
处方：丝瓜根（不拘多少）烧灰存性。
用法：每服2钱，用酒冲服，剧痛亦能立止。

《甘肃中医验方集锦（第一集）》

主治：肾虚腰痛。
处方：羊腰子1对，去白筋切片，用姜蒜去腥水，加入杜仲3钱。
用法：蒸熟下酒吃，或用荷叶包后在柴火中煨熟食之。

《甘肃中医验方集锦（第一集）》

主治：体虚风湿腰痛。
处方：白术3钱，茯苓3钱，干姜2钱，甘草2钱，黄芪2钱，党参3钱，杜仲3钱，牛膝3钱，续断2钱，丹皮2钱，桃仁3钱，当归2钱，秦艽3钱，防风2钱，羌活2钱。

用法：水煎，分 2 次服下。

《甘肃中医验方集锦（第一集）》

主治：腰痛。

处方：猪腰子 1 对，大黑豆半升。

用法：共同煮熟食用，肾虚腰痛可加小茴香 1 两。

《甘肃中医验方集锦（第一集）》

主治：腰腿痛。

处方：当归 1 两，川芎 1 两，苍术 6 钱，杜仲 1 两，牛膝 7 钱，元胡 7 钱，木瓜 5 钱，木耳 6 钱，三七 2 钱。

用法：细末，每日服 2 次，每次 3 钱，黄酒为引，本方活血除湿，用于因湿引起的腰腿疼更为合适。

《甘肃中医验方集锦（第一集）》

主治：风湿腰腿疼。

处方：党参 3 钱，炙黄芪 3 钱，牛膝 3 钱，石斛 3 钱，防己 2 钱，三七 1 钱，山萸肉 3 钱，杜仲 3 钱，狗脊 2 钱，桑寄生 2 钱，秦艽 3 钱，炙甘草 1 钱。

用法：水煎服。

《甘肃中医验方集锦（第一集）》

主治：腰腿疼。

处方：肉苁蓉 2 钱，破故纸 5 钱，小茴香 1 钱半，元胡 2 钱，当归 2 钱，枳壳 2 钱，肉桂 1 钱，香附 2 钱，炙甘草 1 钱，木香 4 分（另包），乌梅 8 分，黄酒作引。

用法：水煎服。

《甘肃中医验方集锦（第一集）》

主治：肾虚腰痛。

处方：青皮 3 钱，菟丝子 2 钱，牛膝 3 钱，杜仲炭 3 钱，破故纸 3 钱，小茴香 3 钱，核桃 3 个，桂枝 2 钱，大九地 4 钱，牛腰子 2 个。

用法：将药和腰子在一处煎好，先吃腰子后服药。

《甘肃中医验方集锦（第一集）》

主治：腰疼。

处方：杜仲 2 钱，牛膝 2 钱，破故纸 2 钱，胡桃仁 2 钱，熟地 2 钱。

用法：水煎服。

《甘肃中医验方集锦（第一集）》

主治：腰痛。

处方：杜仲、破故纸各 2 钱。

用法：上药细末，以猪腰子1对，洗净，破开，将药装入，用厚纸包裹，水湿，放火中煨熟，切片下酒吃。

外用：杜仲、木瓜、牛膝各等份，研细末，加陈皮2钱，枳壳1钱，用好酒调匀，烤热敷于患处，1～2次即可。

《甘肃中医验方集锦（第一集）》

主治：腰痛。

处方：金边土鳖虫5钱，川木耳4钱，杜仲1两，续断3钱。

用法：水煎服。

《广东省中医验方交流汇编》

主治：阴虚肾热，腰部疼痛，痛如物咬，缠身不能。

处方：龟板2两，知母5钱，盐黄柏3钱，生地5钱，淮山药5钱，山萸肉3钱，丹皮1钱，泽泻1钱，云苓3钱。

用法：用水3碗，先煎龟板至2碗，纳诸药煎取1碗半，分2次空腹服，每隔4～6小时服1次。

《广西中医验方选集》

主治：腰闪挫痛。

处方：莲梗4钱，威灵仙2钱，狗脊2钱，白芍5钱，骨碎补2钱，海桐皮2钱。

用法：水煎服另以外用方（硼砂水飞净，或硼酸粉亦可），用灯芯草点眼角，头尾共4点，泪尽痛止。

《广西中医验方秘方汇集》

主治：腰骨痛。

处方：牛膝3钱，杜仲3钱，木瓜2钱，白芍2钱，小茴香1钱，元胡1钱半，羌活1钱半，乳香1钱，没药1钱。

用法：酒水各半煎服。

《广西中医验方秘方汇集》

主治：肾虚腰痛，头晕，小便赤。

处方：党参5钱，北芪5钱，白术3钱，白芍3钱，杜仲3钱，秦艽3钱，狗脊3钱，独活2钱5分，桑寄生2钱5分，甘草1钱，当归身2钱5分。

功用：补肝肾，祛风湿，强腰背。

用法：水煎服。

《广西中医验方选集（第二集）》

主治：肾亏腰痛。

处方：菟丝子5钱，五味子5钱，杜仲5钱，续断5钱，肉苁蓉5钱，山萸肉4钱，茯神1钱，沉香3钱（研磨）。

功用：补肾强筋骨，除腰膝酸痛。

用法：水煎服。

《广西中医验方选集（第二集）》

主治：腰部胀痛，得热敷则舒服。

处方：白术 3 钱，杜仲 3 钱，破故纸 3 钱，胡桃肉 6 钱。

功用：补肾强壮，治肾虚腰痛。

《广西中医验方选集（第二集）》

主治：腰痛发热。

处方：车前 2 钱，黄芩 2 钱，荷叶 1 片，南沉末 3 分（冲服），广木香 1 钱 5 分，白芍 3 钱，金银花 3 钱，连翘 2 钱，粉葛 3 钱，竹叶 2 钱，甘草 5 分。

功用：清热，止痛。

用法：水煎服。

《广西中医验方选集（第二集）》

肩臂卷

主治：肩臂受伤。

处方：当归3钱，赤芍2钱，白术3钱，海桐皮1钱半，羌活2钱，片姜黄2钱，莪术1钱，沉香2分，甘草1钱。

用法：水煎服。

《大荔县中医验方采风录》

主治：肩背痛。

处方：黄芪4钱，当归3钱，葛根3钱，麻黄1钱，杭白芍2钱，炙甘草2钱，桂枝2钱，生姜1片，大枣少许。

用法：水煎，温服。

《陕西中医验方选编》

主治：肩胛骨痛（右肩胛骨作痛，沿至头上，手不能举，脉沉）。

处方：麻黄3钱，白芍3钱，北芪3钱，乌头2钱，藁本2钱，炙甘草3钱。

用法：水煎服。

《广西中医验方秘方汇集》

主治：手臂膀风痛。

处方：芜蔚子5钱，何首乌5钱，薏苡仁8钱。

用法：水煎后，以药汤煮鸡蛋吃。

《陕西中医验方选编》

主治：手臂痛。

处方：半夏1两，茯苓5钱，枳壳5钱，芒硝2钱（风化）。

用法：共研面，姜汁为丸，每次服3钱，姜汤送下。

《陕西中医验方选编》

主治：胳膊腿疼。

处方：地龙、青风藤、甲珠、千年健各4钱。

用法：共为粗末，用白酒1斤泡后，每次取3盅熏蒸。

《祁州中医验方集锦（第一辑）》

主治：手心手背痛。

处方：大青盐3钱。

用法：研面，以醋调擦患处，渐渐痛减。

《祁州中医验方集锦（第一辑）》

主治：胳膊疼。
处方：扫帚子 3 钱。
用法：黄酒送下，见汗即愈。

《祁州中医验方集锦（第一辑）》

主治：肩背痛。
处方：薏苡仁 1 两，附片 2 钱。
用法：水煎服。

《贵州省中医验方秘方（第二册 上卷）》

鸡爪风卷

主治：鸡爪风，发时手指拘挛，挛缩如鸡爪（鸡爪风灸法）。

处方：左右膝眼（共4穴）。

用法：各灸3壮。

《祖国医学验方汇编（第一辑）》

主治：鸡爪风（浑身静脉痉挛，四肢抽搐，疼痛难忍，身摇手抖，举动不变，不能持物）。

处方：木耳4两，炒苎麻根4两，糯米1斤半，血余炭1两。

用法：共为细面，水调蒸熟。每日早晚各服1次，每次3钱，黄酒送下。

《中医验方汇选 内科（第二集）》

主治：鸡爪风。

处方：菊花3钱，当归3钱，防风2钱，天麻2钱，荆芥穗2钱，钩藤2钱，木耳4两。

用法：共为细面，匀分6包。每日早晚各服1包，温黄酒送下，服后取汗。

《中医验方汇选 内科（第二集）》

主治：鸡爪风。

处方：当归5钱，苍术3钱，羌活3钱，独活3钱，荆芥2钱，防风2钱，甘草2钱，南木耳4两。

用法：共为细面，温黄酒分9次送服，服后取汗。

《中医验方汇选 内科（第二集）》

主治：鸡爪风。

处方：白茄子秆9两，全艾6两，皂角刺3两。

用法：捣烂水煎洗。

《山西省中医验方秘方汇集》

主治：鸡爪风。

处方：桑木炭1两，炒鱼鳔2钱，炒手指甲2钱。

用法：研细面，黄酒冲服，汗出而愈。

《山西妇科验方》

主治：鸡爪风。

处方：鸡子。

用法：将鸡蛋放火上，烧熟连皮食之，每日 1 个，连吃半个月。

《山西妇科验方》

主治：鸡爪风。
处方：当归 4 钱，苍术 3 钱，木耳 2 钱，杜仲 2 钱，木瓜 2 钱。
用法：水煎服可外用宣木瓜 1 个，烤热擦之。

《山西妇科验方》

主治：鸡爪风（妇人经产贫血，着冷水洗手，因而受寒以致两手麻木不仁，或拘挛抽搐等症）。
处方：生鸡蛋壳不拘多少。
用法：用陈醋将鸡蛋外壳煮熟，晒干研细末。每服 3 钱，黄酒送下。

《山西妇科验方》

主治：鸡爪风。
处方：木耳 2 两，黑芝麻 6 钱，白扁豆 5 钱，苍术 4 钱，桂枝 6 钱，白芍 4 钱。
用法：共为细末，炼蜜饴糖为丸 3 钱大，早晚各 1 丸，开水送下。

《山西妇科验方》

主治：鸡爪风（产后血虚受凉，后哺乳期营养不良诱发，四肢手足抽搐，甚则脸面肌肉跳动，撮口，心慌气短，遇冷即发）。
处方：木耳半斤为末，红枣 10 个，核桃仁 10 个，生姜 2 两，蜂蜜半斤，白酒 1 斤。
用法：先将红枣核桃仁生姜捣烂如糕，与木耳末酒蜜同拌合 1 处，候半日许，酒渗完后，蒸 1 小时为度。每次 5 钱，每日 3 次（亦可随意吃）。

《山西妇科验方》

主治：鸡爪风。
处方：银木耳 1 两，桂枝尖 5 钱，明天麻 3 钱，钩藤 2 钱，防风 1 钱。
用法：酒半斤，浸泡 7 日即成。随人酒量，早晚服之。

《山西妇科验方》

主治：鸡爪风。
处方：白公鸡骨 1 架（焙干），白古月 2 两，南木耳 4 两。
用法：共为细末炼蜜为丸，如弹子大。每日空腹服，黄酒送下。

《山西妇科验方》

主治：鸡爪风。
处方：当归 1 两，龟板 1 两，木耳 1 两，田螺 2 两（炙黄色）。
用法：共为细面。每服 2 钱，早晚各服 1 次，黄酒送下。

《祁州中医验方集锦（第一辑）》

主治：寒湿入经络，手足拘挛（俗名鸡爪风）。

处方：海风藤、苍耳子各 5 钱，全蝎 3 钱，桂枝、广皮各 4 钱，川乌、草乌各 2 钱（炮）。

用法：水煎至不麻口后服用。

《锦方选集·内科（第 3 册）》

主治：鸡爪风（舒筋散）。

处方：木耳 4 两，炒苎麻根 4 两，糯米 1 斤半，血余炭 1 两。

用法：共为细面，水调蒸熟，每日早晚各服 1 次，每次 3 钱，黄酒送下。

《中医验方汇选：内科.2 版》

主治：鸡爪风（木耳散）。

处方：菊花 3 钱，当归 3 钱，防风 2 钱，天麻 2 钱，荆芥穗 2 钱，钩藤 2 钱，木耳 4 两。

用法：共为细面，匀分 6 包，每日早晚各服 1 包，温黄酒送下，服后取汗。服后胃中发热，渐至周身觉热，待汗出后胃热即消失。

《中医验方汇选：内科.2 版》

主治：鸡爪风，年久不愈。

处方：南木耳 4 两，党参 2 两，云苓 1 两，当归 2 两，川芎 1 两，杭芍 5 钱，钩藤 5 钱，防风 2 钱半，杜仲 1 两，羌活 5 钱，黄柏 2 钱，木瓜 5 钱，牛膝 5 钱。

用法：共为细末，炼蜜如梧桐子大，每服 3 钱，黄酒为引。

《宁夏中医验方集锦（第一辑）》

主治：产后鸡爪风。

处方：白木耳 4 两，口蘑菇 3 两，钩藤钩 1 两，制杏仁 8 两，红糖 8 钱，苘苣子 5 钱，当归 1 两 5 钱。

用法：炼蜜为丸，每服 3 钱，早晚开水送服。

《山西省中医验方秘方汇集》

身痛卷

主治：全身疼痛。

处方：秦艽3钱，羌活3钱，牛膝3钱，杜仲3钱，苍术3钱，川芎2钱，木瓜3钱，威灵仙3钱，当归2钱，桑寄生2钱，郁金1钱5分。

用法：水煎服，白酒为引。

《包头市中医验方集锦（第二辑）》

主治：周身骨痛。

处方：过山风叶4两，田七叶2两，巴戟天5钱，紫苏叶2两，葱头1两，陈皮2钱，老姜1两。

用法：将药捣烂，好酒煮热，分两服包患处，每隔四小时换药1次，再用酒炒热再敷。

《广东省中医验方交流汇编》

主治：生肌（生肌散）。

处方：麝香1分，上梅片1钱半，赤石脂1两，龙骨1两。

用法：外用。

《广东中医锦方选集（第一集）》

主治：遍身痛。

处方：芭蕉头、阳和根、搜山虎适量。

用法：煎水洗。

《贵州省中医验方秘方（第二册 上卷）》

主治：游走疼痛。

处方：走游藤（葡萄科植物岩爬藤）、爬山虎（葡萄科植物爬山虎）、毛青杠、地柑子（紫金牛科植物朱砂）根、五香血藤、杠柳、豨莶草、血当归（菊科植物土三七）、川牛膝、茜草、石楠藤、破骨风（木樨科植物光清香藤）、见血飞、香樟根、大风藤、紫荆血藤（五味子科植物风沙藤）各10 g，狗核桃（茄科植物曼陀罗）根3 g。

用法：上药泡酒1000 mL。早晚各服16 mL。

《贵州民间方药集》

主治：周身及四肢痛（以手按之痛甚，中医叫痛皮症）。

处方：木通2两。

用法：水煎服。

《广西中医验方秘方汇集》

主治：全身关节酸痛。

处方：羌活、独活、杜仲、当归、石斛、首乌、防风各4钱，制川乌、制草乌各1钱，甲珠、北细辛各2钱，甘草1钱。

用法：泡酒服，每次1小杯。不可多服。

《锦方选集·内科（第3册）》

主治：周身疼痛，四肢麻木。

处方：全当归4钱，川芎3钱，通草2钱，赤芍4钱，茯苓5钱，薏苡仁8钱，蚕沙3钱，防己、防风、法夏、桑寄生、海桐皮各4钱。

用法：水煎服。

《锦方选集·内科（第3册）》

主治：遍身骨节游走疼痛。

处方：党参、白术、茯苓、当归、天麻、陈皮、赤芍、防风、生地（酒洗）、羌活、杜仲、独活各3钱，南星姜（制）、黄芩（酒炒）、甘草、生姜各2钱。

用法：水煎服。

《锦方选集·内科（第3册）》

主治：周身关节痛，经年不愈。

处方：木瓜、续断、台乌、当归、萆薢、僵蚕、天麻、防风、五灵脂、威灵仙、豹骨、怀牛膝、白芍、钩藤、粉丹各1两，黄芪2两，松节1两5钱，羚羊角2钱。

用法：泡酒服，每次服1小杯。

《锦方选集·内科（第3册）》

主治：四肢骨痛。

处方：生川乌3钱，生草乌3钱，白芷3钱，细辛1钱（妇女服加当归3钱，红花3钱）。

用法：用老母鸡1只煨汤煎药，服鸡汤（不用调味品）。

《内蒙古中草药验方选编》

主治：偏身疼痛。

处方：麻黄、元胡、桂心各1钱。

用法：水煎服。

《祁州中医验方集锦（第一辑）》

主治：遍身疼痛。

处方：落得打3钱，千年健3钱。

用法：水煎服。

《内蒙古中草药验方选编》

主治：全身疼痛。

处方：酸菜适量。

用法：和蒜一起，稍水煮后，内服。

《宁夏中医验方集锦（第一辑）》

主治：周身酸痛。

处方：延胡索、全当归、玉桂、桑枝、陈木瓜各2钱。

用法：上为4次量，用黄酒炖温吞服，临睡前服1次。

《群众献方（第2辑）》

主治：气血凝滞，周身痛不可忍。

处方：延胡索、当归、肉桂。

用法：等份为末，温酒调服4钱即愈。

《验方类编》

主治：满身作痛。

处方：柴胡1钱，甘草1钱，陈皮1钱，栀子1钱，白芍2钱，薏苡仁3钱，茯苓3钱，当归2钱，苍术2钱。

用法：水煎服。

《验方类编》

主治：周身走注。

处方：红花3钱，乳香3钱，归尾3钱，黄芪3钱，续断3钱，大黄酒洗2钱，天麻3钱，木通2钱，防风3钱，南星2钱，琥珀2钱，血竭3钱，甘草2钱。

用法：共研细末，炼蜜为丸，大小如小枣，每日服2次，每次服3～4丸，白开水或热黄酒送下。

说明：以上药物剂量，各3钱亦可。

《中医验方汇选 内科（第二集）》

主治：四肢痛。

处方：羌活2钱，独活2钱，当归2钱，苍术2钱，红花1钱，防风3钱，秦艽3钱，威灵仙2钱，千年健3钱，桂枝2钱，海风藤3钱。

用法：水煎服。

说明：本方体虚者忌用。

《土单验方中草药汇编》

主治：半身疼痛。

处方：老鹳草（抓钩草）3钱，红花3钱，桂枝1钱。

用法：水煎服。

《土单验方中草药汇编》

主治：周身骨软，筋骨疼痛，手足不能举动，经年不愈食。

处方：食冬瓜 100 ～ 200 斤而愈。

用法：食疗。

《验方类编》

主治：身骨痛（身骨痛麻，气候变常，久旱久雨则发）。

处方：荜茇 5 钱。

用法：研成细末，1 日分 3 次服，酒冲服。外用松节油、樟脑、冬绿油等份擦。

《广西中医验方秘方汇集》

主治：产后诸虚百损，全身疼痛。

处方：川芎 1 钱半，炙甘草 1 钱半，熟地 2 钱，陈皮 1 钱半，羌活 1 钱半，桂枝 2 钱，威灵仙 1 钱半，柴胡 3 钱，姜黄 2 钱，黄芪 2 钱，石柱参（可以党参代）2 钱，当归 2 钱，防风 1 钱半，秦艽 1 钱半，木瓜 1 钱，生姜 3 片为引。

用法：水煎空腹服。

《山西妇科验方》

胁肋卷

主治：胸胁疼痛，日久不愈。

处方：川黄连3钱，吴茱萸3钱，郁金6钱。

用法：共为细面，每服3钱，白水送下。

《中医秘方验方集锦（第三期）》

主治：胸、腹部被拳击伤、损伤、疼痛。

处方：沉香1钱，木香3钱，香附3钱，归尾3钱，元胡3钱，黑丑3钱，泽泻3钱，猪苓3钱，郁金3钱，青皮1钱半，槟榔3钱，苏木3钱，桔梗1钱半，甘草1钱。

用法：共研细末，每日3次，每次2～3钱，开水送下。

《中医验方集（第二辑）》

主治：肋间神经痛，痛处在胸骨之前（推气散）。

处方：姜黄3钱，牡蛎（研）2钱，柴胡2钱，枳壳2钱，元胡（研）2钱，黄芩1钱半，炙甘草2钱。

用法：水煎服。

《中藏医内科验方汇编》

主治：胸胁部挫伤。

处方：岩柏30 g。

用法：水酒各半煎服。

《温岭县单验方选编》

主治：跌伤瘀滞，胁肋痛。

处方：当归3钱，木香5分，陈皮1钱半，小香2钱，羌活3钱，红花1钱，酒军3钱，枳壳2钱，甘草5分。

用法：水煎服。

《大荔县中医验方采风录》

主治：胸胁刺痛。

处方：曲池穴、支沟穴、阳陵泉穴。

用法：针灸治疗，泻法。

《中医秘方验方集锦（第三期）》

主治：两胁疼痛，由于气郁，络失通调所致。

处方：枳壳 2 钱，制香附 2 钱，小青皮 1 钱，当归须 1 钱半，酒炒丝瓜络 2 钱。

用法：煎水频饮。

《祖国医学验方汇编（第一辑）》

主治：左胁疼痛。

处方：广木香 3 钱，黄郁金 3 钱，延胡索 3 钱，炒山栀子 3 钱，甘草 5 分，老苏梗 3 钱，陈皮 2 钱。

用法：水煎服。

《祖国医学验方汇编（第一辑）》

主治：肝痈，表现为右胁期门穴处肿痛，呼吸困难，不能侧卧等症。

处方：白芍 7 钱，栀子 3 钱，蒲公英 2 两，青皮 2 钱，当归 5 钱，丹皮 3 钱，没药 2 钱，枳壳 2 钱，金银花 5 钱，甘草 5 钱，浙贝母 2 钱，茯苓 4 钱。

用法：水煎服，每日 2 次。

《中医验方汇选 内科（第二集）》

主治：膺胸痛，两乳中间隐痛，吃饭饮水自觉胸内如破裂，疼痛难忍，咽下困难。

处方：丹参 5 钱，砂仁 5 分，檀香 1 钱，当归 5 钱，白芍 3 钱，金银花 3 钱，红花 1 钱，续断 1 钱。

用法：酒水各半煎服。

《中医验方汇选 内科（第二集）》

主治：胁痛。

处方：柴胡 8 分，青皮 8 分，香附 8 分，龙胆草 8 分，当归 1 钱，川芎 1 钱，枳壳 8 分，甘草 3 分，砂仁 5 分，木香 5 分。

用法：水煎服。

《验方类编》

主治：胁下痛。

处方：柴胡 2 钱，牡蛎 3 钱，郁金 2 钱，元胡 3 钱，白芍 3 钱，木香 1 钱半，炙甘草 2 钱，青皮 1 钱半。

用法：水煎服。

《青海中医验方汇编》

主治：干性肋膜痛（主要是胸侧刺痛，患者肩胛下降）。

处方：（连翘饮）连翘 3 钱，禹花 3 钱，柴胡 3 钱，黄芩 1 钱，乳香 3 钱，没药 3 钱，白芷 3 钱，山甲 1 钱半，归尾 2 钱，桔梗 2 钱，甘草 2 钱。

用法：水煎服。

《中藏医内科验方汇编》

主治：湿性肋膜痛（其肋间腔渗出多量的浆液，以致肋间空变大，时发胀痛）。

处方：（排脓散加味）枳实1钱，桔梗3钱，白芍3钱，贝母3钱，连翘3钱，禹二花3钱，半夏3钱，茯苓3钱。

用法：水煎服。

《中藏医内科验方汇编》

主治：肋间神经痛。

处方：（柴胡疏肝散）柴胡2钱，白芍3钱，川芎2钱，枳壳3钱，香附（研）3钱，炙甘草1钱，木香2钱。

用法：水煎服。

《中藏医内科验方汇编》

主治：肋间神经痛（痛在胸骨之前）。

处方：（排气散）姜黄3钱，牡蛎（研）2钱，柴胡2钱，枳壳2钱，元胡（研）2钱，黄芩1钱半，炙甘草2钱。

用法：水煎服。

《中藏医内科验方汇编》

主治：胸胁痛（柴胡疏肝散加减）。

处方：柴胡3钱，川芎2钱，枳壳2钱，香附5钱，陈皮1钱，瓜蒌1两，赤芍3钱，红花5分，炙甘草1钱，生姜3片。

用法：水煎服。

备注：肝气不舒，两胁疼痛，或寒热头晕。

《中医验方汇选：内科.2版》

主治：肋骨腰腿疼痛。

处方：炒茴香3钱，炒没药3钱，炒干姜3钱，自然铜3钱（醋炒七次）。

用法：共为末，分多次服用。

备注：宜用于外伤性疼痛，虚者禁服用。

《安徽省中医验方汇编》

主治：胁痛。

处方：白芍1两，茯苓8钱，柴胡3钱，青皮3钱，甘草3钱，山药5钱，半夏4钱，陈皮3钱，枳壳3钱。

用法：水煎服。

《包头市中医验方集锦（第二辑）》

主治：胸痛。

处方：百合钱半、乌药钱半、川贝母2钱，瓜蒌5钱，薤白2钱，蔻仁2钱，青皮2钱，甘草1钱。

用法：水煎服。

《包头市中医验方集锦（第二辑）》

主治：右胁疼痛，手不可按。

处方：（薤白瓜蒌合四逆散加减）薤白6钱，瓜蒌4钱，枳实4钱，半夏3钱，柴胡4钱，赤芍3钱，桔梗4钱，郁金3钱，丹皮3钱，冬瓜仁3钱，桃仁3钱，薏苡仁8钱，败酱草1两。

用法：水煎服。

《广西中医验方选集（第二集）》

带状疱疹卷

主治：带状疱疹。

处方：花粉 3 钱，银花 2 钱，连翘 4 钱，川朴 3 钱，枳实 2 钱，甘草 2 钱，黄芩 3 钱，当归 3 钱，赤芍 3 钱，生地 4 钱，元参 4 钱。

用法：水煎服。

《中医验方粹选》

主治：带状疱疹。

处方：雄黄、白芷各等量。

用法：研末调茶油外擦，日擦 2 ~ 3 次。

《梧州地区献方集》

主治：带状疱疹。

处方：罗裙带 4 两，水扁柏 1 两，金锁匙 2 两。

用法：将上药捣烂敷患处。

《梧州地区献方集》

主治：带状疱疹。

处方：白花丹适量。

用法：水煎洗。

《梧州地区献方集》

主治：缠腰丹（带状疱疹）（雄蜈散）。

处方：明雄黄 1 钱 5 分，生龙骨 1 钱 5 分，炙蜈蚣 1 条。

用法：研末，香油调抹患处，1 日 2 次。

说明：抹药后会稍觉瘙痒。

《中医验方汇选 外科（第一集）》

主治：缠腰丹（带状疱疹）。

处方：龙骨 2 钱，雄黄 1 分，朱砂 3 分，牛黄 1 厘，熊胆 2 分。

用法：研末，用猪胆汁调抹患处，1 日 2 次。

《中医验方汇选 外科（第一集）》

主治：缠腰丹（带状疱疹）。

处方：苍耳子 1 两，冰片 2 分。

用法：将苍耳子炒至黄褐色，研为极细末，再加入冰片。以香油调成糊状，1～2次。

《中医验方汇选 外科（第一集）》

主治：带状疱疹。

处方：①杠板归油剂：杠板归 30 g，雄黄、冰片各 10 g。

制作方法：油剂：将杠板归切碎，炒至焦黄色后，研末，过 80 目筛，雄黄冰片研末，麻油或花生油适量，经灭菌消毒后将上药粉混合搅拌即可。

②杠板归煎剂：杠板归 30 g，雄黄 3 g。

煎剂：水煎。

用法：煎剂每日 1 剂，患部用生理盐水洗净，然后用油剂涂患处，每日 3～4 次。

《中草药方选（第二集）》

主治：带状疱疹。

处方：鲜穿山龙（南蛇藤）根 30～60 g。

制法：切成薄片，用醋（陈醋为佳）浸泡 24 小时后取出浸出液备用。

用法：药液涂患处，每日 3 次。

《中草药方选（第二集）》

关节卷

主治：关节痛。

处方：木通 2 两。

用法：水煎服，热服，微微出汗为宜。游走性疼痛加羌活、防风；痛甚有汗，加熟附子；无汗，加麻黄；痛甚不能移动者，加防己，各药不超过三钱为度。

《广东省中医验方交流汇编》

主治：急性关节炎（射干石白菜合剂）。

处方：射干 1 两，石白菜 5 钱，鼠鼬草 5 钱，水蘑苔 1 两，虎头椒 2 ~ 3 钱。

用法：水煎服。

《莆田中医中药秘方验方汇编（第一集）》

主治：膝关节白肿。

处方：鲜七叶一枝花适量。

用法：捣敷。

《祖国医学采风录 秘方 验方 单方（第一辑）》

主治：膝关节炎、肘关节炎。

处方：生蚕豆 40 粒。

用法：用开水泡透捣烂，加白糖 2 两和匀，敷肿痛处，隔 1 宿换 1 次，3 次有效。

《中医秘方验方汇编（第二集）》

主治：四肢关节红肿，疼痛难忍，由风寒而引起者。

处方：全蝎 12 个，香油 2 两。

用法：用铜勺将全蝎放入锅内煎炸，以不炸黄为度。1 次干服，以热酒 1 盅为引，可以发汗。

《中医秘方验方汇编（第二集）》

主治：鹤膝风。

处方：东壁土、葱适量。

用法：捣烂作饼状，敷于患处。冷则加热易之。亦可用于筋骨疼痛。

《中医秘方验方汇编（第一集）》

主治：鹤膝风。

处方：过山龙根（土茜草根）适量。

用法：鲜者捣烂敷之。

《中医秘方验方汇编（第一集）》

主治：治鹤膝风及跌打损伤。

处方：生泽兰2两，冰片1分，酒半斤。

用法：治鹤膝风用酒泡，每天服1盅，以渣包两膝患处，治跌打损伤性缓。

《贵州省中医验方秘方（第一册）》

主治：手臂关节炎（浇水风气）。

献方：白花马齿苋3两。

用法：用油少许炒、用酒淬之，炖猪蹄或炖肉服。

《莆田中医中药秘方验方汇编（第一集）》

主治：鹤膝风。

处方：当归尾5钱，独活5钱，薏苡仁1两，防己5钱，牛膝5钱，大力草1两。

用法：葱白根水煎熏洗患处。

《大荔县中医验方采风录》

主治：急性关节痛（青风藤饮）。

处方：青风藤2钱，秦艽2钱，羌活1钱半，独活1钱半，当归3钱，防己2钱，甘草2钱，桑寄生2钱，威灵仙2钱。

用法：水煎服。

《中藏医内科验方汇编》

主治：慢性关节痛。

处方：（加味黄芪五物汤）黄芪5钱，桂枝2钱，白芍3钱，生姜3钱，牛膝2钱，杜仲2钱，威灵仙2钱，羌活2钱，桑寄生2钱，秦艽2钱，附片1钱半，防己2钱。

用法：注意附片先煎，水煎服。

《中藏医内科验方汇编》

主治：痛风性关节肿胀。

处方：（防己黄芪汤）防己3钱，黄芪3钱，白术3钱，炙甘草1钱半，半夏2钱，茯苓3钱，杜仲2钱。

用法：水煎服。

《中藏医内科验方汇编》

主治：痛风性关节肿胀（乌头汤）。

处方：附片1钱半，麻黄1钱，白芍3钱，黄芪3钱，牛膝3钱，威灵仙2钱，炙甘草5分。

用法：注意附片先煎，水煎服。

《中藏医内科验方汇编》

主治：痛风性关节肿胀。

处方：党参1两半，乌头7钱，草决明8钱，密陀僧1钱，五灵脂1钱，白芷2钱，苦参8钱，柯子6分，仙人掌9分，川楝子8钱，白芸香9分，麝香1分，麻仁9钱，安息香5钱，紫檀6钱，闹羊花6钱，山楂6钱，川木香6钱。

用法：研为细末，每服3分，一日2次，开水送下。

《中藏医内科验方汇编》

主治：鹤膝风。

处方：钢绿6两，松香6两，麻子仁40个，杏仁40个。

用法：将药共捣为膏，贴于患处。

《中医验方粹选》

主治：鹤膝风。

处方：当归1两，川芎3钱，赤芍3钱，五加皮4钱，红花2钱，灵仙3钱，秦艽3钱，地龙2钱，双钩2钱，乳没各3钱，广皮2钱，天麻2钱，川、怀牛膝各2钱，甘草1钱。

用法：水煎服，第1剂、第2剂时加麻黄3钱取汗。

《中医验方粹选》

主治：关节炎（风湿热关节肿大发烧）。

处方：归尾5钱，赤芍4钱，连钱8钱，银花6钱，防己4钱，青木香4钱，桑枝5钱，鸡血藤8钱，生薏仁1钱，忍冬藤5钱，牛膝4钱，木瓜4钱，木通3钱。

用法：水煎服，每日1剂，分2次服。

禁忌：孕妇去赤芍（易白芍）、生薏仁、牛膝、木通。

《常见病验方选编》

主治：鹤膝风。

处方：水杨柳树之蛀屑。

用法：将蛀屑加醋，调涂患部。涂后，皮肤内如觉虫爬而痒，须忍耐不可抓。

《祖国医学验方汇编（第一辑）》

主治：鹤膝风，膝关节肿大，腿胫枯细。

处方：（内服方）生麻黄4分，炮姜炭4分，肉桂4分，熟地4钱，生草节4分，鹿角霜3钱，白芥子1钱半。

（外用方）当门子2厘。

用法：内服方浓煎内服，外用当门子和艾绒制成1/4宝塔糖大小之艾炷，灸患处，灸毕，再贴阳和膏。

《祖国医学验方汇编（第一辑）》

主治：历节风（症状是周身关节疼痛或肿大）。

处方：金银花5钱，瓜蒌3钱，黄柏3钱，川乌2钱，草乌2钱，地风3钱，穿山甲1钱，紫苏 1 两，沉香 1 钱，龟板 3 钱，甘草 6 钱，丝瓜络 7 钱。

用法：水煎，早晚空腹服，1 日 2 次。

《中医验方汇选 内科（第二集）》

主治：关节酸痛。

处方：鸡血藤 3～5 钱。

用法：水煎服。

《土单验方中草药汇编》

主治：关节拘挛疼痛。

处方：五加皮 3 钱，木瓜 3 钱，油松节 3 钱。

用法：共为细末，每服 1 钱，1 日 3 次，开水冲服。本方可连续服用。

《土单验方中草药汇编》

主治：关节风肿痛难忍。

处方：当归 2 两，延胡索 2 两，上桂 2 两。

用法：共为细末，每次 2 钱，一日 2 次，和酒服。

《云南中医验方（第二辑）》

主治：潮湿，手脚麻木，关节肿大疼痛。

处方：花桿升麻 5 钱，大黑将军 2 钱，续断 5 钱。

用法：水煎服，每次用 1 小碗，日服 3 次。

《云南中医验方（第二辑）》

主治：风湿性关节炎。

处方：杏仁 6 粒，明矾 3 公分，柳叶 1 把。

用法：杏仁研细共用酒煎温包关节。

《云南中医验方（第二辑）》

主治：慢性关节炎。

处方：过山龙 8 分，小金刚根 1 两，入地麝香 5 钱，钩藤 3 钱，牛膝 2 钱，桂枝 1 钱，杜仲 2 钱，枫荷桂 1 钱，鸡矢藤 6 钱。

用法：加猪骨同煲浓服，每天一剂，连服 8～10 剂。

《梧州地区献方集》

主治：关节酸痛。

处方：威灵仙 3 两。

用法：酒浸后晒干，炼蜜成丸，每服 1 丸，每日 2 次。

《土单验方中草药汇编》

主治：关节疼痛。

处方：当归、木香、延胡索、黑丑、小茴香、杜仲、肉桂各适量。

用法：各等份，共研细末。以适量酒浸泡为酊剂，外用。

《祖国医学采风录 秘方 验方 单方（第一辑）》

主治：双膝疼痛剧烈不止。

处方：汉防己 5 钱，川续断 4 钱，木瓜 5 钱，乳香 3 钱，威灵仙 4 钱，乌头 3 钱，泽泻 4 钱，薏苡仁 4 钱，甘草 1 钱，丝瓜络 3 钱，海风藤 4 钱。

用法：水煎服。

《祖国医学采风录 秘方 验方 单方（第一辑）》

主治：关节肿痛，久不愈者。

处方：箭杆风、九节风、蓝蛇风、破骨风、龙丹风、蛇皮风、摆头风、大风藤、金刚藤、杨柳树根皮各适量。

用法：捣绒酒炒后热敷。

《祖国医学采风录 秘方 验方 单方（第一辑）》

主治：历节风。

处方：炭 5 斤煅灰，蚯蚓屎 1 斤，红花 3 斤。

用法：和醋炒，炒热后以布包熨烫局部。

《群众献方（第 3 辑）》

主治：关节炎。

处方：生姜 1 斤，大葱 2 斤，防风 5 钱，黑豆 1 两，牛膝 5 钱，续断 5 钱，桑枝 1 两，防己 5 钱。

用法：熬汤煎洗患痛处。

《群众献方（第 3 辑）》

主治：鹤膝风。

处方：桂枝 8 分，防风 4 钱，川牛膝 4 钱，泽泻 4 钱，独活 4 钱，甘草 3 钱，木瓜 4 钱，茯苓 4 钱，丹皮 4 钱，虎胫骨 5 钱，透骨草 4 钱，伸筋草 4 钱。

用法：水煎服。

《祖国医学验方汇编（第一辑）》

主治：关节痛。

处方：桑枝 5 钱，桑寄生 3 钱，秦艽 2 钱，防己 2 钱。

用法：水煎服。

《祖国医学验方汇编（第一辑）》

主治：鹤膝风。

处方：大九地 1 两，麻黄 5 分，鹿角胶 3 钱，白芥子 2 钱，上肉桂 1 钱，甘草 1 钱，炮姜炭5分。

用法：水煎服。

《山西省中医验方秘方汇集（第二辑）》

主治：治关节疼痛。

处方：川萆薢3钱，木通3钱，防己2钱，木瓜3钱，川牛膝2钱，防风2钱，威灵仙1钱半，黄芩1钱半，知母3钱，广橘红2钱。

用法：水煎服，慢性的加炒白术2钱，附子1钱5分，去黄芩、知母。

《山西省中医验方秘方汇集》

主治：鹤膝风。

处方：酒糟4两，皂荚1两（去子），芒硝1两，五味子1两，砂糖1两。

用法：为末，以姜汁半碗、烧酒1两，白布蘸洗。

《山西省中医验方秘方汇集》

主治：关节炎畸形。

处方：川芎4钱，细辛1钱，当归3钱，苍术3钱，生香附3钱，乳香3钱，没药3钱，鸡血藤2钱，木瓜2钱，独活1钱，郁金1钱，川乌1钱5分，草乌1钱5分，怀牛膝3钱。

用法：上药共为细末，加捣碎生姜8两，再加60%适量酒精。适当加温后敷患处，敷药前局部涂凡士林膏。

《山东中医验方集锦》

主治：关节痛。

处方：川牛膝5钱，桔梗5钱，千年健3钱，杜仲1两，木瓜1两，甲珠5钱，独活5钱，首乌5钱，制马钱子5钱，草乌5钱，地龙5钱，钻地风5钱。

用法：共研细末，每服5~6分，黄酒送下服后出汗。

《山东省中医验方汇编（第二辑）》

主治：慢性关节风湿痛。

处方：肥鸭子1个，桂南5钱，鹿茸3钱。

用法：将药置于鸭肚内，煮熟后食肉饮汤。

《山东省中医验方汇编（第二辑）》

主治：膝关节湿疼。

处方：生栀子2两。

用法：上药为末，稍加糯糊，再以醋调和。待干后以黄酒调，仍敷患处。

《山东省中医验方汇编（第二辑）》

主治：关节肿痛（皮温不高）。

处方：当归5钱，川芎3钱，海桐皮3钱，白芥子3钱，豨莶草3钱，威灵仙3钱，姜黄 3 钱，附子 2 钱，何首乌 4 钱。

用法：水煎服。

《山东省中医验方汇编（第二辑）》

主治：急性四肢关节疼痛。

处方：海风藤 4 钱，当归 3 钱，熟地 4 钱，杭白芍 4 钱，牛膝 4 钱，狗脊 4 钱，独活 1 钱 5 分，防己 3 钱，薏苡仁 4 钱，桑枝 5 钱，桂枝 1 钱 5 分，黄柏 1 钱 5 分，松节 4 钱，乌药 1 钱 5 分，茅术 3 钱，木通 1 钱。

用法：水煎服。

《山东省中医验方汇编（第二辑）》

主治：鹤膝风。

处方：威灵仙 2 两，牛膝 5 钱。

用法：水煎服 7～8 剂。

《山东省中医验方汇编（第二辑）》

主治：鹤膝风。

处方：白芷 1 斤，黄酒 10 斤。

用法：用砂锅熬膏，分两处保存。一部分白水冲服，一部分加热后搽局部。

《山东省中医验方汇编（第二辑）》

主治：鹤膝风。

处方：白芥子 3 两，芋头 2 个，葱白 2 块。

用法：上药共捣烂贴于患处，以局部红肿为度。

《山东省中医验方汇编（第二辑）》

主治：鹤膝风（小便混浊，而膝盖部浮肿酸痛）。

处方：白水椿 5 钱，桑寄生 4 钱，乌沉刺头 5 钱，萆薢 5 钱。

用法：水煎服，每日 1 剂。

《中医验方集（第二辑）》

主治：关节疼痛。

处方：番木鳖 5 钱，桂枝 4 钱，甘松 2 钱，山奈 2 钱，樟脑 4 钱。

用法：前四味煎汁约 1 盏，趁热加樟脑和高粱酒 8 两储于瓶中蜡封其口。用时涂搽患处。

《群众献方（第 4 辑）》

主治：鹤膝风。

处方：生黄芪 3 钱，鲜滑石 2 钱，小胡麻 3 钱，赤芍 2 钱，忍冬花 3 钱，粉防己 2 钱，肥知母 1 钱半，天花粉 3 钱，怀牛膝 3 钱，六一散 4 钱，嫩桑枝 4 钱，大地龙 1 钱半。

用法：水煎服。

《群众献方（第4辑）》

主治：鹤膝风。

处方：老虎脚、迹草根适量。

用法：上药打烂入蚬壳内。合膝眼上扎好。待发疱挑穿出水。俟其结疤即能行走。

《群众献方（第4辑）》

主治：关节炎。

处方：追地风1两，红花1两，寻骨风2两，海风藤1两，当归3钱，党参3钱，千年健3钱。

用法：用陈黄酒3斤将上药浸15天，每天摇动1次，每饭前酌量饮服1杯。

《群众献方（第2辑）》

主治：关节酸痛。

处方：晚蚕沙3两。

用法：炒熟布包熨患处。

《群众献方（第1辑）》

主治：历节风（关节炎）。

处方：大川乌2个（去皮），黑豆21粒，全虫21只，地龙5钱，麝香2分。

用法：共研细末粉如绿豆大，每服10丸温酒送下。

《群众献方（第1辑）》

主治：关节炎（腰以下酸痛者）。

处方：独活2钱，桑寄生3钱，秦艽3钱，防风2钱，细辛5分，川芎1钱，当归3钱，杜仲3钱，怀牛膝2钱，官桂1钱，茯苓3钱，炙甘草1钱。

用法：水煎服，早晚各1次。

《群众献方（第1辑）》

主治：关节炎。

处方：糯米饭适量。

用法：辣椒籽适量，随病面积炒拌匀热敷。

《群众献方（第1辑）》

主治：关节炎。

处方：葱头1斤，生姜1斤。

用法：同打烂绞汁用米醋煮滚后加入葱姜汁搅成膏样摊在厚布上贴于酸痛处。

《群众献方（第1辑）》

主治：膝关节炎。

处方：白芷1斤。

用法：用酒熬膏收入瓷瓶。每日取膏2钱，陈酒送服，再取3钱涂在患处。

《群众献方（第1辑）》

主治：急性关节痛。

处方：（青风藤饮）青风藤2钱，秦艽2钱，羌活1钱半，独活1钱半，当归3钱，防己2钱，甘草2钱，桑寄生2钱，威灵仙2钱。

用法：水煎服。

《中藏医内科验方汇编》

主治：慢性关节痛。

处方：（加味黄芪桂枝五物汤）黄芪5钱，桂枝2钱，白芍3钱，生姜3钱，牛膝2钱，杜仲2钱，威灵仙2钱，羌活2钱，桑寄生2钱，秦艽2钱，附片1钱半，防己2钱。

用法：开水煎服。

《中藏医内科验方汇编》

主治：痛风性关节肿胀。

处方：（防己黄芪汤）防己3钱，黄芪3钱，白术3钱，炙甘草1钱半，半夏2钱，茯苓3钱，杜仲2钱。

用法：水煎服。

《中藏医内科验方汇编》

主治：痛风性关节炎疼痛甚者。

处方：（乌头汤）附片1钱半，麻黄1钱，白芍3钱，黄芪3钱，牛膝3钱，威灵仙3钱，炙甘草5分。

用法：水煎服。

《中藏医内科验方汇编》

主治：痛风性关节炎。

处方：（藏方）党参1两半，乌头7钱，草决明8钱，密陀僧1钱，五灵脂1钱，白芷2钱，苦参8钱，柯子6分，仙人掌9分，川楝子8钱，白芸香9分，麝香1分，麻仁9钱，安息香5钱，紫坛6钱，闹羊花6钱，山楂6钱，川木香6钱。

用法：研为细末，每服3分，1日2次，开水送下。

《中藏医内科验方汇编》

主治：四肢关节疼痛。

处方：桂枝3钱，白芍3钱，麻黄3钱，知母3钱，防风3钱，川乌3钱，松节3钱，寄生3钱，乳香3钱，没药3钱，川牛膝3钱，土元2钱，甘草2钱，生姜3片，大枣2枚。

用法：水煎服。

《祁州中医验方集锦（第一辑）》

主治：鹤膝风（初起治法）。

处方：猪尿泡 1 具，内入烧酒半斤。

用法：将口扎住，以酒包膝部，以布绑住，酒尽再添，以愈为度。

《祁州中医验方集锦（第一辑）》

主治：鹤膝风。

处方：川牛膝 2 钱，胆南星 5 钱，鲜姜半斤。

用法：上 3 味共捣如泥，以白面合为膏。外用熨烫局部。

《祁州中医验方集锦（第一辑）》

主治：关节痛。

处方：桑树木适量。

用法：作柴烤火。

《宁夏中医验方集锦（第一辑）》

主治：鹤膝风，腿痛。

处方：生白芥子 4 两。

用法：研粉，冷水调涂患处 5 分厚，外用新白布包好，贴患部起疱、痒、发热则见效。

《宁夏中医验方集锦（第一辑）》

主治：关节痛。

处方：独活 3 钱，防风 3 钱，川芎 2 钱，桂枝 3 钱，桑寄生 3 钱，细辛 6 分，九地 4 钱，云苓 3 钱，秦艽 3 钱，当归 3 钱，杭芍 3 钱，杜仲 3 钱，怀牛膝 2 钱，薏苡仁 8 钱，党参 3 钱，黄芪 3 钱，甘草 2 钱。

用法：水煎服。

《宁夏中医验方集锦（第一辑）》

主治：关节炎，关节疼痛，发凉。

处方：（祛风活血汤）羌活 4 钱，独活 4 钱，防风 3 钱，柴胡 3 钱，板蓝根 3 钱，川芎 3 钱，当归 3 钱，红花 3 钱，熟地 4 钱，首乌 3 钱，甘草 2 钱。

用法：水煎服。

《内蒙古中草药验方选编》

主治：鹤膝风。

处方：何首乌 1 只（大者佳）。

用法：加陈酒浓煎服并捣渣敷患处。

《祖国医学采风录 秘方 验方 单方（第一辑）》

主治：鹤膝风。

处方：白芥末 4 钱。

用法：上药与醋调之敷膝间，有小米粒水疱用针挑穿放黏液。

《祖国医学采风录 秘方 验方 单方（第一辑）》

主治：关节痛。

处方：猪蹄1副，南瓜根3～5根。

用法：上2味以黄酒1斤，炖烂后吃。

《祖国医学采风录 秘方 验方 单方（第一辑）》

主治：浑身遍体关节疼痛。

处方：（自创万历节风汤）乌梢蛇3钱，羌活4钱，防风4钱，独活4钱，云苓1两，猪苓8钱，泽泻5钱，木瓜4钱，川牛膝3钱，透骨草5钱，川乌（煨）3钱，当归5钱，桃仁（炒）3钱，丹皮4钱，赤芍4钱，甘草2钱。

用法：水煎服。

《中医验方粹选》

主治：鹤膝风。

处方：（外用鹤膝风散）商陆1两，大戟8钱，芫花8钱，防风5钱，羌独活各5钱，木瓜4钱，双钩5钱，小茴香1两（炒），川牛膝5钱，芥末粉6两。

用法：上药除芥末粉为末，先将芥末粉用水合成糊状，再用药面1两，撒在芥末粉糊上，贴于患部。每日更换1次。每天揭下撒药面1次。芥末粉只用添水，不用更换。

《中医验方粹选》

主治：鹤膝风，两膝肿大，行走不便。

处方：麻黄4两，长猪脚1对。

用法：炖服去渣。

《名老中医经验汇编》

主治：关节痛。

处方：野白头5钱，银花5钱，甘葛4钱。

用法：水煎服，1日2次。

《名老中医经验汇编》

主治：关节炎，四肢疼痛或半身不遂。

处方：炙穿山甲1钱（已禁用），白薇2钱，佩兰叶3钱。

用法：以烧酒酌量多少煎服。

《名老中医经验汇编》

主治：膝关节冷痛。

处方：虎胫骨2两，千年健7钱。

用法：研细末，调黄酒服。

《锦方选集·内科（第3册）》

主治：遍身及脚膝痛。

处方：独活3钱，云风3钱，秦艽4钱，威灵仙4钱，细辛2钱，上桂2钱，茯苓3钱，当归5钱，狗脊3钱，桑寄生4钱，牛膝5钱，生姜3钱。

用法：水煎服。

《锦方选集·内科（第3册）》

主治：急性关节炎。

处方：白芍3钱，生姜5钱，知母、防风、白术、桂枝各4钱，附子3钱（先煎），麻黄3钱，炙甘草2钱。

用法：水煎服，分3次服。

《锦方选集·内科（第3册）》

主治：新旧关节炎，寒湿凝滞。

处方：酸浆草4斤，朝天海椒4两。

用法：捣绒炒热包患处。

《锦方选集·内科（第3册）》

主治：关节炎。

处方：黄桷树皮、陈艾、石菖蒲、葱头各1两。

用法：水煎熏洗。

《锦方选集·内科（第3册）》

主治：关节肿痛。

处方：当归、川芎各3钱，麻黄2钱，桂枝3钱，白芷2钱，防风、木瓜各3钱，薏苡仁6钱，黄柏3钱，防己4钱，甘草2钱，牛膝3钱。

用法：水煎，分三次温服。

《锦方选集·内科（第3册）》

主治：关节疼痛。

处方：老鹳草1两，制二乌各5钱，羌活、独活各2两，松节5钱，筋骨草、北细辛各1两，柴胡5钱，泽兰、红牛膝、红活麻、小血藤、伸筋草、舒筋草、甘草各1两。

用法：泡酒，日服2杯或每次1小酒杯，不可多服。

《锦方选集·内科（第3册）》

主治：关节痛。

处方：栀子1两，吴茱萸5钱，麻黄1两。

用法：研末，以干酒调敷患处。

主治：鹤膝风。

处方：（1）桂枝、木瓜各3钱，薏苡仁5钱，牛膝4钱，白芷3钱，追骨风、软筋藤、青风藤、伸筋草各适量；（2）石菖蒲、苎麻根、天雄片、黄柏各3钱，肉桂2钱，川乌、草乌各3钱。

用法：第（1）方成人泡酒服，小孩煎水服。第（2）方研细末，调酒敷患处。

主治：关节冷痛。

处方：麻黄、炮附子、桂枝、独活、秦艽、苍术各3钱，细辛2钱，甘草1钱。

用法：水煎服，日服3次。

主治：关节痛。

处方：苍术、桂枝、威灵仙、附子（先煎）、秦艽、狗脊、松节、茜草、橘络、桑寄生各3钱，北细辛、制草乌（先煎）、甘草各1钱。

用法：水煎至不麻口时分2次服。

主治：贫血性慢性关节痛。

处方：鹿茸粉4钱，党参1两，附片3钱，甘草4钱。

用法：后3味煎汤，吞鹿茸粉，日服3次。

主治：痛风历节，四肢疼痛。

处方：红花、白芷、防风各5钱，秦艽4钱，威灵仙3钱，防己、木瓜各4钱。

用法：酒煎服。

主治：鹤膝风。

处方：黄芪5两，防风3钱，肉桂5钱，茯苓1两。

用法：水煎服。

主治：急性膝关节痛。

处方：防己、木瓜各4钱，乳香3钱，威灵仙4钱，制乌头4钱（先煎），泽泻3钱，薏苡仁5钱，甘草、丝瓜络、海风藤各3钱。

用法：水煎服。

《锦方选集·内科（第3册）》

主治：鹤膝风。

处方：泡参、龟板、鹿角霜各1两，独活、当归、桑寄生各5钱，白芍1两，甘草3钱。

用法：水煎服。

《锦方选集·内科（第3册）》

主治：关节炎。

处方：桂枝、川芎、麻黄、干姜、当归、白芷、牛膝各3钱，防己4钱，北细辛1钱，盐附子5钱（先煎）。

用法：水煎服。

《锦方选集·内科（第3册）》

主治：关节炎。

处方：黄芪、当归、秦艽、杜仲、续断、薏苡仁各4钱，苍术、桂枝、虎骨各3钱，甘草1钱。

用法：水煎服。

《锦方选集·内科（第3册）》

主治：鹤膝风。

处方：当归5钱，黄芪3钱，安桂、防风、防己、南藤各2钱，虎骨4钱，千年健、威灵仙、骨碎补、薏苡仁、木瓜、牛膝、独活、老鹳草各3钱。

用法：炖干酒服，每次服1小杯。

《锦方选集·内科（第3册）》

主治：历节风痛。

处方：虎胫骨、没药各3两。

用法：研末，早晚各服1次，每次1～2钱，温酒送下。

《锦方选集·内科（第3册）》

主治：两膝浮肿疼痛，膝上下枯细。

处方：党参5钱，白术4钱，熟地、当归各5钱，川芎3钱，白芍4钱，肉桂、附片各3钱，牛膝、黄芪各5钱，杜仲6钱，秦艽4钱，炙甘草1钱。

用法：水煎服。

《锦方选集·内科（第3册）》

主治：四肢关节痛。

处方：知母4钱，麻黄2钱，白术4钱，桂枝3钱，白芍6钱，秦艽、海桐皮、防己各4钱，党参6钱，甘草3钱，黄芪8钱，牛膝5钱。

用法：水煎服。

《锦方选集·内科（第3册）》

主治：化脓性关节炎。
处方：制马钱子2钱，羌活5钱，白芷6钱，北细辛4钱，红花、制乳香、制没药各4钱，当归、郁金、半夏各5钱。川芎4钱。
用法：研细末，调干酒包患处。

《锦方选集·内科（第3册）》

主治：关节痛。
处方：制附片4钱，桂枝3钱，黄芪8钱，白芍6钱，秦艽4钱，杜仲8钱，续断、独活、牛膝各4钱。
用法：水煎服。

《锦方选集·内科（第3册）》

主治：双膝疼痛。
处方：当归、川芎、杜仲各4钱，桂枝8钱，南藤、桑寄生、木瓜、老鹳草、淫羊藿、薏苡仁各1两，牛膝、羌活、独活各3钱。
用法：泡酒服。

《锦方选集·内科（第3册）》

主治：慢性关节痛。
处方：川乌、草乌、生附子、生南星、生苍术、细辛、生姜、麻柳树上的石良姜各3钱。
用法：研细调酒包患处，外用白布包扎，每日一换。忌内服。

《锦方选集·内科（第3册）》

主治：游走性关节炎。
处方：桂枝、槟榔片各3钱，吴茱萸2钱，秦归5钱，怀牛膝8钱，海风藤、白芍各4钱，木瓜、桔梗、茯苓各3钱，甘草1钱，麻柳寄生5钱。
用法：水煎服。

《锦方选集·内科（第3册）》

主治：急性关节炎，面赤头痛，手肿，腿足关节均痛。
处方：桂枝、木防己、杏仁各3钱，薏苡仁2钱，滑石3钱，通草1钱。
用法：水煎服。

《锦方选集·内科（第3册）》

主治：关节痛。
处方：大血藤、小血藤各2钱，伸筋草、舒筋草、木瓜根各4钱，巴岩香、石楠藤各3钱，红花1钱，大救驾、大木通、土沉香、紫金藤、四楞筋骨草、铁篱笆根、白荆条、黄龙鬈、金樱根、制川乌、制草乌各 2 钱，石菖蒲 3 钱。

用法：水煎 4 小时后服，日服 3 次，每次 1 茶杯。药渣捣绒包患处，孕妇忌服。

《锦方选集（草药部）》

主治：关节游走痛。

处方：松节 8 钱，桑枝、葡萄梗各 8 两，丝瓜络 8 钱，橘络 4 钱。

用法：水煎，1 次服。

《锦方选集（草药部）》

主治：鹤膝风。

处方：二乌（姜水炒）各 5 钱，首乌、威灵仙、铁打杵各 1 两，伸筋草、松节各半斤，虎骨 5 钱，酒 2 斤。

用法：泡酒服。不可过量，孕妇忌服。

《锦方选集（草药部）》

主治：鹤膝风。

处方：香樟叶、老鸦蒜、竹叶、松针、麻柳叶各等份适量。

用法：水煎，洗患部。

《锦方选集（草药部）》

主治：风湿麻木。

处方：花椒树上寄生包 2 两。

用法：泡酒半斤，日服 3 次，每次 1 杯。

《锦方选集（草药部）》

主治：关节痛。

处方：黄牛刺根、阎王刺根、牛马藤根、铁琵琶根、陈艾、黄桷树根、大母猪藤根、花椒、石菖蒲根各等份。

用法：熬水洗患处。

《锦方选集（草药部）》

主治：慢性关节炎。

处方：肉桂 3 钱，山奈 3 钱，六轴子 3 钱，细辛 6 分，白及 3 钱，白芷 2 钱，甘松 3 钱，杏仁 3 钱。

用法：水煎服。

《中医秘方验方汇编（第一集）》

主治：周身关节疼痛，皮肤发冷不热，热者无效。对鹤膝风有特效。

处方：无烟煤（白煤）不拘量。

用法：每日 2 次，每次 1 汤勺。饭后以赤砂糖、好陈酒送服，不嗜酒者有头晕感觉。

《中医秘方验方汇编（第一集）》

主治：关节疼痛发冷。

处方：葱头 1 斤，生姜 1 斤。

用法：同打烂绞汁，用上等醋煮烫，添入葱姜汁如膏状，摊于布上。贴于患部，可有热感。

《中医秘方验方汇编（第一集）》

主治：膝关节常年麻木疼痛，在秋冬二季更为严重。

处方：川乌 3 钱，川羌活 2 钱，全当归 5 钱，左秦艽 2 钱，白酒 3 斤，草乌 2 钱，川牛膝 3 钱，防风 3 钱，粉甘草 2 钱，桂枝 3 钱，川木瓜 2 钱，川续断 2 钱，苍术 2 钱。

用法：酒内浸泡 1 周后饮用，每日 3 次，每次 1 两。不会饮酒者酌减。

《中医秘方验方汇编（第二集）》

主治：关节炎。

处方：白茄根 4 两，白酒 1 斤。

用法：将白茄根入酒内泡 7 天。每次服 30 mL，日服 3 次。

《中医验方汇编（第一集）》

主治：关节炎及腰背疼痛。

处方：大麻子仁 1 两（去皮），生杏仁 1 两（去皮），樟脑 4 钱，松香 4 两，蟾酥 3 分。

用法：先将大麻子仁、生杏仁砸成细泥，再将蟾酥、樟脑各研细，将上药混合添入松香（研粉），加热后摊于布上，贴于患处。

《中医验方汇编（第一集）》

主治：鹤膝风（膝部关节红肿灼热而痛）。

处方：生半夏 30 g，生山栀 60 g，黄柏 15 g，大黄 15 g，桃仁 10 g，红花 10 g。

用法：将上药研极细末，醋调敷患处。

《湖南中草药单方验方选编（第一辑）》

主治：四肢关节痛、麻木。

处方：小青菜 1 ~ 2 两，小接骨草 5 钱，胡椒 1 钱，火酒 1 两。

用法：共研末，加烧酒蒸鸡蛋吃 3 次可愈。

《中医秘验方集（第二集）》

主治：四肢关节痛、麻木。

处方：松毛尖 20 ~ 30 个。

用法：去皮毛研细末，用甜酒炒热，包在痛的关节上，每晚包 1 次，共包 7 天。

《中医秘验方集（第二集）》

主治：关节肿麻（关节炎）。

处方：土茯苓1两5钱，川芎3钱，木香3钱。

用法：烧酒1斤浸泡，3日后服，每日早晚各服1次。

《中医秘验方集（第二集）》

主治：关节炎、瘫痪。

处方：鹰爪枫6钱，九节风3钱，兰叶风（见风兰）2钱，排风藤2钱，钻墙风2钱，巴岩香2钱，茅叶风3钱。

用法：煨鸡吃，炖肉或泡酒吃均可。

《中医秘验方集（第二集）》

主治：关节性疼痛。

处方：白龙钻6分，胡椒1钱2分。

用法：共研末，放入鸡肉内炖服。

《中医秘验方集（第二集）》

主治：鹤膝风（风湿性关节痛，周身疼痛发热，日晡剧者）（麻杏薏甘汤加减）。

处方：麻黄半两（汤泡去节），甘草1两（炙），薏仁半两，杏仁7个（去皮尖炒）。

用法：水煎服，1日3次。

加减法：上肢者加秦艽1钱半，羌活1钱，川芎1钱半；下肢加防己3钱，牛膝8分，木瓜3钱。

《中医秘验方集（第二集）》

主治：关节炎。

处方：秦当归1两5钱，北箭芪1两5钱，苍术4两，广山奈1两3钱，炒川芎1两，木耳10两。

用法：以上药净末，蜜炼为丸，甜酒煎汤吞服，每日早晚吃4钱。

《贵州省中医验方秘方（第二册 上卷）》

主治：关节扭伤。

处方：麻头、吊鱼杆、生姜、火葱各半斤。

用法：冲细兑火酒炒热包患处。

《贵州省中医验方秘方（第二册 上卷）》

主治：关节痛。

处方：玄参4钱，防己5钱，桂枝3钱，白芍2钱，秦艽2钱，附片3钱，淮知母3钱，大草1钱半，生姜3钱。

用法：水煎服，3剂。

《贵州省中医验方秘方（第二册 上卷）》

主治：关节炎。

处方：丹皮 1 两。

用法：研细末，每服 3 钱兑酒服。

《贵州省中医验方秘方（第二册 上卷）》

主治：鹤膝风、膝关节炎慢性方。

处方：黄芪 2 两，防风 1 两，薏苡仁 1 两，牛膝 5 钱，防己 5 钱，上桂 3 钱。

用法：水煎服，被卧忌风，取汗。重者可再用 1 剂。

《贵州省中医验方秘方（第二册 上卷）》

主治：足膝风湿疼痛。

处方：红刺老苞根皮、接骨丹根皮、薏苡仁，三味不定量。

用法：炖猪爪，照常入盐，多食。

《贵州省中医验方秘方（第二册 上卷）》

主治：足膝无力精神萎靡（虎骨酒）。

处方：虎骨 3 钱，枸杞 2 钱，杜仲 3 钱半。

用法：好酒适量泡服。

《贵州省中医验方秘方（第二册 上卷）》

主治：关节冷痛。

处方：黑骨藤（萝藦科植物杠柳）、山栀茶、苦荞头、泽兰各 16 g，倒竹伞（蔷薇科植物大乌泡）根、淫羊藿各 10 g，枫香果（路路通）3 个，吊干麻（卫矛科植物南蛇藤）6 g。

用法：水煎服（服后四肢发热）。

《贵州民间方药集》

主治：鹤膝风。

处方：大鹅儿肠（石竹科植物大繁缕）、红牛膝（苋科植物柳叶牛膝）、红禾麻根、大风藤各 16 g。

用法：切细，上药泡酒 500 mL。早晚各服 16 mL。又可外搽痛处。

《贵州民间方药集》

主治：鹤膝风。

处方：白芷 1 斤，酒。

用法：白芷研磨成细粉，分作四次，用酒同煮，频繁搅拌成膏，摊置布上，外敷患处。

备注：可另外服用独活寄生汤。

《安徽省中医验方汇编》

主治：关节炎。

处方：羌活 5 钱，独活 5 钱，桑枝 7 钱，怀牛膝 3 钱，川芎 5 钱，当归 5 钱，红花 3 钱，

211

秦艽5钱，防风5钱，防己3钱，薏苡仁1两，附子3钱，上桂1钱，乳香5钱，没药5钱，海风藤5钱，炙甘草1钱。

用法：上药共为细末，每服用1钱半，一日三次，温酒调服。

加减法：如刺痛加虎骨3钱，痛止后加黄芪、党参各3钱，在继续服此方数剂，并加用灸法。

《安顺市中医，民间医，民族医秘方验方（第一集）》

主治：关节炎。

处方：菊花1两，石斛5钱，天雄5钱，党参5钱，附子5钱，甘草3钱，山药3钱，续断3钱，黄芪3钱，泽泻3钱，远志3钱，细辛3钱，秦艽3钱，石膏3钱，牛膝3钱，石菖蒲3钱，杜仲3钱，茯苓3钱，干地黄3钱，防风3钱，白术3钱，干姜3钱，萆薢3钱。

用法：上药共为细末，每服用1钱半，一日三次，温酒调服。

《安顺市中医，民间医，民族医秘方验方（第一集）》

主治：全身关节肿痛。

处方：秦艽3钱，独活2钱，防风3钱，荆芥3钱，地龙2钱，当归3钱，甘草1钱5分。

用法：水煎服，一日服二次。

《包头市中医验方集锦（第二辑）》

主治：鹤膝风。

处方：生黄芪半斤，远志3两，牛膝3两，石斛4两，金银花4两。

用法：用10碗水熬成1大碗温服，避风取汗。

《包头市中医验方集锦（第二辑）》

主治：慢性骨节疼痛。

处方：桂枝3钱，玉薏米1两，片姜黄3钱，滑石5钱，苍术3钱，海桐皮5钱，防己5钱，通草2钱，萆薢3钱。

用法：水煎服。

《包头市中医验方集锦（第二辑）》

主治：鹤膝风（膝关节痛）。

处方：白兔皮1张。

用法：当时剥下，贴在患处，连贴2～3张则愈。

《包头市中医验方集锦（第二辑）》

方名：解凝化坚汤。

主治：鹤膝风，风寒湿注于膝关节凝聚而肿疼。

处方：海风藤3钱，川乌2钱，穿山甲2钱，松节8钱，白芷2钱，当归3钱，杭芍3钱，白芥子3钱，秦艽3钱，地骨皮3钱，牛膝2钱，独活3钱，桑寄生3钱，枇杷叶3钱，茯神3钱，粉草1钱。

用法：水煎服，早晚各 1 次。

《中医实用效方》

方名：溶凝回阳膏。

主治：鹤膝风。

处方：风化石灰 5 钱，赤小豆 1 两半，透骨草 1 两，制川乌 1 两半，制草乌 2 两半，生南星 1 两，紫油桂 1 两，白芥子 1 两，口碱面 2 钱，炮姜炭 2 两半，白芷 2 两，炒赤芍 2 两。

用法：共为细面，同时加黄白酒各等份，调均匀置于碗内加热取出，加樟脑少许敷于患处。

《中医实用效方》

主治：急性痛风性关节炎。

处方：（白虎加桂枝汤加减）生石膏 30g，知母 10g，生甘草 3g，桂枝 3～10g，黄柏 10g，苍术 10g，防己 12g，薏苡仁 15g，银藤 30g，桑枝 30g。

加减法：上肢重者加桂枝 10g；下肢则加牛膝 10g，地龙 10g，威灵仙 10g；痛重加秦艽 12g。

用法：水煎服。

《中医实用效方》

主治：鹤膝风（膝关节肿痛，难以走路，下肢逐渐成鹤膝）。

处方：鲜的四念癀一两（干的减半），青壳鸭蛋一粒。

用法：将上药切细，水酒各半，适量炖鸭蛋两小时，久服，每日一次。

外用：老姜、蚯蚓、蚵壳灰、食盐、冷饭共捣烂涂患部，日换 1 次。

《草药锦方（第一集）》

主治：鹤膝风。

处方：（四神煎）远志 1 钱 5 分，生黄芪 3 钱，牛膝 1 两，石斛 1 两。

用法：水煎服。

外敷方：（五圣散）白芥子 3 钱，白芷 3 钱，乳香 7 分，牛膝（数量不限）。

用法：上药捶蜜糖 2 两，敷膝肿处，敷后用棉被改善，即有汗处，连敷数天。

《广东省中医验方交流汇编》

主治：历节风。

处方：（金匮"乌头汤"）白芍 2 钱，黄芪 3 钱，麻黄 2 钱，炙甘草 2 钱，乌头 2 钱，蜜糖 1 两。

用法：水煎服。

《广东省中医验方交流汇编》

主治：慢性历节风（关节炎）。

处方：川乌 5 钱，全蝎 3 钱，麝香 5 分，地龙 5 钱，僵蚕 3 钱，大豆 3 钱，蜈蚣 3 钱。

213

用法：研末，和迷糊为丸，每服三钱，空腹服。

《广东省中医验方交流汇编》

主治：两膝或单膝肿大疼痛，上下腿渐瘦，形如鹤膝。

处方：生莪术、生香附各等份。

用法：上 2 味生用，共捣烂，加酒酿 1 茶杯，和匀，炖热，温敷膝上，药物干燥冷冻，再换 1 次，轻者 4 日可愈；重者 10 日可愈。若无酒酿，用酒饼 2 只和药捣烂，加好酒 1 茶杯同燉，如酒饼亦无，仅用酒亦可。

《广西中医验方选集》

主治：两膝肿痛，大腿小腿瘦小，步行困难，甚则不能屈伸。

处方：（1）（内服方）五加皮 4 钱，血藤 5 钱，细辛 2 钱，牛膝 2 钱，钩藤 4 钱，生花 3 钱，川木瓜 1 两，川杜仲 5 钱，全归 5 钱，熟地 4 钱，乳香 3 钱，小走马 4 钱，大走马 3 钱，走马胎 4 钱，大枣 5 钱。

（2）（外洗方）钩藤 4 两，细辛 1 两，松叶 1 斤，独角樟 4 两，暖叶根 4 两，榕树鬓 5 两，威灵仙 4 两。

用法：（1）将上内服方第一剂和猪脚或鸡同炖服。第二剂用水煎服，后同。（2）将上外洗方加水煎浓，每日洗 3 次。

《广西中医验方选集》

主治：鹤膝风。

处方：附子 3 钱，牛膝 2 钱，川杜仲 3 钱，防风 3 钱，羌活 2 钱。

用法：上药以清水 3 碗，煎取 1 碗半，分 2 次服。

外用：白芥子 5 钱细末，以姜葱同捣，取汁涂患处。初时起疱，待干脱皮即愈。

《广西中医验方选集》

主治：各种关节风湿病，鹤膝风。

处方：樟树皮 4 两，黄枝子 4 两，五加皮 4 两。

用法：将药研粉和生酒糟捣匀。不发热者，加温后敷之；发热者冷敷。早晚解下 1 小时左右后，用上药煮水洗患处，再敷上原药，连敷 2 天。又可用上药浸酒，酌量分服。

《广西中医验方选集》

主治：鹤膝风。

处方：苍术 4 两，枸杞子 2 两 5 钱，茄根 2 两，归身 1 两，牛膝 1 两，龟板 1 两，防风 1 两，秦艽 1 两，独活 1 两，草薢 1 两，羌活 1 两，蚕沙 1 两，松节 1 两，虎骨 1 两。

用法：共用好酒浸服，服后，将渣研成细末，炼蜜为丸，每服 3 钱，饭前开水冲服。轻者 1 剂，重者可服 2 剂。

《广西中医验方秘方汇集》

主治：鹤膝风。

处方：广木香 5 分，归身 1 钱，防风 5 分，北辛 5 分，藁本 1 钱，没药 1 钱，附片 1 钱（炒），川乌 5 分，薄荷 1 钱半，骨碎补 1 钱，玉桂 1 两半。

用法：共研成细末，另用鹅油 4 两、猪油 4 两、麻油 5 两（没有麻油的，可用牛油）混合后，将药末放入搅匀，过 2 昼夜后，以文火熬之。待熬成膏时，即加牛酥（牛反刍时，嘴角处的白沫，以草纸抹取，晒干焙酥，研成粉末）搅匀，冷后待用。用时蘸膏 2 钱，置于掌心，再按摩患处，使之发热为止。随后，用鹤嘴兰花，煨末 1 钱，令患者用开水冲服，再用被盖卧，约半小时，患处外部，就会自然渗出黄色黏液，如此则愈。

《广西中医验方秘方汇集》

主治：鹤膝风。

处方：五味 1 两，芒硝 1 两，生姜半斤（取汁），酒糟 4 两，黄糖 1 两，皂角 1 两。

用法：先将五味、皂角共研成粉末，再与酒糟、黄糖、芒硝、姜汁等共捣匀，用酒炒热敷患部。如果过干，可加姜汁湿之，忌食酸辣物。

《广西中医验方秘方汇集》

主治：鹤膝风。

处方：红草麻根瓤 1 两，五爪枫水叶 1 两半，走马枫叶 1 两半，枸杞菜 5 钱，落地金钱 5 钱（又名捕蝇草，狗跡草）。

用法：共搐溶，用酒炒，敷患处。

《广西中医验方秘方汇集》

主治：鹤膝风。

处方：山栀子 1 两，白芥子 5 钱，苦杏仁 3 钱，川椒 3 钱，吴茱萸 3 钱，古月 2 钱，乳香 1 钱，没药 1 钱。

用法：共研成粉末，用糯米饭拌匀，温敷患处，1 宿后可消愈。

《广西中医验方秘方汇集》

主治：鹤膝风。

处方：（1）白鸠孙草 4 两，鹅儿不食草 4 两；（2）苍术 3 钱，白芷 1 钱半，雄黄 1 钱半，轻粉 1 钱半，五倍子 1 钱半，皂角 1 钱半，防风 1 钱，威灵仙 1 钱半，川足 3 条，虫退 3 钱，硫黄 1 钱半，川芎 1 钱半，北细辛 1 钱，麻黄 1 钱，羌活 1 钱半，天麻 1 钱，半夏 1 钱半。

用法：将落地沉香木根烧红 1 端，用 6 层草纸贴患处，再用烧红的落地沉香木根灸之，患者如觉痛则再移去，痛止再灸。灸后用第（1）方，以水半斤蒸取 4 两，涂患处。再用第（2）方，研成粉，用草纸卷成药箭，熏之即愈。

《广西中医验方秘方汇集》

主治：历节风，湿关节疼痛。

处方：马胎 4 两，风藤 2 钱，威灵仙 2 钱，天麻 2 钱，当归 3 钱，草节 2 钱，虎骨 2 钱，羌活 1 钱半，川瓜 1 钱半，牛膝 1 钱半，全蝎 1 钱半，熟地 3 钱，川芎 3 钱，胆星 2 钱，松节 2 钱。

    用法：水煎，冲酒 1 杯服。

《广西中医验方秘方汇集》

    主治：关节疼痛，发热汗出。

    处方：当归 2 钱，生地 3 钱，黄芪 4 钱，黄柏 2 钱，黄芩 2 钱，黄连 2 钱，桑枝 3 钱，钩藤 2 钱，防己 2 钱。

    用法：水煎服。

    功用：滋阴，清火，活血，通络，排水毒。

《广西中医验方选集（第二集）》

    主治：历节风，关节痛。

    处方：独活 3 钱，川芎 2 钱，牛膝 3 钱，续断 2 钱，防风 3 钱，秦艽 2 钱，桂枝 2 钱，当归 3 钱，生地 2 钱，白芍 2 钱，杜仲 2 钱，黄芪 3 钱，甘草 2 钱。

    用法：水煎服。

    功用：疏风活血。

《广西中医验方选集（第二集）》

    主治：湿毒凝滞，手足关节，缝节肿大，屈伸不利。

    处方：土茯苓 5 钱，薏苡仁 1 两，大枫子 2 钱，松节 3 钱，萆薢 3 钱，宽筋藤 3 钱，丹参 3 钱，五加皮 3 钱，钩藤 4 钱，蝉蜕 2 钱，杜仲 3 钱，草节 2 钱。

    用法：水煎服。

《广西中医验方选集（第二集）》

足痿卷

主治：脚膝软弱，发热疼痛。

处方：威灵仙、防己、苍术、黄柏、黄连、连翘、海桐皮、牛膝各4钱，薏苡仁6钱，茵陈8钱。

用法：水煎服。

《锦方选集·内科（第3册）》

主治：脚软不能行动。

处方：桑寄生4钱，薏苡仁、杜仲各6钱，怀牛膝4钱，桂枝3钱，白芍6钱，黄芪、当归各8钱，续断、钩藤各4钱。

用法：水煎服。

《锦方选集·内科（第3册）》

主治：两脚痿软不能行走。

处方：党参、白术、薏苡仁各8钱，茯苓、黄柏、知母、锁阳各4钱，杜仲1钱，破故纸4钱。

用法：水煎服。

《锦方选集·内科（第3册）》

主治：湿热足软不能站立。

处方：苍术、茯苓皮各2钱，五加皮3钱，薏苡仁5钱，木瓜、白芍、苏梗各3钱，甘草1钱。

用法：水煎服。

《锦方选集·内科（第3册）》

主治：下肢无力。

处方：桂圆肉4钱，红枣8钱，莲子4钱，小黑豆3钱。

用法：水煎服。

《锦方选集·内科（第3册）》

主治：下肢冷痛，寒湿郁结。

处方：苏叶1钱，吴茱萸、槟榔、桔梗、木瓜、桂枝、陈皮、苍术、秦艽各3钱，干姜2钱。

用法：水煎服。

《锦方选集·内科（第3册）》

主治：两脚痿软无力，行走困难。

处方：生地、牛膝、当归、首乌各 2 两。

用法：泡酒服。

《锦方选集·内科（第 3 册）》

主治：脚部软弱无力。

处方：芡实、莲米各 5 钱，薏苡仁、扁豆各 2 两。

用法：炖猪蹄筋吃。

《锦方选集·内科（第 3 册）》

主治：痿病初期，手足痿病无力，关节松弛不收，不戚疼痛。

处方：沙参 3 钱，玉竹 3 钱，扁豆 2 钱，乌梅 2 钱 5 分，木瓜 3 钱，麦冬 4 钱，石斛 5 钱。

用法：水煎服。

功用：清热，养阴。

《广西中医验方选集（第二集）》

主治：足痿不能行。

处方：（降复四物汤）红花 1 钱 5 分，旋覆花 3 钱，生地 4 钱，白芍 3 钱，川芎 2 钱，当归身 3 钱，牛膝 3 钱，虎潜丸 3 钱（汤药进服）。

用法：水煎服。

《广西中医验方选集（第二集）》

主治：脚软无力。

处方：老胡豆 1 两，黄牛肉、猪蹄子各 2 两，老姜、红牛膝各 1 两。

用法：炖服。

《锦方选集·内科（第 3 册）》

主治：肾虚筋骨软，不能行走。

处方：龟板 4 钱，黄柏、知母各 3 钱，熟地、锁阳各 4 钱，当归 3 钱，虎骨 4 钱，黄精 1 两。

用法：水煎服，临吃加酒少许。

《锦方选集 第 2 册》

主治：足软弱不能步履。

处方：党参 8 钱，白术、当归各 4 钱，陈皮 3 钱，黄芪 8 钱，升麻、柴胡各 3 两，甘草 1 钱，石斛 5 钱，牛膝 3 钱。

用法：水煎服。

《锦方选集 第 2 册》

主治：虚弱无力。

处方：牛蹄筋1斤，黄芪2两，陈皮3钱，大枣10枚。

用法：炖服。

《锦方选集 第2册》

主治：步履艰难而身软者。

处方：猪前蹄1对，黄芪2两，党参1两，大枣5枚。

用法：炖服，加酒少许。

《锦方选集 第2册》

主治：下肢痿软，步履艰难。

处方：沙参1两，玉竹2两，扁豆、枸杞各1两。

用法：水煎服，连服5～6剂。

《锦方选集·内科（第3册）》

主治：四肢软弱无力。

处方：防己4钱，桂枝、木瓜各3钱，薏苡仁4钱，甘草2钱。

用法：水煎温服。

《锦方选集·内科（第3册）》

主治：右下肢无故不能行动。

处方：老虎尿半斤，酒4两。

用法：调匀，早晚服。

《锦方选集·内科（第3册）》

小腿卷

主治：小腿胀痛，屈伸不利。
处方：牛膝 3 两。
用法：煎服（孕妇忌服）。

《祖国医学验方汇编（第一辑）》

主治：两腿酸痛。
处方：陈艾 4 两。
用法：煎汤，热熏两腿。

《祖国医学验方汇编（第一辑）》

主治：脚转筋。
处方：吴茱萸、木瓜各 1 两。
用法：研细，炖猪蹄服。

《锦方选集·内科（第 3 册）》

主治：脚转筋。
处方：陈艾 1 两，菖蒲 2 两，花椒 5 钱。
用法：煎水洗足。

《锦方选集·内科（第 3 册）》

主治：脚冷转筋。
处方：附子、薏苡仁各 2 两，猪蹄 1 斤。
用法：炖服。

《锦方选集·内科（第 3 册）》

主治：腓肠筋痉挛。
处方：木瓜 3 钱，牛膝 2 钱。
用法：水煎服。

《中医秘方验方汇编（第二集）》

主治：脚转筋。
处方：猪脊髓、猪鞭子适量。
用法：上物适量，洗净，蒸熟吃。

《中医秘验方集（第二集）》

主治：脚转筋。

处方：荆芥3钱，刺猪笺烧灰3钱，花粉3钱，黄荆子2钱（炒）。

用法：水煎服。

《贵州省中医验方秘方（第二册 上卷）》

主治：脚气转筋。

处方：熟地5钱，肉桂2钱，附子2钱，苁蓉2钱，麦冬4钱，五味子1钱半，远志2钱，茯苓5钱，菖蒲4钱，枣皮2钱，石斛4钱，巴戟天4钱，薄荷2钱。

用法：水煎服。

《贵州省中医验方秘方（第二册 上卷）》

主治：湿热腿痛，坐卧不宁。

处方：薏苡仁1两，海桐皮4钱，萆薢5钱，蚕沙4钱，桑枝1两，甘草1钱5分，牛膝3钱，秦艽4钱，防己5钱。

用法：水煎服。

《广西中医验方选集（第二集）》

主治：走路过劳，忽觉四肢无力，不能屈伸举动。

处方：(补中益气汤加味)生黄芪5钱，当归身3钱，党参3钱，白术2钱，陈皮1钱5分，升麻5分，柴胡5分，熟附子2钱，桂枝1钱5分，甘草1钱。

用法：水煎服。

《广西中医验方选集（第二集）》

主治：脚转筋。

处方：木瓜3钱，白芍5钱，甘草1钱。

用法：水煎服。

《锦方选集·内科（第3册）》

主治：脚转筋。

处方：苦瓜根适量。

用法：炖猪脚服。

《锦方选集·内科（第3册）》

主治：足转筋不能屈伸。

处方：桂枝、雄片、薏苡仁、伸筋草、筋骨草各1两，生姜8两。

用法：炖猪蹄子服，连服3剂。

《锦方选集·内科（第3册）》

主治：脚转筋。

处方：白芍8钱，甘草5钱，木瓜、川牛膝各3钱。

用法：水煎服。

《锦方选集·内科（第3册）》

主治：老年人脚转筋。
处方：附片3钱，小木通1两，左转藤4两。
用法：炖猪蹄子服。

《锦方选集·内科（第3册）》

主治：转筋抽痛不止。
处方：吴茱萸4钱，木瓜3钱，小茴香3钱。
用法：水煎服。

《宁夏中医验方集锦（第一辑）》

主治：湿气两腿作痛（立患丹（外用））。
处方：艾叶2两，葱头5根，生姜2两。
用法：上药捣烂，用布共为一包，蘸极热烧酒涂患处，以止为度。

《安顺市中医，民间医，民族医秘方验方（第一集）》

主治：湿脚气，每至黄梅季节，两足或下肢肿者。
处方：赤豆2两，红糖1两，红枣4枚。
用法：水煎服。

《祖国医学采风录 秘方 验方 单方（第一辑）》

主治：胫病。
处方：安桂2两，丑牛2两。
用法：研末，每次2～3钱。

《贵州省中医验方秘方（第二册 上卷）》

足痛卷

主治：血瘀足后跟痛。

处方：当归 4 钱，黄芪 1 两，升麻 1 两，薏苡仁 1 两，丹参 4 钱，防己 3 钱，狗脊 3 钱，续断 3 钱，骨碎补 1 钱，牛膝 2 钱，木瓜 3 钱，甘草 1 钱。

用法：水煎服。

《大荔县中医验方采风录》

主治：血瘀足后跟痛。

处方：薏苡仁 1 两，丹参 4 两，防己 1 两，木瓜 1 两。

用法：水煎熏洗患处。

《大荔县中医验方采风录》

主治：足后跟痛。

处方：委中穴。

用法：重刺激使针感至足部。

《中医秘方验方集锦（第三期）》

主治：脚跟疼痛。

处方：黄豆根 1 斤（在土内者）。

用法：煎汤热浸。

《山西省中医验方秘方汇集（第三辑）》

主治：脚后跟疼（足跟痛）。

处方：当归 1 钱半，川芎 1 钱 2 分，白芍 1 钱 2 分，熟地 1 钱 2 分，枸杞子 1 钱半，陈皮 2 钱半，红花 8 分，檀香 8 分，桂枝 8 分，砂仁 8 分，杜仲 1 钱半，肉桂 8 分，川木瓜 3 分，川牛膝 3 分，黄酒 1 斤，白糖半两，蜜半两。

用法：将药入酒内泡 3 日，再用开水煮 1 炷香时为度，再入白糖蜜煮 1 小时去渣，每天早晚喝 1 盅。

《中医秘方验方集锦（第三期）》

主治：足跟痛（无论是否有骨刺形成）。

处方：紫丹参 2 ~ 4 两。

用法：水煎代茶饮，连服 1 ~ 2 周。

《土单验方实践录》

主治：足跟痛症。

处方：甘草 5 钱，白芍 1 两，牛膝 3 钱，木瓜 3 钱。

用法：水煎服。

《土单验方汇集》

主治：跟腱炎（后脚跟落不得地）。

处方：石头 1 块，头发 1 小卷，童便少许。

用法：石头烧红，把头发放在石头上，马上再将童便淋上去，发出热气，即将脚跟放在石头上受其蒸气，3～4 次。

《中医秘验方集（第二集）》

主治：脚心痛。

处方：白胡椒 3 钱。

用法：捣细，酒调包脚心。

《锦方选集·内科（第 3 册）》

主治：脚底痛。

处方：薏苡仁 8 两。

用法：和糯米煮粥服。

《锦方选集·内科（第 3 册）》

主治：脚掌痛。

处方：白术、熟地、当归、杜仲、续断各 4 钱。

用法：水煎服。

《锦方选集·内科（第 3 册）》

主治：脚痛症。

处方：甘草 5 钱，白芍 1 两，牛膝 3 钱，木瓜 3 钱。

用法：水煎服。

《土单验方汇集》

主治：腿疼、脚疼，下肢不利（五藤汤）。

处方：青风藤 3 钱，海风藤 3 钱，鸡血藤 3 钱，石楠藤 3 钱，天仙藤 3 钱，千年健 2 钱，地风 2 钱，木瓜 3 钱，没药 3 钱，乳香 2 钱，炙甘草 2 钱。

用法：水煎，兑白酒 1 两为引。早晚空腹服，1 日 2 次。

《中医验方汇选：内科.2 版》

主治：脚痛难行。

处方：当归、黄芪、木瓜、牛膝各 1 两，贯众 3 钱，独活 6 钱。

用法：泡酒服。

《锦方选集·内科（第 3 册）》

跌打损伤卷

主治：跌打损伤（血竭三七合剂）。

用法：合研细末分 3 次，每次以米酒泡服。

《莆田中医中药秘方验方汇编（第一集）》

主治：跌打损伤及关节疼痛（生吊膏）。

制法：共研末，用榆皮合酒捣成膏，加上蛇床子少许制成，贴于患处。

《莆田中医中药秘方验方汇编（第一集）》

主治：跌打损伤、瘀血凝结。

处方：土鳖虫（产于人家灶下，或灰堆下松浮之土中，形如鳖，扁圆状，背多横纹，色灰褐，以刀断之，若粘连而未分离者，隔宿仍能结合）适量。

服用法：内服需焙燥研末，陈酒冲服。每服多少，需根据病情而定。外用需取活虫捣烂奄贴，确有特效。

《江苏中医验方交流第一集》

主治：跌打损伤。

处方：生半夏 5 钱。

用法：水调敷患处。

《大荔县中医验方采风录》

主治：跌打损伤（由于坠堕，伤筋动骨）。

处方：土鳖虫 5 分，自然铜 3 分，乳香 2 分，当门子 1 分，当归 1 钱。

用法：共研细末，瓶贮勿泄气。每服 1 分 5 厘，陈酒温热送服，小儿减半，伤重者 5 ~ 6 服，轻者 1 ~ 2 服。

《祖国医学验方汇编（第一辑）》

主治：跌打损伤，皮色青紫。

处方：（玉真散）南星、防风、白芷、天麻、羌活、白附子各 1 钱。

用法：研细，冷开水调敷。

《祖国医学验方汇编（第一辑）》

主治：跌打损伤。

处方：四叶对（及已）1 两，红木香（长梗南五味子）2 两，防己（石蟾蜍）2 两，朱砂根 2 两，晒干研末，均匀混合。

用法：每服 5 钱，每日 2 次。

《浙江中草药单方验方选编（第二辑）》

主治：跌打损伤。

处方：红茴香根皮 2 两，虎杖根 2 两，杜衡根 2 两。

用法：研细粉，加樟脑适量，膏药油 1 斤。上药制成膏药 50～60 张，外用。

《浙江中草药单方验方选编（第二辑）》

主治：跌打损伤。

处方：红茴香根 2 斤，细柱五加皮根 2 斤，红楤木根 2 斤，虎杖根 3 斤，甘草 0.5 斤，烧酒 30 斤。

用法：取上药切片先用冷开水浸湿，再加入烧酒浸 30 天，取出过滤即得酊剂。成人每次服 10 mL，1 天服 3 次。

《浙江中草药单方验方选编（第二辑）》

主治：跌打损伤。

处方：毛蟹 1 只（约 4 两重）。

用法：打烂，以酒放入蟹内，蒸熟饮酒。

《祖国医学验方汇编（第一辑）》

主治：一切金创及跌打损伤，木石所伤。

处方：冰片、元寸、乳香各 5 分，没药 2 钱半，红花 1 钱半，血竭 2 钱半，朱砂 3 钱，雄黄 1 钱半，儿茶 2 钱，归尾 2 两。

用法：研细，瓶藏每服 5 分，陈酒送下。

《祖国医学验方汇编（第一辑）》

主治：跌打损伤。

处方：野蚊子草（白花壶瓶、白水参）根适量，用酒精（或烧酒）浸没数天。

用法：取出浸出液外擦患处。

《土单验方中草药汇编》

主治：扭伤。

处方：鹅不食草适量。

用法：与米醋捣烂调敷患处。

《梧州地区献方集》

主治：软组织、关节韧带扭伤。

处方：元胡、郁金、乳香、没药、红花、三棱、莪术、自然铜、通城虎、千年健、满天星各 3 钱，田七、土鳖各 2 钱，归尾 4 钱，扁鱼腩、大力王、鸡血藤各 5 钱，红藤、雾水葛各 1 两。

用法：共研粉备用，用时加酒、开水各半调敷患处。

《梧州地区献方集》

主治：跌打损伤。
处方：珍珠莲（薜荔）15 g，茅莓 15 g，活血丹 15 g，野荞麦根 15 g，茜草 15 g，大血藤 10 g。
用法：水煎服，每日 1 剂，连服 3 ~ 4 剂。

《温岭县单验方选编》

主治：跌打伤筋。
处方：毛茛 15 g，威灵仙 9 g。
用法：加红糖、黄酒、米汁适量，炖服。或毛茛根 15 g，水煎内服。或毛茛鲜叶适量，捣烂，捻成一块如桂圆大，用冷开水送服。

《温岭县单验方选编》

主治：跌打损伤。
处方：南岭尧花根皮、骨碎补（去毛）、珍珠菜、活血丹、过山龙根、苎麻根适量。
用法：捣烂加烧酒外敷。

《温岭县单验方选编》

主治：跌打损伤。
处方：骨碎补（去毛）6 g，野葡萄根 6 g，乌蔹莓 6 g。
用法：捣烂外敷。

《温岭县单验方选编》

主治：跌打损伤。
处方：老松树根。
用法：30 ~ 50 g（鲜品 100 ~ 120 g）水煎内服。

《温岭县单验方选编》

主治：扭伤血肿疼痛。
处方：地鳖虫 9 g，乳香 9 g，五加皮 9 g，没药 9 g，土细辛 9 g，白芥子 9 g，葫芦巴 9 g。
用法：研细末，加鸡蛋清一个外敷。

《温岭县单验方选编》

主治：扭伤血肿疼痛。
处方：胆南星 6 g，当归 9 g，红花 6 g，白芷 9 g，防风 3 g。
用法：水煎服。

《温岭县单验方选编》

主治：跌打损伤。

处方：长叶臭桐彭皮 30 g，金不换（千层塔）6 g，骨碎补 15 g，鸡血藤 9 g。

用法：水煎服。

《温岭县单验方选编》

主治：跌打损伤。

处方：骨碎补 6 g，五加皮 9 g，威灵仙 9 g，防己 9 g，金不换（千层塔）1.5 g。

用法：水煎，加红糖、黄酒冲服。

《温岭县单验方选编》

主治：跌打损伤。

处方：瓜子金 15 g，鸭跖草 15 g。

用法：水煎服，4 剂。并川乌、草乌各 4 g，研末分 4 剂服。

《温岭县单验方选编》

主治：跌打损伤。

处方：鲜半边莲 60 ～ 100 g。

用法：水煎服。

《温岭县单验方选编》

主治：跌打损伤。

处方：生山栀子 7 个，蓖麻子 49 粒，桃仁 7 粒，白芥子 3 g。

用法：共研细末，调鸡蛋清外敷。

《温岭县单验方选编》

主治：跌打损伤（未出血）。

处方：松香一块（如豌豆大小）。

用法：研粉，调红糖、黄酒，临睡前服。

《温岭县单验方选编》

主治：跌打损伤（未出血）。

处方：地耳草 30 g。

用法：水煎，加红糖、黄酒冲服。

《温岭县单验方选编》

主治：跌打损伤（未出血）。

处方：野荞麦根 60 g。

用法：水煎，加红糖、黄酒冲服。

《温岭县单验方选编》

主治：跌打损伤、筋骨折伤。

处方：红花5钱，当归5钱，生姜5钱，防己5钱，桂枝5钱，天麻5钱，秦艽5钱，续断5钱，川乌5钱，草乌5钱，地鳖虫5钱，甜瓜子5钱。

用法：上药同麻油4斤，熬枯焦去渣入樟丹3斤收膏，温后兑以下药粉：麝香1分，冰片2钱，血竭4钱，自然铜5钱，乳香2钱，没药2钱，地鳖虫5钱，搅匀摊成膏药外用。

《介绍天津市的独门药》

主治：跌打损伤，筋断骨折。

处方：炒五倍子4两，煅人中2两，地鳖虫5钱。

用法：上药同麻油4斤熬枯焦去渣入樟丹2斤收膏，温后兑以下药粉：肉桂1两，干姜4钱，搅匀摊成膏药外用。

《介绍天津市的独门药》

主治：跌打损伤、瘀血、筋骨疼痛。

处方：自然铜（火煅醋淬7次）2两，全当归2两，乳香2两，没药2两，土鳖虫2两，地龙2两，苏木2两，土子2两，麻黄1两。

用法：上药炼蜜为丸，每丸3钱重，白开水送服。

《常见疾病中医验方汇编》

主治：四肢关节软组织的挫伤、扭伤，皮肉红肿疼痛，外无裂口或筋络受伤者。

处方：当归2钱，红花2钱，透骨草5钱，片姜黄2钱，续断2钱，五加皮3钱，伸筋草4钱，乳香3钱，没药3钱，防风3钱，木瓜2钱，川芎2钱，元胡2钱，血竭1钱，羌活2钱，急性子2钱。

用法：上药分为2剂，装入布包，每用1包放水中煎后熏洗患处。

《常见疾病中医验方汇编》

主治：外伤皮肤青肿，筋骨伤损，疼痛不止。

处方：当归4钱，续断2钱，乳香3钱，血竭2钱，红花2钱，五加皮3钱，防风3钱，川芎2钱，羌活3钱，透骨草4钱，伸筋草3钱，木瓜2钱，元胡2钱，急性子2钱，姜黄2钱。

用法：上药分为2剂，装入布包，每用1包放水中煎后熏洗患处。

《常见疾病中医验方汇编》

主治：外伤，皮肤青肿疼痛。

处方：当归3钱，艾叶3钱，透骨草3钱，防风3钱，赤芍3钱，豨莶草2钱，羌活3钱，桂枝3钱，五加皮3钱，威灵仙3钱。

用法：水煎后洗患处。

《常见疾病中医验方汇编》

主治：外伤，皮肤青紫。

处方：海桐皮6钱，乳香5钱，川芎2钱，白芷2钱，当归2钱，透骨草2钱，川椒3钱，红花2钱，防风2钱，赤芍2钱，威灵仙2钱6分，甘草1钱5分。

用法：水煎后洗患处。

《常见疾病中医验方汇编》

主治：扭伤、挫伤、外伤，以及受风寒后筋骨疼痛，多在伤患急性期使用。

处方：红花3钱，透骨草3钱，防风3钱，川牛膝3钱，桂枝3钱，羌活3钱，威灵仙3钱，五加皮3钱，赤芍3钱。

用法：水煎后熏洗患处。

《常见疾病中医验方汇编》

主治：扭伤、挫伤、外伤之筋骨疼痛，多在慢性发炎时使用。

处方：蒲公英3钱，地丁3钱，大腹皮3钱，金银花3钱，透骨草3钱，艾叶3钱，大夫叶3钱，防风3钱，川椒3钱。

用法：水煎后熏洗患处。

《常见疾病中医验方汇编》

主治：扭伤、挫伤，软组织肿胀。

处方：当归3钱，艾叶3钱，透骨草3钱，防风3钱，牛膝3钱，赤芍3钱，羌活3钱，桂枝3钱，五加皮3钱，威灵仙3钱。

用法：水煎后熏洗患处。

《常见疾病中医验方汇编》

主治：跌打损伤，局部青紫肿痛，增生性关节炎，骨折，骨折后关节强直，肌肉萎缩，活动不便。

处方：苏木1两5钱，桃仁3钱，防风3钱，赤芍3钱，当归尾3钱，麻黄3钱，大黄3钱，红花3钱，续断5钱，食盐3钱，白矾3钱，蒲公英1两，牛膝3钱，木瓜3钱，白芷3钱，甘草3钱。

用法：上药加大葱、蒜瓣子后水煎熏洗患处。

《常见疾病中医验方汇编》

主治：跌打损伤，腿部伤筋，腿肿不能行走。

处方：韭菜4两。

用法：捣烂，外敷患处，以布裹之。

《祖国医学验方汇编（第一辑）》

主治：跌打损伤。

处方：黑木耳4两。

用法：焙干研末，每服1两，麻油拌匀，温酒送服。

《祖国医学验方汇编（第一辑）》

主治：跌打损伤。

处方：山栀末、桂枝末、面粉等量，高粱酒。

用法：蛋白调和，厚贴患处。

《祖国医学验方汇编（第一辑）》

主治：跌打损伤。

处方：红猪肉 1 片，当归、赤石脂适量。

用法：后 2 味研末撒于猪肉上贴患处。

《山西省中医验方秘方汇集（第三辑）》

主治：跌打损伤。

处方：当归 3 钱，泽泻 3 钱，川芎 2 钱，红花 2 钱，桃仁 2 钱，丹皮 2 钱，苏木 2 钱。

用法：水煎服，白酒三钱为引。头伤加藁本 2 钱；手伤加桂枝 2 钱；腰伤加杜仲 2 钱；脚伤加白芥子 2 钱；足伤加牛膝 2 钱。

《山西省中医验方秘方汇集（第三辑）》

主治：创伤出血不止。

处方：蓖麻子油少许。

用法：将油热开后，以棉球蘸油涂于患处。

《山西省中医验方秘方汇集（第三辑）》

主治：跌打损伤。

处方：枳壳 4 钱，川厚朴 3 钱，川军 3 钱，黄芩 3 钱，甘草 2 钱，乳香 2 钱，没药 2 钱，桃仁 1 钱半，红花 1 钱，朱血竭 3 钱，当归 3 钱。

用法：水 4 碗，煎成 1 碗服之。

《山西省中医验方秘方汇集（第二辑）》

主治：跌打损伤。

处方：广木香 3 钱，当归 3 钱，赤芍 2 钱，桃仁 2 钱，红花 2 钱，丹皮 2 钱，枳壳 3 钱，自然铜（细末）2 钱，大黄 3 钱，乳香 3 钱，没药 2 钱，黄酒 2 两为引。

用法：加水适量，煎至三分之一，温服。

《山西省中医验方秘方汇集（第二辑）》

主治：跌打损伤。

处方：羌活 2 钱，独活 2 钱，枳壳 3 钱，桔梗 2 钱，枳实 3 钱，赤芍 2 钱，当归 3 钱，山栀 2 钱，黄芩 2 钱，川芎 2 钱，桃仁 3 钱，红花 2 钱，苏木 2 钱，大黄 2 钱，生地 2 钱，甘草 3 钱，木通 2 钱，黄酒 2 两为引。

用法：加水适量，煎至 1/3，温服。

《山西省中医验方秘方汇集（第二辑）》

主治：跌打损伤（骨折）。

处方：当归 2 钱，南红花 1 钱，血竭 1 钱，千年健 1 钱半，钻地风 1 钱，乳香 1 钱半，没药 1 钱，川续断 1 钱，三七 1 钱，元胡 1 钱，桂枝 1 钱，广木香 1 钱半，骨碎补 1 钱半，土鳖虫 7 个，槐条 3 寸，川牛膝 1 钱，甘草 5 分。

用法：加水适量，煎至 1/3，温服。

《山西省中医验方秘方汇集（第二辑）》

主治：跌打损伤（骨折）。

处方：当归 1 钱半，台乌药 1 钱，苏木 1 钱半，金石斛 1 钱半，赤芍 1 钱半，丹皮 1 钱半，乳香 5 分，没药 5 分，红花 1 钱半，银花 1 钱半，续断 1 钱，秦艽 1 钱半，猴姜 1 钱，大黄 2 钱半，杜仲 1 钱半，柴胡 1 钱半，枳壳 1 钱半，猪苓 1 钱，泽泻 1 钱，木通 1 钱，木瓜 2 钱半，甘草 5 分。

用法：头部加川芎；手加桂枝；胁加青皮；腿加牛膝。水煎服，病在上，食后服；病在下，食前服。

《山西省中医验方秘方汇集（第二辑）》

主治：跌打损伤。

处方：绿豆粉面 1 斤，自然铜 3 钱，乳香 5 钱，没药 5 钱，半两钱 12 个（可用制自然铜代）。

用法：先炒粉面，另将自然铜、半两钱用醋淬 7 次研末，加乳香、没药炒黑，将成时加酒即成。多在火边烤，用时加酒成膏摊纸上，按疮大小用唾沫贴上，不加水。

《山西省中医验方秘方汇集（第二辑）》

主治：跌打损伤。

处方：羚羊角 1 钱，没药 1 钱，漏芦 8 分，红花 8 分，乳香 8 分，白及 1 钱，麝香 1 分，升麻 8 分，白蔹 8 分，虎骨 2 钱，麻黄 1 钱，琥珀 1 钱，杜仲 3 钱，马钱子 1 钱（去油土炒），土鳖虫 3 个，半两钱（古钱）2 个。

用法：共研细面，酒调如糊状，贴患处。然后再用纱布 1 条，先将蛋清抹于布条上，裹敷。

《山西省中医验方秘方汇集（第二辑）》

主治：跌打损伤（刀、镰、斧伤，流血不止）。

处方：新石灰面 1 斤，大黄片 6 钱。

用法：上药用铜锅炒成桃花色，去大黄。用时厚撒于伤处。

《山西省中医验方秘方汇集（第二辑）》

主治：关节扭伤。

处方：人参 5 分，三七参 5 分，琥珀 5 分，珍珠 5 分，乳香 5 分，没药 5 分，当归 5 分，麝香 3 分，血竭 2 分，牛黄 1 分。

用法：共研细末，以凡士林调涂。

《山东中医验方集锦》

主治：关节扭伤。

处方：生地1钱，当归1钱，乳香1钱，没药1钱，海金沙1钱，自然铜1钱。

用法：共研细末，以凡士林调涂。

《山东中医验方集锦》

主治：跌伤。

处方：大黄1两，木耳5钱，梅片2分，无名异5钱。

用法：共研细末，以凡士林调涂。

《山东中医验方集锦》

主治：跌打损伤。

处方：乳香2钱，当归3钱，没药3钱，地锦3钱，川芎3钱，苏木3钱，红花3钱，自然铜3钱，土鳖子1个，麻灰3钱。

用法：黄酒、童便煎服。

《山东省中医验方汇编（第二辑）》

主治：跌打损伤。

处方：当归尾3钱，赤芍3钱，丹皮2钱，生地2钱，红花2钱，桃仁2钱，乳香3钱，没药3钱，青皮3钱，川军3钱，柴胡1钱，郁金3钱，甘草2钱，骨碎补4钱。

用法：水煎服。

《山东省中医验方汇编（第二辑）》

主治：跌打损伤（红肿疼痛）。

处方：鲜姜1斤，水胶4两，炒乳香3钱，炒没药3钱，儿茶1钱5分，血竭1钱5分，元寸1分。

用法：乳香等药研末，取姜汁后与水胶一起融化，纳入诸药，趁热将药摊于布上贴于患处。

《山东省中医验方汇编（第二辑）》

主治：跌打损伤。

处方：麻黄1两，没药1两，马钱子5钱。

用法：马钱子制后，与上药共研为细末，每服1分~1分5厘，白水送下。

《山东省中医验方汇编（第二辑）》

主治：跌打损伤。

处方：马钱子1两，老母鸡骨1副，河蟹2个，自然铜1两，土鳖子50个，杜仲5钱，破故纸5钱，甜瓜子2两，乳香5钱，没药5钱。

用法：共为细末，每服3钱，黄酒冲服。

《山东省中医验方汇编（第二辑）》

主治：跌打损伤伴小便不利。

处方：山萸肉 3 钱，山药 4 钱，云苓 3 钱，丹皮 2 钱，熟地 1 两，泽泻 2 钱，附子 2 钱，肉桂 2 钱，川牛膝 3 钱。

用法：水煎服。

《山东省中医验方汇编（第二辑）》

主治：跌打损伤伴小便不利。

处方：红花 3 钱，乳香 2 钱，没药 2 钱，儿茶 2 钱，血竭花 4 钱，片朱砂 2 钱，梅片 1 分，麝香 1 分。

用法：共为细末，每服 7 粒，酒调服。

《山东省中医验方汇编（第二辑）》

主治：跌打损伤肿痛。

处方：鲜凤仙花叶适量。

用法：捣烂，敷患处（干叶研末凉水调敷亦可）。

《山东省中医验方汇编（第二辑）》

主治：跌打损伤。

处方：甘草 3 钱，紫草 3 钱，透骨草 3 钱，红花 2 钱，生半夏 3 钱。

用法：共为细末，用熟葱合药面捣如泥，以酒少许敷患处。

《山东省中医验方汇编（第二辑）》

主治：跌打损伤。

处方：制马钱子、麻黄、乳香、没药各等份。

用法：研面，黄酒调敷患处，注意用酒保持药面湿润。再以黄酒冲服，早晚加元寸更好。

《山东省中医验方汇编（第二辑）》

主治：跌打损伤。

处方：马钱子 6 个，麻黄 3 钱，防风 3 钱，炒乳香 2 钱，炒没药 2 钱，白芷 1 钱 5 分。

用法：白水调涂，用温白酒调涂更效。

《山东省中医验方汇编（第二辑）》

主治：跌打损伤（出血甚效）。

处方：骨碎补 5 钱，急性子 5 钱（炒）。

用法：研末，撒于疮口。

《山东省中医验方汇编（第二辑）》

主治：闪筋肿痛。

处方：当归 1 两，乳香 1 两，没药 1 两，血竭 6 钱，儿茶 6 钱，羌活 5 钱，防风 4 钱，红花5钱，白芷4钱，丹皮4钱，元胡6钱，川芎4钱，骨碎补6钱。

用法：共研细末，白酒调涂患处。

《中医验方集（第二辑）》

主治：跌打，仆坠，闪挫损伤疼痛，瘀血凝聚。

处方：（正骨紫金丹）丁香1两，血竭1两，儿茶1两，红花1两，当归1两，大黄1两，莲子2两，白茯苓2两，白芍2两，丹皮5钱，甘草3钱。

用法：共研细末，和蜜炼丸如梧桐子大，每日3次，开水送下。

《中医验方集（第二辑）》

主治：打伤疼痛。

处方：丁香3钱，乳香3钱，木香3钱，没药3钱，皂角1钱，细辛1钱，自然铜3钱，无名异3钱，正血竭3钱。

用法：共研细末，每次1~2钱半，白酒送下。

《中医验方集（第二辑）》

主治：打伤，跌伤。

处方：血竭1钱，天竺黄6分，地鳖5分，威灵仙7分，花椒5分，乳香8分，没药8分，朱砂5分，金钱薄荷5分，葫芦巴1钱，无名异1钱。

用法：共研细末，每次1~3钱，白酒送下。

《中医验方集（第二辑）》

主治：跌打损伤及呕血、吐血。

处方：黑归尾4钱，血余炭4钱，黑山楂2钱，黑红花2钱，黑牛膝2钱，黑栀子1钱，川贝母2钱，川三七2钱，煨莪术3钱，粉甘草1钱。

用法：共研细末，每次5分~1钱，白酒送下。

《中医验方集（第二辑）》

主治：跌打损伤及呕血、吐血。

处方：珍珠4分，琥珀5分，梅片1钱，牛黄1钱，川贝1钱，玛瑙1钱，珊瑚1钱，川七1钱，化橘1钱，沉香1钱，麝香1分，龙涎3分，金箔24张，朱砂1钱，山羊血1钱。

用法：共研细末，每次5分~1钱，白酒送下。小儿减半。呕血、吐血者，以童便送下。

《中医验方集（第二辑）》

主治：打伤吐血。

处方：虎舌癀5钱~1两。

用法：和猪赤肉炖熟，加白酒少许服。

《中医验方集（第二辑）》

主治：打伤呕血。

处方：鲜虎梅刺头 6 钱，鲜铁马鞭草 4 钱。

用法：用水煎汤，冲血余炭末 6 分，或香附末 1 钱服。

《中医验方集（第二辑）》

主治：跌打损伤，或呕、吐血。

处方：无名异、葫芦巴各 1 钱，川三七 3 分。

用法：共研末，白酒送下，每日 1 次。如呕血、吐血，用童便送下。

《中医验方集（第二辑）》

主治：跌打损伤，红肿痛，或出血。

处方：牛黄 5 分，麝香 3 分，川连 3 钱，大黄 3 钱，雄黄 2 钱，朱砂 1 钱半，冰片 8 分，干羊胆 2 个，鲜猪胆 2 个。

用法：将前 8 味研末，和猪胆拌匀，用蜂蜜炼为锭剂。每服 2 分，白酒或开水送下。

《中医验方集（第二辑）》

主治：跌打损伤，青肿疼痛（对新伤效果好）。

处方：苦林盘（又名扒手草）10 ~ 15 叶。

用法：捣绞汁，和白酒服，渣涂患处。

《中医验方集（第二辑）》

主治：跌伤，压伤昏厥及外出血。

处方：车前草、白珠仔草、七寸金、大还魂、小还魂、水榭榴、田乌草各等量。

用法：晒干，共研细末。每次 1 ~ 2 钱，白酒送下。外出血将药粉撒伤口。

《中医验方集（第二辑）》

主治：跌打损伤，瘀血凝聚作痛，四肢风气疼痛。

处方：红花 2 钱，生地 2 钱，一条根 3 钱，全当归 2 钱，桂枝 2 钱，白芷 2 钱，怀牛膝 2 钱，川草乌各 1 钱半，血竭 2 钱，威灵仙 2 钱，万年松 3 钱，川三七 2 钱，防风 2 钱，胆南星 2 钱，杜仲 2 钱，无名异 2 钱，续断 2 钱，自然铜 2 钱，骨碎补 2 钱。

用法：用酒 2 斤浸 1 ~ 2 星期，每服 10 ~ 15 mL；同时配合外擦患处。

《中医验方集（第二辑）》

主治：外伤未破皮，但红肿疼痛，甚厉。

处方：生草乌 2 两，生南星 2 两，黄柏 4 两，当归尾 2 两，生大黄 4 两，瓦楞子 4 两，穿山甲 1 两，栀子 1 两，苏木柴 2 两，红丹参 2 两，丹皮 2 两，白芷 2 两。

用法：共研细末，和凡士林调成软膏备用。

《中医验方集（第二辑）》

主治：跌打伤胎。

处方：川芎 1 钱半，当归 3 钱，炒白芍 2 钱，熟地 4 钱，炙甘草 1 钱，阿胶珠 3 钱，艾叶 1 钱半，川续断 3 钱，焦杜仲 4 钱，桑寄生 4 钱，生姜 3 片，红枣 3 枚。

　　用法：水煎服。

《群众献方（第 4 辑）》

　　主治：跌打损伤。

　　处方：韭菜适量，石灰适量。

　　用法：捣成饼，晒干研末，用酒调敷患处。

《群众献方（第 4 辑）》

　　主治：跌打损伤。

　　处方：地鳖虫 10 个，蚯蚓 10 条，自然铜（醋煅 7 次）1 钱半，乳香 1 钱半，没药 1 钱半，红花 1 钱，血竭 1 钱。

　　用法：上药共研细末，以骨碎补 5 钱，苏木 3 钱，酒煎调药末服之。

《群众献方（第 4 辑）》

　　主治：跌打损伤。

　　处方：当归尾 3 钱，柴胡 1 钱半，穿山甲（炙研）1 钱半，红花 1 钱半，瓜蒌仁 1 钱半，甘草 5 分，大黄 3 钱。

　　用法：水、酒各半，总计 4 盅煎 1 盅，食远服以利为度。

《群众献方（第 4 辑）》

　　主治：跌打损伤。

　　处方：天麻 1 两，白芷 1 两，羌活 1 两，姜汁炒生南星 1 两，防风 1 两，生白附子 12 两。

　　用法：各药生晒研细末，瓷瓶收藏勿泄气。轻者用黄酒调此药敷伤处，重者醋调敷。每日换药 1 次。

《群众献方（第 4 辑）》

　　主治：跌打损伤。

　　处方：生地炭 6 钱，莪术 5 钱，羌活 5 钱，红花 5 钱，当归尾 5 钱，赤芍 3 钱，苏木 4 钱，土狗 8 钱，地鳖虫 8 钱，血竭 8 钱，朱砂 4 钱，枳壳 2 钱，月石 8 钱，青皮 2 钱，原麝香 6 分，肉桂 3 钱，五灵脂 5 钱，三棱 5 钱，陈皮 5 钱，蒲黄 2 钱，木香 5 钱。

　　用法：研细末，每服三钱，开水送服。

《群众献方（第 4 辑）》

　　主治：跌打损伤。

　　处方：生半夏末适量。

　　用法：水调敷之。

《群众献方（第 4 辑）》

　　主治：跌打损伤。

处方：年久风化石灰1斤（炒至桃花色），存性大黄1两，共焙干研末。

用法：麻油调敷。

《群众献方（第4辑）》

主治：跌打损伤。

处方：没药、芍药、川芎、川椒、当归各5钱，煅自然铜3钱半，共研细末，黄蜡2两。

用法：溶化入药末，不住搅匀为丸，如弹子大，每服1丸。温酒下。

《群众献方（第4辑）》

主治：跌打损伤。

处方：醋煅自然铜1两，地鳖虫（去头足）、醋煅水蛭、酒炒地龙、龙骨、降香、苏木各5钱，煅土狗10只，川乌、松节、没药、乳香、血竭、木香各3钱，白芍2钱，麝香1钱。

用法：共研细末，每服1钱，酒下。

《群众献方（第4辑）》

主治：跌打，吐血，下血。

处方：侧柏叶1两，党参5钱，荆芥炭1两。

用法：共研末，每服3钱，入飞罗面3钱，拌和开水送服。

《群众献方（第4辑）》

主治：跌打损伤。

处方：干荷花焙干研末适量。

用法：酒调服1日3次，或用白糖调服。如无荷花，用干荷叶亦可。

《群众献方（第4辑）》

主治：跌打损伤。

处方：当归、红花、南星、防风、白芷各1两6钱。

用法：用黄酒少许将各药在瓦锅内炒脆，共研细末收储勿泄气，伤者以黄酒冲服1钱，3次即愈。

《群众献方（第1辑）》

主治：跌打损伤。

处方：土鳖虫1钱，滴乳香1钱，没药1钱，血竭1钱，雄黄5分，巴豆霜5分，当归3钱，生半夏5分，砂仁5分，甜瓜子5分。

用法：共研细末，每用5分（小儿2分），好酒送下。

《群众献方（第1辑）》

主治：跌打损伤（洗痛方）。

处方：威灵仙5钱，荆芥3钱，防风3钱，木香3钱，当归3钱，乌药2钱，木瓜3钱，桂枝5钱，红花3钱，川续断3钱。

用法：用黄酒 5 大碗煎浓先熏后洗。

主治：跌打损伤。
处方：南星、半夏、川乌、白芥子、黄栀子等适量。
用法：共研细末，老酒鸡蛋白面粉打和敷患处。

主治：跌打损伤。
处方：红花 1 钱半，归尾 4 钱，白芷 1 钱，桃仁 3 钱，川芎 1 钱半，五加皮 3 钱，苏木 1 钱半，木香 1 钱半，丹皮 2 钱，血竭 1 钱，田七 1 钱。
用法：酒水各半煎服。伤腰加杜仲 4 钱；下部加牛膝 3 钱；小便不通加黄柏 1 钱半；大便不通加大黄 1 钱半；手足加桂枝 1 钱半。

主治：跌打损伤。
处方：生地 4 钱，归身 3 钱，丹皮 2 钱，五加皮 3 钱，乳香 1 钱，没药 1 钱，海金沙包 3 钱，煅自然铜 4 钱。
用法：酒水各半，煎汤服之。

主治：跌打损伤。
处方：青苔 1 大碗。
用法：洗去泥土和以童便，再杵之取其原汁灌服。

主治：跌打损伤。
处方：大鲤鱼 1 尾，独核皂荚 1 个，胡椒 7 粒，黄栀子 9 个，生姜 1 片，葱头 3 个，香糟 1 团，野苎麻根 1 段，干面 1 撮，绍酒随意用。
用法：共捣如泥炒热敷患处，用布包扎紧次日青出自愈。

主治：跌打损伤。
处方：王不留行 1 钱 2 分。
用法：炒燥研末陈酒冲服。

主治：跌打损伤。
处方：胡桃夹适量。

用法：煅灰，陈酒吞服。

《群众献方（第1辑）》

主治：跌打损伤。

处方：透骨草4钱，地骨皮4钱，刘寄奴2钱，甲珠3钱，乳香3钱，没药3钱，杏仁3钱，红花3钱，木通3钱。

用法：水煎服。

《祁州中医验方集锦（第一辑）》

主治：跌打损伤。

处方：羌活、独活、荆芥、防风、葛根、透骨草各等量。

用法：醋煎熏洗。

《祁州中医验方集锦（第一辑）》

主治：跌打损伤定痛。

处方：姜黄1两，生川乌5钱，急性子1两，沉香3钱，丹参5钱，川芎3钱，桑枝1两，伸筋草5钱，生半夏5钱，赤芍5钱，生南星5钱，良姜5钱，当归1两，莪术8钱，香附8钱，羌活5钱，独活5钱，乳香1钱，没药1钱，生草乌5钱，苏叶8钱，骨碎补1两，三棱8钱，丁香5钱，木香5钱，红花5钱，陈皮5钱，桂枝1两，官桂1两，落得打1两，五加皮5钱，上肉桂5钱。

用法：共研细末，用凡士林调成软膏敷患处。

《内蒙古中草药验方选编》

主治：扭伤。

处方：建栀子3钱，桃仁1钱，杏仁2钱。

用法：研成粗末，加面粉与葱头，水调如稀糊，外敷。

《祖国医学采风录 秘方 验方 单方（第一辑）》

主治：一切损伤，活血舒筋止痛。

处方：芙蓉叶8两，紫荆皮2两，酒炒当归1两，生南星2两，香白芷2两，乳香2两，没药2两。

用法：共研细末，将凡士林调匀敷患处。

《祖国医学采风录 秘方 验方 单方（第一辑）》

主治：跌打损伤，调气和血，消肿镇痛。

处方：（调气和血丸）广木香3钱，小茴香2钱，陈皮4钱，青皮4钱，香白芷5钱，当归8钱，桃仁3钱，红花3钱，漏芦4钱，贝母5钱，乳香3钱，没药3钱，穿山甲1钱5分（已禁用），甘草1钱5分。

用法：上药研为细末，蜜丸，早晚各服1钱5分~2钱。

《祖国医学采风录 秘方 验方 单方（第一辑）》

主治：舒筋活血，散瘀，消肿，止痛。

处方：（跌打损伤丸）醋制自然铜2两，血竭2两，刘寄奴4两，桃仁4两，五加皮4两，山楂4两，地鳖虫4两，红花3两，全当归3两，牡丹皮3两，香附3两，蓬莪术2两，青皮2两，苏木2两，枳实2两，醋炒三棱2两，凌霄花1两，赤芍2两，威灵仙2两，槟榔2两，乳香1两，没药1两，制大黄8两。

用法：共研细末，炼蜜为丸，如绿豆大，早晚各服2钱，开水吞下。

《祖国医学采风录 秘方 验方 单方（第一辑）》

主治：手足麻木，跌仆损伤，痛不可忍。

处方：（乌龙丹）生川乌4两，五灵脂4两，威灵仙5两。

用法：共研细末，再加麝香3分共拌和酒糊丸，如梧桐子大。每服4～9丸。

《祖国医学采风录 秘方 验方 单方（第一辑）》

主治：一切跌打损伤，重于血道。

处方：（金不换丹）全归6钱，杜仲6钱，乳香2钱5分，没药2钱5分，川牛膝8钱，枳壳5钱，桔梗5钱，肉桂2钱，马茸7钱，威灵仙5钱，羌活4钱，独活4钱，虎骨7钱，炮甲5钱，木瓜5钱，沉香5钱，血竭4钱，紫荆花2钱，白蜡5钱，雄鸡胆3个，金箔40张，朱砂2分，元寸5分。

用法：共研细末，每服1钱，开水送下。

《祖国医学采风录 秘方 验方 单方（第一辑）》

主治：专治足跗拐伤，聚瘀肿疼，步履难行。

处方：（滴乳散）滴乳石4两，生没药4两，白芥子2两，上肉桂1两。

用法：共研细末，用开水调敷，敷于患处觉痛，痛于3～4小时后即去药，然后局部贴伤膏药更效。

《祖国医学采风录 秘方 验方 单方（第一辑）》

主治：伤后闭窍。

处方：（回生丹）煅自然铜1钱，血竭7分，地鳖虫2钱，朱砂7分，巴豆霜7分，乳香7分，元寸1分。

用法：共研细末，藏瓶切勿泄气。轻伤者3分，重伤者5分。

《祖国医学采风录 秘方 验方 单方（第一辑）》

主治：跌打损伤。

处方：仙桃草适量。

用法：炒炭研末，开水吞服，每次服2钱。

《祖国医学采风录 秘方 验方 单方（第一辑）》（《内蒙古中草药验方选编》同引）

主治：跌打重伤不能言语，大小便俱闭，鼻有一丝气者，服之神效。

处方：（少林寺僧传夺命丹）当归5分，草乌5分，明没药5分，滴乳香5分，血竭5分，自然铜 5 分（醋淬 7 次）。

用法：共研细末，每服 2 ~ 3 分，每日 3 次。黄酒送下。

《祖国医学采风录 秘方 验方 单方（第一辑）》

主治：局部肿胀疼痛。

处方：（消肿定痛酒）当归 3 两，红花 3 两，生首乌 3 两，皮硝 1 两 5 钱，青盐 1 两，透骨草 4 两，急性子 2 两。

用法：上药用烧酒 10 斤浸泡 1 个月，外用（禁止内服），热敷有消肿止痛透骨之功。

《祖国医学采风录 秘方 验方 单方（第一辑）》

主治：跌打损伤，扭筋酸痛。

处方：当归、生地、五加皮、骨碎补、薏苡仁、紫荆皮各 3 钱，广木香、羌活各 2 钱，川芎、杜仲各 6 钱，莪术、桃仁各 2 钱，炙虎骨 1 两 2 钱。

用法：陈酒 10 斤隔水煮 8 小时。内服，每次 1 两。

《祖国医学采风录 秘方 验方 单方（第一辑）》

主治：跌打损伤，消肿定痛，舒筋活络。

处方：（损伤接骨活血膏）老鹳草、土鳖虫、川芎、透骨草、红花各 3 两，苍术、怀牛膝、五加皮、石菖蒲各 2 两，生半夏、秦艽、川石斛、川萆薢、蛇床子、白附子各 1 两，赤芍 5 两，当归 4 两。

用法：上药用净麻油 15 斤预泡 20 天，熬枯去渣，再熬至滴水成珠，再入桐油 1 斤，松香 1 斤，每斤麻油加黄丹 7 两，收膏，另入血竭末 3 两，乳没末 6 两，煅自然铜 3 两，虎骨末 3 两，木香末 1 两，肉桂末 2 两，鹿茸末 5 钱，洋脑 4 两，摊膏贴患处。

《祖国医学采风录 秘方 验方 单方（第一辑）》

主治：跌打损伤，骨折。

处方：（祖传接骨紫金丹）雄土元（去足炒）、乳香、没药（二药去油炒）、自然铜（醋淬 7 次）、川军、血竭花、当归尾、骨碎补（又名毛姜）、月石，以上各等量。

用法：共研细末。每服 7 粒，黄酒冲服，服时加麝香少许，每日晚饭后服 1 次。

《中医验方粹选》

主治：跌打损伤。

处方：大生地 4 两，制牛膝 2 两，苁蓉 4 两，制没药 3 两，茜草根 2 两，土鳖虫 1 两，安南桂 2 两，炙虎骨 4 两，大海龙 1 两，对海马 1 两，全当归 4 两，大田七 2 两，制自然铜 1 两，酒元胡 2 两，西红花 1 两，制川乌 4 两，制草乌 4 两，制骨碎补 4 两（伤重者加元寸）。

用法：共研末，炼蜜为丸，每颗重 1 钱 5 分，每日服 3 次，每次 2 丸酒下。

《名老中医经验汇编》

主治：跌打损伤。

处方：川芎 1 两，红花 1 两，桃仁 1 两，降香 1 两，苏木 1 两，生地 4 两，当归 2 两，南星 2 两，乳香 3 两，没药 2 两，草乌 1 两，川乌 1 两，田七 2 两，元寸 2 钱，血竭 1 两。

用法：共研末，白酒调，外敷。

《名老中医经验汇编》

主治：跌打损伤。

处方：川芎 1 钱，枳壳 1 钱，红花 1 钱，桃仁 1 钱，羌活 2 钱，泽兰 3 钱，荆芥 1 钱，防风 2 钱，独活 1 钱，归尾 3 钱，干姜 1 钱，白芷 2 钱。

用法：水煎服。

《名老中医经验汇编》

主治：跌打损伤。

处方：南星 1 两（醋炒），白芷 1 两，防风 1 两，羌活 1 两，天麻 1 两，白附子 1 两 2 钱（煨制）。

用法：共研末，白酒调，外敷。

《名老中医经验汇编》

主治：跌打损伤，兼郁伤吐血。

处方：黑元参 2 钱，杭寸冬 1 钱半，天门冬 1 钱半，黑荆芥 2 钱，黑侧柏 2 钱，藕节 4 钱，生地炭 2 钱，黑郁金 1 钱，粉丹皮 1 钱，淡竹叶 1 钱。

用法：水煎服。

《名老中医经验汇编》

主治：跌打损伤。

处方：（九分散）制马钱子、麻黄、制没药、制乳香。

用法：等份研末，每服 9 分。小儿、老人等体质虚弱者酌减。

《名老中医经验汇编》

主治：跌打损伤。

处方：生川乌 2 两，生草乌 8 两，肉桂 6 两，红花 5 两。

用法：研末水酒吞服，每服 4 分。

《名老中医经验汇编》

主治：打伤，头面青肿。

处方：生半夏适量。

用法：研末，好醋调搽。

《锦方选集（草药部）》

主治：跌伤四肢，不能行动，有气滞瘀血。

处方：苎麻根 4 钱，接骨丹 4 钱。

用法：捣绒调白酒包，单用接骨丹捣绒加酒炒热包亦效。

《锦方选集（草药部）》

主治：跌打损伤。

处方：石楠藤、大血藤、过江藤各 4 钱，刺五加 5 钱，飞天蜈蚣 2 钱，七星剑、九连环各 3 钱。

用法：水煎，兑酒服。

《锦方选集（草药部）》

主治：跌打损伤。

处方：柏树根、桑树根、刺竹根、茅根、檬子树根、栀子根、大血藤根、兰草根、棕树根各 1 两。

用法：以火酒 5 斤共泡 7 日服，日服 3 次。

《锦方选集（草药部）》

主治：跌打损伤。

处方：南蛇藤、紫金莲、九龙盘、倦子根、红活麻、大木通、红牛膝、倒触伞根各 3 钱，红泽兰 5 钱，石菖蒲 2 钱。

用法：泡酒 1 斤，日服 3 次，每次 1 小杯。

《锦方选集（草药部）》

主治：跌打损伤，全身筋骨痛、腰痛。

处方：雪上一枝蒿适量。

用法：研末酒服。

《锦方选集（草药部）》

主治：跌打吐血。

处方：大小血藤各 1 两，血余炭、八爪龙、木通、山椒根、萹蓄、棕树根各 3 钱，何首乌，侧柏叶各 5 钱，刮金板 1 钱。

用法：水煎，分 2 次服，孕妇忌服。

《锦方选集（草药部）》

主治：跌打损伤。

处方：还魂草 2 两。

用法：泡干酒半斤服，日服 3 次，每次 1 小杯。

《锦方选集（草药部）》

主治：跌打，瘀血气滞。

处方：红螃蟹 3 个，土鳖 9 个，铁线草、牛膝各 2 两。

用法：水煎，分 3 次服。

《锦方选集（草药部）》

主治：创伤。

处方：铁线草 1 两，苎麻根 2 两。

用法：捣绒包患处。

《锦方选集（草药部）》

主治：跌伤。

处方：自然铜（制）、地乌龟、南七风、石箭穿、破骨风、箭杆风、黑乌梢、硬八爪、鹰爪风各 3 钱。

用法：泡干酒服。

《锦方选集（草药部）》

主治：跌打浮肿，不能行动。

处方：何首乌 2 斤，杂酒糟 1 斤。

用法：捣绒炒热包患处，每日换药 1 次。

《锦方选集（草药部）》

主治：打伤。

处方：六月雪适量。

用法：捣绒敷或兑酒服。

《锦方选集（草药部）》

主治：跌挫郁气。

处方：橙子叶、钓鱼竿、羊食子叶各等量。

用法：干酒炒包。

《锦方选集（草药部）》

主治：跌打损伤。

处方：竹叶菜、红蛇儿适量。

用法：捣绒包患处。

《锦方选集（草药部）》

主治：跌打损伤。

处方：制草乌、制川乌各 2 钱，金腰带、红牛膝、斑竹根各 3 钱。

用法：熬干酒 4 两服，日服 2 次，孕妇忌服。

《锦方选集（草药部）》

主治：扭伤疼痛，跌打红肿未破者。

处方：赤葛、接骨丹各 1 两。

用法：捣绒包患处，单用赤葛调面粉与酒包，治跌打红肿。

《锦方选集（草药部）》

主治：跌打损伤。

处方：大血藤（酒炒7次）、威灵仙各5钱，八角枫（酒炒7次）、红米、泽兰、牛膝各4钱，茜草根、五加皮各5钱。

用法：泡酒1斤，日服3次，每次1小杯。

《锦方选集（草药部）》

主治：跌伤吐血。

处方：见血飞、二郎箭各1两，泽兰、牛膝各5钱，归尾、竹根七、红花、杜仲、破故纸、小茴香各3钱。

用法：共研细末，每次服2钱。

《锦方选集（草药部）》

主治：跌打损伤，两膝疼痛，吐血。

处方：海棠花5钱。

用法：研末，分3次开水送服，或水煎服。

《锦方选集（草药部）》

主治：打伤出血。

处方：大小血藤、铁秤砣（草药）、舒筋草、骨碎补、八爪龙、打不死各3钱。

用法：泡酒半斤服，日服2次，每次1两。

《锦方选集（草药部）》

主治：扭伤。

处方：满天星、四叶菜、酸浆草、老生姜各2两，地胡椒5钱。

用法：用白酒炒热包患处。

《锦方选集（草药部）》

主治：跌打损伤、风湿筋骨痛。

处方：大血藤、小血藤、见血飞、八爪龙、搜山虎、白龙鬃、土巴戟、红内消、海金沙、地胡椒各5钱，当归尾、白芷尖、桂枝尖、红花各2钱。

用法：泡酒1斤服，日服3次，每次1小杯，孕妇忌服。

《锦方选集（草药部）》

主治：跌打损伤。

处方：大血藤、小血藤、见血飞、搜山虎、八爪龙、白龙鬃、土巴戟、红内消、红活麻、破血丹、野红花、透骨消、猪毛七、接骨丹、红牛膝、红泽兰、二郎箭、筋骨草、刺五加、九节风、伸筋草、舒筋草、仙桃草、酸浆草、佛顶珠、山当归、打不死、羊食子根、棕根、夜合根、阎王刺根、狗脊头、石气柑、石豇豆、鹰爪风、破骨风、见风消、黄龙鬃、铜钱草、骨碎补、海金沙、红茜草、绛梨根、竹根七、广办线、红蛇儿、金腰带、土沉香、刮金板、小金钱草、红马蹄草、霸王七、牛尾七各3钱。

用法：泡酒服，每次1杯，孕妇忌服。

《锦方选集（草药部）》

主治：扭挫伤，瘀血疼痛。

处方：钻石风、刮金板、小血藤各3钱，大血藤、土鳖、红花各2钱，田七8分，当归4钱，酒1斤。

用法：泡酒服，日服3次，各1小杯。

《锦方选集（草药部）》

主治：跌打兼风湿痛。

处方：九节风、大风藤、南蛇风各2两。

用法：泡酒4两，日服3次，每次1小杯。

《锦方选集（草药部）》

主治：打伤。

处方：六楞麻1两。

用法：泡酒4两服，日服3次，每次1小杯。

《锦方选集（草药部）》

主治：跌打损伤。

处方：白龙鬚、酸浆草、菖蒲、地胡椒、柑子叶各3钱，泽兰5钱，水灯芯20根。

用法：水煎，分2次服。

《锦方选集（草药部）》

主治：跌打损伤。

处方：大血藤1两，小血藤7钱，八爪龙6钱，破骨风7钱，三百棒5钱，牛膝、地胡椒、均姜、大蓟各3钱，人头鬚（草药）1钱。

用法：共泡酒1斤，日服3次，每次1小杯。

《锦方选集（草药部）》

主治：跌打损伤，瘀血阻滞，或昏迷不省人事。

处方：上树蜈蚣根1两。

用法：泡酒4两服，或捣绒兑童便分3次服。

《锦方选集（草药部）》

主治：跌打损伤。

处方：兰花双叶草1钱。

用法：泡酒4两，每日空腹服半杯，同时外搽。忌食热物，孕妇忌服。

《锦方选集（草药部）》

主治：跌打损伤，气血瘀滞。

处方：散血草叶、马蹄草、见肿消、红酸浆草、五加皮、八角枫根、韭菜头、柑子叶、生姜、火葱。

用法：共捣绒，以童便调敷。

《锦方选集（草药部）》

主治：跌打损伤。

处方：芫花根半斤。

用法：捣绒敷伤处。

《锦方选集（草药部）》

主治：跌打损伤。

处方：还魂草、接骨丹叶各 2 两，羊食子叶 1 两。

用法：捣绒敷伤处。

《锦方选集（草药部）》

主治：跌打损伤，扭伤气滞。

处方：散血草 2 两，朱砂莲 1 两。

用法：捣绒加酒炒热包，治跌打损伤。单用散血草捣绒包，治扭伤气滞。

《锦方选集（草药部）》

主治：跌打损伤。

处方：山胡椒 2 两。

用法：水煎 1 次服，渣打绒包伤处。

《锦方选集（草药部）》

主治：跌打损伤。

处方：扁担叶 4 两。

用法：捣绒包伤处。

《锦方选集（草药部）》

主治：跌打损伤。

处方：牛筋条叶根半斤。

用法：捣绒敷伤处。

《锦方选集（草药部）》

主治：跌打损伤。

处方：铁篱笆根半斤。

用法：捣绒敷伤处。

《锦方选集（草药部）》

主治：跌打出血、内伤吐血。

处方：一口血、地火草各适量。

用法：口嚼绒敷患处。

《锦方选集（草药部）》

主治：打伤。

处方：土鳖、九龙盘、三百棒、五加皮、泽兰各 2 两。

用法：泡酒半斤服，日服 3 次，每次 1 两，孕妇忌服。

《锦方选集（草药部）》

主治：跌打损伤。

处方：扁担叶 2 两，大血藤 1 两，地胡椒 4 钱。

用法：熬酒 4 两，分 3 次服。亦可外搽。

《锦方选集（草药部）》

主治：跌打损伤。

处方：九牛造 1 两，红酸浆草 2 两。

用法：泡酒服，每日服 2 次，每次 2 两。

《锦方选集（草药部）》

主治：跌打损伤。

处方：散血草、黄栀子、干酒各 2 两。

用法：研末，调匀包患处。

《锦方选集（草药部）》

主治：跌打损伤。

处方：红酸浆草、红鸭脚板、红马蹄草、红牛膝根各 1 两。

用法：用酒半斤泡 7 日服，日服 2 次，每次 1 小杯。

《锦方选集（草药部）》

主治：跌打损伤。

处方：仙桃草、地胡椒各 1 两。

用法：泡酒少服，或捣烂包患处，单用仙桃草研末兑酒服，每次服 1 钱，亦有效。

《锦方选集（草药部）》

主治：扭伤肿痛。

处方：生栀子 3 钱，酸浆草 5 钱，面粉适量。

用法：将药共捣烂，调面粉酒炒包患处。

《锦方选集（草药部）》

主治：跌打。

处方：土鳖虫 2 钱，辰砂 5 分，莪术 2 钱，玉桂 1 钱 5 分，田七 2 钱，琥珀 1 钱，飞天蚁2钱，蟾蜍酥1钱，虎骨2钱，海马2只，川草乌各2钱，三棱2钱，乳香2钱，没药2钱，木香1钱5分，穿山甲2钱（已禁用），羌活2钱，铁沉香1钱，红花1钱5分，当归2钱，公丁香1钱，母丁香1钱，冰片5分，麝香3分。

用法：共研细末，朱砂为衣，水滴为丸。每丸重1钱，每服2丸。

《江西省中医验方秘方集（第一集）》

主治：跌伤，打伤，风湿性关节疼痛。

处方：（1）生南星3两2钱，全当归3两2钱，香附米3两2钱，川红花3两2钱，香加片3两2钱，八能麻3两2钱，京赤芍3两2钱，生苍术3两2钱，生半夏3两2钱，生川乌3两2钱，生麻黄3两2钱，生大黄3两2钱，净甘松1两4钱，刘寄奴1两6钱，骨碎补1两2钱8分，川续断1两3钱，威灵仙1两6钱，土鳖虫1两3钱，绿升麻6两4钱，木鳖子1两6钱，蓬莪术1两3钱，石菖蒲1两6钱，红苏木1两4钱，川羌活1两3钱，北地龙1两6钱，生草乌3两，泽兰1两6钱，京三棱1两6钱。（2）生没药6两4钱，生乳香6两4钱，正血竭1两6钱，白洋冰1两6钱。

用法：先将（1）以上28味药投入麻油内浸7天，再熬制。再将（2）以上四味候前药熬枯再投入油内。最后以北细辛1两6钱，川田七1两6钱，企边桂6两4钱，公丁香3两2钱。以上四味共研极细过绢筛候油冷后加入膏内。本方计用正广丹6斤半，生麻油16斤。

《江西省中医验方秘方集（第一集）》

主治：跌打损伤和骨折。

处方：生川乌2钱，生栀子1钱，北细辛1钱，威灵仙2钱，川花椒5分，生南星1钱，桃仁1钱，红花2钱，内红硝2钱，生半夏1钱，生黄柏1钱，儿茶1钱，自然铜1钱，土鳖虫1钱，生草乌2钱，归尾1钱，川牛膝1钱，木瓜1钱。

用法：共研细末，加面粉少许，甜酒1盅、葱头7个，共捣烂调匀。损伤者用该药敷患处，外再用清洁布或消毒纱布捆扎。若骨折，须将骨接好，然后再敷该药，包扎固定。2～7日更换药1次。皮肤破烂者勿用。

《江西省中医验方秘方集（第二集）》

主治：跌打骨折。

处方：生半夏5钱，生黄柏5钱，生大黄5钱，田三七2钱，麝香1分。

用法：生半夏、生黄柏、生大黄先研成细粉过绢筛后再和田三七研成细粉，最后放擂钵内和麝香擂粉和匀，使用时，首先将骨骼端正再敷上该药粉，外再用开水泡黄柏皮夹扎，布包1个星期。患部须固定，切勿移动。

《江西省中医验方秘方集（第二集）》

主治：一切损伤，兼治风湿痛。

处方：杜仲、续断、菖蒲、大白、山稷、红花、土鳖虫、虎骨、千年健、莪术、川芎、乳香、白芷、毛狗、牛膝、没药、白附子、香附、广香、木瓜、钩藤、当归、广皮、小茴香、威灵仙、秦艽、枳壳、生地、母丁、桃仁、自然铜、紫荆皮、正安桂（上药各1钱），破故纸 2 钱，田三七 5 钱，骨碎补 2 钱，西党参 2 钱，桑寄生 2 钱，正大黄 3 钱，麝香 5 分。

用法：共研细粉，每日 1 钱，水酒冲服，孕妇忌用。

《江西省中医验方秘方集（第二集）》

主治：跌打损伤，风湿筋骨疼痛。

处方：松香 5 斤，老蔃 5 斤，葱白 10 斤，赤小豆 5 斤，顶干烧酒 1 斤，生草乌 3 两，生川乌 3 两，生南星 8 两，当归尾 6 两，黄柏 4 两，桂枝 2 两，桐油 1 斤 4 两。

用法：熬制成膏，加醋外用。注意贴后二三天皮肤有奇痒，若急性关节炎和皮肤溃疡者勿用。

《江西省中医验方秘方集（第二集）》

主治：跌打损伤，上半身痛，随腰而还。

处方：法半夏 3 钱，生地炭 5 钱，天台乌 4 钱，广木香 4 钱，青皮 3 钱，九节蒲 4 钱，广陈皮 4 钱，香附子 4 钱，川牛膝 4 钱。

用法：共研细粉，夜饭后服，服后而卧，每次 2～3 钱，以酒为引，开水冲服。

《江西省中医验方秘方集（第二集）》

主治：跌打损伤，筋骨断伤。

处方：土狗（俗名叫黑皮蛤蟆）20 只，白胡椒 7 粒，白糖 2 两，好酒 4 两。

用法：先将土狗洗净，与白胡椒擂烂，然后好酒和白糖放锅内炖（土狗、白胡椒不炖），两者与糖酒冲服。

《江西省中医验方秘方集（第二集）》

主治：跌打损伤、接骨。

处方：延胡索 2 钱，红花 2 钱，麝香 1 分，辰砂 2 钱，虎骨 2 钱，五灵脂 2 钱，小茴香 2 钱，乳香 2 钱，自然铜 2 钱，琥珀 2 钱，蒲黄 2 钱，台乌 2 钱，没药 2 钱，龙骨 2 钱，川乌 2 钱，骨碎补 2 钱，血竭 2 钱，土鳖虫 2 钱，海马 1 对，草乌 2 钱，朱砂 2 钱，上玉桂 2 钱。

用法：共研细粉，水酒、白糖为引，身强者服 1 钱，身弱者服 5 分。

《江西省中医验方秘方集（第二集）》

主治：跌打损伤。

处方：生军 3 钱，白芷 3 钱，半夏 3 钱，败酱草 1 两，独活 3 钱，麝香 2 分，田七 3 钱，当归尾 5 钱，红花 3 钱，五加皮 2 两，首乌 3 钱，川乌 3 钱，自然铜 3 钱，草乌 3 钱。

用法：共研细粉，用雄鸡 1 只（约 6 两），去毛和肚什，和药粉 1 半捣烂，敷扎患处，敷 24 小时再换。

《江西省中医验方秘方集（第二集）》

主治：跌打骨断，骨折。

处方：接骨莲 2 两。

用法：研粉和糯米拌匀，首先将骨接好，再将该药敷扎，3 天换 1 次。

调治法：若患部有红肿，就需用水桐树根皮 1 两，桐子树根皮 1 两，樟树根皮 1 两，松树根皮 1 两，姜黄 5 钱，大黄 5 钱，生栀子 1 两，共研细粉，和面粉、酒，放锅内炒熟敷患处。待肿消后，再用上药治之。

《江西省中医验方秘方集（第二集）》

主治：跌打损伤、眼目紧闭、不省人事。

处方：早禾草 10 斤，热童便 3 升。

用法：禾草烧灰、和热童便拌匀，撒在木板上，将患者抬到药上放平，然后再将部分的热童便草灰敷在患者的心窝中，外用被单包裹，约 2 小时后，再去之。

《江西省中医验方秘方集（第二集）》

主治：跌打损伤。

处方：野芹菜根 1 两 5 钱。

用法：新鲜取来洗净，用刀切碎，以黄酒半盏送服，每日服 2 次。上半身受伤饭后服，下半身受伤饭前服。

《江西省中医验方秘方集（第二集）》

主治：新老跌打损伤。

处方：松树梢上的叶 1 大把。

用法：用清水洗净，捣烂，再用无灰酒蒸半小时，将蒸了的松树叶擦受伤处，擦到患部皮红欲破，痛不可忍为度。连续擦数次。

《江西省中医验方秘方集（第二集）》

主治：跌打损伤。

处方：老君髯藤（即威灵仙藤）1 两。

用法：新鲜取来洗净放在冷开水中捣烂取汁服，日服 1 次，连服 3 日。

《江西省中医验方秘方集（第二集）》

主治：跌打损伤，患部肿痛。

处方：当归尾 5 钱，川芎 2 钱，羌活 2 钱，杭芍 2 钱，乳香 2 钱，没药 1 钱 5 分，广木香 1 钱 5 分，红花 3 钱，血竭 2 钱，续断 2 钱，骨碎补 2 钱，泽兰 2 钱，荆皮 1 钱 5 分，青皮 1 钱 5 分，穿山甲 2 钱（已禁用）。

用法：患在头部加川芎；上肢加桂枝、桔梗；腰部加杜仲；下肢加牛膝、木瓜。共研细粉，另加麝香 5 厘，生元 3 钱，田七 1 钱 5 分，和研为丸。每服 2 ~ 3 钱，每日服 2 次。若红肿可用该丸研粉敷患处。

《江西省中医验方秘方集（第二集）》

主治：跌打吐血兼治伤损身痛。

处方：棕树根 1 两（切片），母竹根 3 钱，金不换根（切片）1 两，生卷柏 1 钱，樟树皮（去粗皮取 2 层）1 钱 5 分，过山龙 5 钱。

用法：每药洗净，以微火炒干后，又以水酒炒制。用时取酒同煮煎服，每天2次。
《江西省中医验方秘方集（第二集）》

主治：跌打损伤。
处方：水杨梅3～4株，连根和苗用。
用法：被跌打伤后，立即用此药，嚼碎服之，或用此药擦患处，服2～3次有立竿见影之效。
《江西省中医验方秘方集（第三集）》

主治：从高处坠伤，口不能言。
处方：佛手1钱5分，沉香1钱5分。
用法：研末，每服1钱，共服3次。
《江西省中医验方秘方集（第三集）》

主治：跌打损伤、红肿痛甚。
处方：红花3钱，红曲1合，红枣1两，云耳5钱，乌药5钱，红糖4两。
用法：兑酒燉好，冲童便服。
《江西省中医验方秘方集（第三集）》

主治：跌打损伤，毒蛇咬伤，关节肿痛。
处方：九节草根1两（或1两半，小儿酌减）。
用法：取此药煎成水剂或用酒浸，色现深红为度，内服外搽均佳。
《江西省中医验方秘方集（第三集）》

主治：跌打损伤或烫火伤。
处方：采水杨梅的根皮适量。
用法：晒干后研粉，用清油搽敷患处，不拘分量。若用生叶时，以叶及根皮捣烂敷患处。
《江西省中医验方秘方集（第三集）》

主治：跌打损伤。
处方：生川乌1两5钱，生草乌1两5钱，三棱1两，莪术1两，上桂1两，虎骨2两，归尾1两，麻黄1两，北细辛1两，红花1两，田七5钱（另加）。
用法：上药除田七上桂外，余药用麻油三斤浸泡，春4日，夏3日，秋5日，冬7日，浸后将油放在锅内熬煎滴水成珠，加广丹21两再煎，至油中无牛眼泡，将上桂、田七研末放在膏内煎5～6分时，取下听用，用时外敷。注意皮损者勿贴。
《江西省中医验方秘方集（第三集）》

主治：跌打损伤，瘀血凝结。
处方：土鳖虫适量。

用法：内服取焙燥研末，以陈酒冲服，视病情而定服用剂量。外用需取活虫捣烂敷贴。

《中医验方交流集续编》

主治：跌打损伤（挫伤、扭伤）。

处方：鲜土三七头 3 ~ 5 个。

用法：上药捣烂敷伤处，纱布包扎固定，每日换药 1 次，连敷 3 日。

《江苏验方草药选编（上集）》

主治：跌打损伤（挫伤、扭伤）。

处方：白凤仙花（带根全草）、土三七各等量。

用法：上药捣烂敷伤处，纱布包扎固定，每日换药 1 次，连敷 3 日。

《江苏验方草药选编（上集）》

主治：跌打损伤（挫伤、扭伤）。

处方：马尾松叶适量。

用法：上药捣烂取汁，每次以半小碗，加少许砂糖，冲开水服，服后即睡。覆被取汗，每日 1 次，连服 1 ~ 2 次。

说明：本方主要用于止外伤性疼痛。

《江苏验方草药选编（上集）》

主治：跌打损伤（挫伤、扭伤）。

处方：鲜墨旱莲全草。

用法：上药捣汁内服，每次约 1 酒杯。每日 1 次，连服 1 ~ 2 次。

说明：本方主要用于压伤吐血。

《江苏验方草药选编（上集）》

主治：跌打损伤（挫伤、扭伤）。

处方：鲜螃蟹 1 只。

用法：将上药捣烂取汁，用好醋、烧酒各半盅冲服。渣子用好醋调和外敷，效果更好。

《江苏验方草药选编（上集）》

主治：跌打损伤。

处方：土鳖虫 3.5 g，红花 2.5 g。

用法：研细末，1 次服。根据病情，可连服 1 个月。

《中医验方汇编（第一集）》

主治：跌打损伤。

处方：山栀 1 两，研末。

用法：用鸡蛋清调和敷患处。

《中医验方汇编（第一集）》

主治：外伤性红肿。

处方：黄牛角、荞面适量。

用法：黄牛角焙干，刀刮取粉，以 3：7 与荞面混匀，加酒调成糊状。

《中医验方汇编（第一集）》

主治：跌打损伤。

处方：骨碎补、生石膏、大黄各 30 g，红花、茜草、磁石、土鳖虫、自然铜各 15 g，樟脑 9 g。

用法：共研细末，过筛备用。白酒调药敷伤处；如皮肤破裂，关节脱出者均只宜用桐油调敷，日换 1 次。骨折初期，每隔 3 天换药 1 次。敷药后，用纱布绷带包扎固定。

《湖南中草药单方验方选编（第一辑）》

主治：跌打损伤。

处方：黄栀子 60 g，川乌、草乌、生姜黄、香附子各 15 g，柑子树叶 30 g。

用法：柑子树叶和香附子均用鲜品捣烂，其他药晒干研细末，一起加酒、面粉调和敷伤处。

《湖南中草药单方验方选编（第一辑）》

主治：跌打损伤。

处方：鹅不食草 30 g，土鳖虫 15 g。

用法：焙干研成粉末，贮瓶备用。每日 2 ~ 3 次，每次 3 g，温热甜酒送服。

《湖南中草药单方验方选编（第一辑）》

主治：跌打损伤。

处方：接骨木、飞天蜈蚣、合叶三七、见血散各 30 g。

用法：共研细末，以 45% 酒精浸泡 7 天后即可用。用时以棉球蘸药液揉患处，每天 4 ~ 5 次。

《湖南中草药单方验方选编（第一辑）》

主治：跌打损伤。

处方：鸭公青 9 ~ 25 g。

用法：鸭公青根用猪油炒后，水煎服每天 1 剂。可酌情加带等。外用捣烂敷伤处。

《湖南中草药单方验方选编（第一辑）》

主治：跌打损伤。

处方：芫花根皮、威灵仙根各 1 条。

用法：二物结成辫状腰带，系腰部沾入汗气（越久越好），然后取辫带用白酒（童便亦可）磨服 3 g，每天 1 次。

《湖南中草药单方验方选编（第一辑）》

主治：跌打损伤。

处方：散血莲（凤丫蕨）根、茜草根、朱砂根各等量。

用法：上药用酒磨，搽断骨处，可同时内服"蟹壳存性酒"（将蟹壳焙干研末浸酒中），每日 3～5 次，每次 1 小杯。饭前服。孕妇忌用。

《湖南中草药单方验方选编（第一辑）》

主治：跌打损伤（创伤特效方，又名贼方）。

处方：雄土鳖 4 钱，胆南星 5 钱，血竭 5 钱，没药 8 钱，马钱子 9 个（微炒），龙骨 3 钱，南红花 5 钱，川羌活 3 钱，螃蟹骨 3 钱，当归 3 钱，净乳香 1 两，防风 5 钱，白芷 5 钱，升麻 5 钱，菖蒲 3 钱，川芎 4 钱。

用法：研末，用老酒调抹患处（用唾液更好），1 日 2 次。

《中医验方汇选 外科（第一集）》

主治：跌打损伤（跌打回生第一仙丹）。

处方：土鳖虫 1 两，自然铜 6 钱，乳香 4 钱，血竭花 4 钱，当归 2 两，麝香 2 钱，朱砂 4 钱。

用法：前 5 味研末，麝香、朱砂另研匀，每份 4 厘。用时以黄酒或白开水送服，小儿减半。

《中医验方汇选 外科（第一集）》

主治：跌打损伤（未破皮）。

处方：千年短（矮银子根）、脑柳叶、红筷子（春天用叶、冬天用根）适量。

用法：捣烂加酒调匀，用手按摩患处。

《贵州省中医验方秘方（第一册）》

主治：打伤。

处方：白附子 4 两，南星 1 两 2 钱，白芷 1 两 2 钱，天麻 1 两 2 钱，羌活 1 两 2 钱，防风 1 两 2 钱，童便 3 钱。

用法：研末，调童便外敷。

《贵州省中医验方秘方（第一册）》

主治：跌打损伤。

处方：柴胡 4 钱，酒芩 2 钱，半夏 3 钱，文术 3 钱，归尾 4 钱，白芥子 3 钱，甘草 1 钱，生姜 3 斤。

用法：水煎服。

《贵州省中医验方秘方（第一册）》

主治：跌打内伤。

处方：箭杆风、朱砂莲、九龙上洞、岩拆南、散血丹、八角莲各 2 钱。

用法：水煎冲烧酒吃，每日 2 次，每次约 200 mL。

《贵州省中医验方秘方（第一册）》

主治：跌打损伤。

处方：地胡椒适量。

用法：打碎兑酒吃。

《贵州省中医验方秘方（第一册）》

主治：跌打损伤。

处方：地胡椒、脑柳叶不拘多少。

用法：捣烂煨水冲酒服，或加童便 1 ~ 2 酒杯更佳。

《贵州省中医验方秘方（第一册）》

主治：跌打损伤。

处方：地胡椒、脑柳叶、红牛膝、满坡香、五加皮不拘多少。

用法：捣烂敷患处。

《贵州省中医验方秘方（第一册）》

主治：跌打损伤。

处方：地乌龟（即土龙）适量。

用法：瓦焙研细，兑童便服。

《贵州省中医验方秘方（第一册）》

主治：跌打损伤。

处方：片黄 4 两（炒成桃红色研末），广子石灰适量。

用法：广子石灰用水撒散成粉，再用片黄末和匀撒布伤处。

《贵州省中医验方秘方（第一册）》

主治：跌打损伤。

处方：活螃蟹 3 ~ 5 只。

用法：捣碎放盅内加烧酒盖好，泡 1 小时后，尽量醉饮，将渣包患处。

《贵州省中医验方秘方（第一册）》

主治：跌打损伤。

处方：伏水（马钱子）4 两（炮焦刷去毛），麻黄 4 两（去节），乳香、没药各 4 两（去油）。

用法：共研末盛瓷碗内，成人用量不超过 9 分，即低于 1 钱。

《贵州省中医验方秘方（第一册）》

主治：跌打损伤兼治风湿。

处方：马钱子 1 两，甲珠 5 钱，麝香 1 分。

用法：马钱子用童便浸泡 7 日，取出火炮去皮，同甲珠共研末加麝香，用开水吞服，每天 2 次，每次 1 g。

《贵州省中医验方秘方（第一册）》

主治：跌打损伤。

处方：降香、血竭打碎各 1 两。

用法：研粗末，用酒 14 两浸泡 7 日，每服小半杯。

《贵州省中医验方秘方（第一册）》

主治：跌打损伤。

处方：活土鳖（名簸箕虫）5 钱，自然铜 3 钱，制乳香 2 钱，陈血竭 2 钱，真朱砂 2 钱，巴豆霜 2 钱，麝香 3 分。

用法：上药各如法制研末，成人每次用 1 分 5 厘，小孩 7 厘，均用酒冲服。

《贵州省中医验方秘方（第一册）》

主治：跌打损伤，或肌肉萎缩关节风湿或神经痛（复方松节油酊）。

处方：樟脑 10 g，薄荷脑 5 g，清凉油 1 盒，松节油 85 g 共合成。

用法：擦患处，作推拿用。

《贵州省中医验方秘方（第二册 下卷）》

主治：跌打损伤。

处方：骨碎补（即爬岩姜）。

用法：生打成泥外敷。

《贵州省中医验方秘方（第二册 下卷）》

主治：跌打损伤。

处方：鹅脚板适量。

用法：将鲜的采来捣汁，兑酒服，渣敷伤处。

《贵州省中医验方秘方 （第二册 下卷）》

主治：跌打损伤。

处方：羌活、螃蟹、甜酒适量。

用法：和槌炒热包伤处，槌好后，先用布包药，后取汁，煎热服。

《贵州省中医验方秘方 （第二册 下卷）》

主治：跌打损伤。

处方：马钱子（小便炙）3 钱，枳实 5 钱，乳香 1 钱，没药 1 钱，血竭 1 钱。

用法：共研细末，酒调服 1 钱，止痛入神（孕妇忌服）。

《贵州省中医验方秘方 （第二册 下卷）》

主治：跌仆损伤。

处方：仙桃叶适量，立夏采者佳。

用法：火酒兑服。

《贵州省中医验方秘方 （第二册 下卷）》

主治：跌伤，心烦疼痛。

处方：天麻3钱（酒炒），南星3钱（酒炒），防风2钱，白芷2钱，羌活3钱。

用法：水煎服，童便引。

《贵州省中医验方秘方（第二册 下卷）》

主治：跌伤晕死，牙关不开。

处方：当归2钱，川芎2钱，泽泻2钱，粉丹3钱，桃仁3钱，红花3钱，生姜3片，白酒1杯。

用法：水煎服。

《贵州省中医验方秘方（第二册 下卷）》

主治：跌打损伤。

处方：海马2钱，自然铜5钱，细辛3钱，独活3钱，牛膝5钱，红花3钱，骨碎补1两，杜仲4钱，羌活3钱，穿山甲5钱，三七3钱，棕机根1两。

用法：泡酒服。

《贵州省中医验方秘方（第二册 下卷）》

主治：跌打损伤。

处方：秦归5钱，川芎4钱，三七3钱，土鳖4钱，玄胡4钱，海马2钱，红花4钱，乳没各4钱，五加皮4钱，碎补4钱，血竭4钱，广香4钱，桂枝4钱，川杜仲4钱，破故纸4钱，北辛1钱。

用法：泡酒服。

《贵州省中医验方秘方（第二册 下卷）》

主治：跌打损伤（二仙丹）。

处方：伏水（一两马钱子用4两童便泡春秋21日、夏18日、冬泡27日，朝日新换去毛），川枳壳4两（同伏水一路童便泡过酒炒），明乳香1两，没药1两，血竭1两，孩儿茶1两，朱砂1两，当门子3钱，明琥珀1两，梅花片5钱。

用法：共研细，用瓷瓶收好，用时每服1钱，伤重者加5分。小儿大小酌服或5分或3分。

《贵州省中医验方秘方（第二册 下卷）》

主治：跌伤。

处方：九龙豆、反爪龙、错节草3味。

用法：明伤用鸡一个，暗伤用鸡蛋3个共捣绒包。

《贵州省中医验方秘方（第二册 下卷）》

主治：跌打重伤。

处方：踏地箭、大伤药适量。

用法：煎尽米酒吃3剂。

《贵州省中医验方秘方（第二册 下卷）》

主治：跌打内伤。

处方：大血藤、小血藤、见血飞、散血灰、藤五甲、茨五甲、九草甲、还魂草、绿黑草、堵鱼心、一枝芹、一枝箭、毛青刚、人头发、小红毛青刚、四块瓦、地白枝、付心草、卜地草、一朵云、红禾麻、大香炉、侧脚绿、岩马桑、岩白菜、伸筋草、接肠草、龙胆草、七寸高、接骨丹、接骨虫、白龙须、牛毛细辛、土细辛、倒竹散、吹风散、矮沱沱、绿风结、绿平花适量。

用法：泡酒酌量服。

《贵州省中医验方秘方（第二册 下卷）》

主治：跌打外伤。

处方：接筋草、嗜退草、过山龙、遭完花适量。

用法：研末敷伤处。

《贵州省中医验方秘方（第二册 下卷）》

主治：跌打损伤（不省人事）。

处方：接骨仙桃4钱，骨碎补2钱。

用法：水煎服。

《贵州省中医验方秘方（第二册 下卷）》

主治：打伤。

处方：寸金草（又名大同钱）适量。

用法：捣烂酒泡服。

《贵州省中医验方秘方（第二册 下卷）》

主治：跌打损伤接骨筋。

处方：麻尖红牛膝、生土鳖、大汗、活鸡儿适量。

用法：共研末酒炒敷患处。

《贵州省中医验方秘方（第二册 下卷）》

主治：跌打损伤。

处方：（1）白当归（家种的俗名）5钱，小血藤根5钱，大血藤根5钱，樟杏果5钱，见血飞5钱。

用法：以上各药，泡酒1斤，泡3日后服，以酒色如茶样为度，如色淡不浓，可酌量加药，但是不可以拿在火上煨炖，要是煨炖，药的效力就减少了。

（2）伤口药方：散血草，金藤香，童便浸7日，臭益草用草上白须，天青地白，以上各药，用淘米水烧开冲洗，晒干研末备用，用时又拿淘米水拌好，敷伤口周围，伤口上用淘米水经常滴入，白纸盖好，须忌吃生牛、羊、鸡、鸭、鱼肉和酸冷。

《贵州省中医验方秘方（第二册 下卷）》

主治：跌打损伤。

处方：落地金钱草 1 两，马蹄草 1 两。

用法：熬火酒服，渣包患处。

《贵州省中医验方秘方（第二册 下卷）》

主治：跌打损伤。

处方：红孩儿 3 根，童便半小碗。

用法：将药熬好兑童便服。

《贵州省中医验方秘方（第二册 下卷）》

主治：跌打损伤。

处方：大血藤 2 钱，小血藤 2 钱，自然铜 2 钱，海马 1 个，川乌 1 钱，川芎 2 钱，当归 1 钱，红花 2 钱，白芷 2 钱，毛青杠 2 钱，矮沱沱 2 钱，三七 2 钱，见血飞 2 钱，池角 4 钱，藤萝 3 个，牛膝 2 钱，姜黄 2 钱，文术 2 钱，金变绵 2 钱。

用法：泡酒服。

《贵州省中医验方秘方（第二册 下卷）》

主治：跌伤。

处方：白斤条皮、还魂草（适量）。

用法：酒炒冲烂，小儿用夹板，干后再用酒炒。

又方：金钱草 1 钱，白龙须 3 分，红岩五甲根 3 钱。

用法：水服，如伤胸部，以良姜官桂和酒服。

《贵州省中医验方秘方（第二册 下卷）》

主治：跌打损伤。

处方：猪油菜、苕叶细辛、蒿梁细辛各等量。

用法：冲烂包。

《贵州省中医验方秘方（第二册 下卷）》

主治：跌打损伤。

处方：山八角冲烂调酒包加鸭脚根适量。

用法：成人如泡酒，只服 5 钱酒，不可多服。

《贵州省中医验方秘方（第二册 下卷）》

主治：跌打暗伤。

处方：红白四块瓦（名四大天王）、山乔菜根、暗伤木、千斤力、乔子连、赶山鞭（名大九龙盘）、一枝花、大小血藤各 2 钱。

用法：晒干水煎酒引，每天服 3 次，每次服 1 酒杯。

《贵州省中医验方秘方（第二册 下卷）》

主治：扭伤或皮下淤血（止痛酊）。

处方：酸浆草 2 两，金钱马蹄 1 两，接骨丹 2 两，姜两 2 两，赤角 1 两，野麻 2 两，好烧酒适量。

用法：以烧酒泡上诉诸药，5 天即可应用。

《贵州省中医验方秘方（第二册 下卷）》

主治：跌打损伤，筋骨疼痛。

处方：老乌梢适量。

用法：火酒引。

《贵州省中医验方秘方（第二册 下卷）》

主治：跌打损伤。

处方：枸杞树根、野葡萄藤根、三月苞根（覆盆子根）、小血藤根、云南树根、空筒树根、野靛树根（有谓即常山，是否未确认）、十万错。

用法：以上 8 味，和鸡子 2 枚煮，俟鸡子成黑色后，将鸡子去壳与药水服下，或兑酒服更妙，如系皮肤损伤，可将前药捣敷，出血过多，用泥鳅草（本药有说即刘寄奴，是否未确认）如皮伤日久，伤口蛆者，将鸡子炒香敷患处，俟蛆集蛋上，取去之，再洗净伤口，用田螺封门片靥焙干与干小血藤叶研末掺上。

《贵州省中医验方秘方（第二册 下卷）》

主治：跌打。

处方：乳香 5 分，当归尾 4 钱，红花 3 钱，没药 5 分，泽兰 3 钱，田七 3 钱，生大黄 3 钱，生地 4 钱，肉桂 5 分，桂枝 2 钱，木瓜 2 钱，生甘草 5 分，牛膝 3 钱，羌活 5 分。

用法：将药用酒湿透蒸过晒干，后用酒三斤浸之。跌打损伤，可用此酒内服，并外用涂擦伤处。

《广东省中医验方交流汇编》

主治：跌打伤科（药膏）。

处方：生半夏 5 分，生枝子 5 分，生南星 5 分，生川椒，生大黄 5 分，大田七 1 钱，独活 5 分，川乌 5 分，红花 5 分，赤芍 5 分，防风 5 分，乳香 5 分，木香 5 分，杜仲 5 分，川芎 5 分，白芷 5 分，琥珀 5 分，血竭 5 分，三棱 5 分，刘寄奴 5 分，朱砂 5 分，五加皮 5 分，羌活 5 分，桔梗 5 分，泽兰 5 分，莪术 5 分，当归 5 分，土鳖虫 4 只，地龙 2 条，金丝熊胆 2 分。

用法：研末，用烧酒半斤同药粉和匀，另加豆粉三钱同煮，慢火煎到起膏，用油纸涂上药敷患处。

《广东省中医验方交流汇编》

主治：跌打。

处方：刘寄奴 5 钱，乳香 3 钱，五灵脂 5 钱，白及 5 钱，黑老虎 1 两，降香 5 钱，金耳环 2 钱，苏木 5 钱，莪术 3 钱，田七 2 钱。

用法：浸酒 1 斤。

《广东省中医验方交流汇编》

主治：跌打。

处方：拨子树皮 3 钱，乌臼树皮 3 钱。

用法：燉酒服，药渣敷患处，孕妇忌服。

《广东省中医验方交流汇编》

主治：跌打。

处方：大茶叶根、乌泥藤根、见伞根适量。

用法：上药同烧酒糟捣烂外敷，如无酒糟，以酒饼 2 只代。

《广东省中医验方交流汇编》

主治：跌打刀伤。

处方：当归 6 钱半，泽兰 6 钱半，川芎 4 钱半，红花 4 钱半，桃仁 4 钱半，丹皮 4 钱半，苏木 3 钱半。

用法：水 2 碗，酒 4 两同煎服。如伤头部加藁本 1 钱半；伤手加桂枝 1 钱半；伤腰加杜仲 1 钱半，加牛膝 1 钱半。

《广东省中医验方交流汇编》

主治：软组织损伤（消肿止痛）。

处方：辣蓼根（山边纯青叶的）、过山龙根（九月间取之）适量。

用法：浸酒 1 小时，外搽肿处。

《广东省中医验方交流汇编》

主治：软组织损伤（消肿止痛）。

处方：番石榴叶（拨子叶）8 两，干番薯藤 8 两，柚皮 1 只，石帮子藤 8 两，生葱根叶 2 两，生姜 1 两，生艾叶 5 两。

用法：上药煮水，洗伤肿处。

《广东省中医验方交流汇编》

主治：跌打。

处方：柴胡 1 钱 4 分，自然铜 6 钱，梅片（另研）1 钱，红花 6 钱，乳香 7 钱，姜黄 5 钱，莪术 6 钱，川三七 1 两，没药 8 分，续断 1 两，血竭 6 钱，乙金 6 钱，田七 6 钱，三棱 6 钱，川大黄 7 钱，当归 6 钱，麝香（另研）2 分，生甘草 5 钱，延胡索 6 钱，穿山甲 6 钱，桃仁（去皮）6 钱。

用法：上药研末炼蜜为丸，每丸 7 钱，烧酒送下。

《广东省中医验方交流汇编》

主治：跌打。

处方：苏木 1 钱 5 分，自然铜 1 钱 5 分，田七 1 钱，雄黄 1 钱，没药 1 钱 5 分，血竭 1 钱 5 分，川大黄 2 钱，熊胆 1 钱，琥珀 1 钱 5 分，麝香另研 4 分，桃仁 1 钱，延胡索 1 钱 5 分，赤芍 1 钱 5 分，红花 1 钱 5 分，炙山甲 1 钱（已禁用），乳香 1 钱 5 分，梅片另研 5 分。

用法：以上研末炼蜜为丸，每丸2钱，金箔为衣，蜡封固，用时以酒冲服1丸。

《广东省中医验方交流汇编》

主治：软组织损伤（打伤、压伤，未出血者）。

处方：生姜适量。

用法：把生姜捣烂，敷在被打伤处。

《广东省中医验方交流汇编》

主治：跌打风湿。

处方：苍术4两，羌活5钱，制川乌5钱，制草乌5钱，川芎5钱，当归1两，金蝉1两，石斛5钱，麻黄5钱，防风7钱，桑寄生5钱，牛膝7钱，秦艽5钱，白芍5钱，续断7钱，前胡7钱，五加皮7钱，骨碎补7钱，刁竹5钱，土鳖虫5钱，杜仲5钱，狗疼痛5钱，田七3钱，僵蚕5钱。

用法：研末，用蜜为丸，朱砂为衣，每粒1钱重，成人每日早晚服，每次二粒，童子每次服一粒，开水送服。

《广东中医锦方选集（第一集）》

主治：跌打、扭伤、疮疡、痈疥等。

处方：（祛风太阳膏）生川乌6钱，川军6钱，乳香6钱，生草乌6钱，栀子6钱，生南星6钱，姜黄6钱，胡椒6钱，生半夏6钱，赤芍5钱，僵蚕5钱，桃仁5钱，威灵仙5钱，荜茇5钱，白芷5钱，昆布5钱，山龙5钱，桂枝5钱，五加皮5钱，羌活5钱，自然铜5钱，川秦艽5钱，川芎5钱，归尾5钱，独活5钱，蒲公英5钱，香附5钱，牛膝5钱，红花5钱，血竭5钱，走马胎5钱，甘松5钱，土鳖5钱，细辛5钱，泽兰5钱，血风根5钱，薄荷5钱，春根5钱，吊风5钱，续断5钱，木瓜5钱，苏木5钱，黑丑5钱，地风5钱，骨碎补5钱，莉刁根5钱，炒黄马钱6钱。

另落：公丁香6钱，桂通6钱，三利6钱，樟脑1钱。

用法：①先将上药研末过筛，后放入釜中同时加入花生油2斤，桐油半斤。②待起泡时即将红丹粉（1斤4两）徐徐撒入，并搅拌使均匀，勿粘釜底。③变黑色后，仍续加红丹，直至呈泡沫状沸腾，乃示成熟，如红丹沉下，即为未成熟阶段。④红丹用1斤4两，占油量50%（桐油半斤，花生油2斤），冷天时油略增加，丹稍减少。

《广东中医锦方选集（第一集）》

主治：跌打损伤、骨折筋伤。

处方：田七6钱，乳香6钱，没药6钱，白芍6钱，自然铜6钱，土鳖虫6钱，炙虎骨1两半，血竭6钱，良姜6钱，红花8钱，麝香8钱，硼砂6钱，大黄6钱，炒神曲6钱，麻黄6钱。

用法：研极细末，炼蜜为丸，每只2钱。每日3次，每次1丸，先用开水送下，5分钟后再喝好酒2杯。

《广东中医锦方选集（第一集）》

主治：跌打损伤（至宝膏）。

处方：田七8钱，血竭6钱，龙骨6钱，没药6钱，黄丹6钱，生油10两，蜜蜡11两。

用法：将上药研末，先将油、蜡煮沸，然后将药末放下，放时边放边用银棒捣搅，使药不致沉下，搅成糊状。

原注：此方以前有珍珠末，此方乃家传秘方名"至宝膏"，凡炮火刀伤伤敷此膏无不见效。近来有开放性骨折，西医认为要割除之症，用此方后不止生肌止痛，20～30天伤口愈合即愈。

《广东中医锦方选集（第一集）》

主治：跌打风湿（万应膏）。

处方：生地2两，白蜡4两，草麻仁1碗，生川乌5钱，山八角3两，黄蟾蜍2只，白芷5钱，田七3钱，梅片4钱，西红花4钱，老姜3钱，过山龙5钱，细辛8钱，蜈蚣2条，猪胆3只，草乌1钱，蜂窝1只，京皮8钱，山奈3钱，丹皮3钱，穿山甲3两，铅粉6钱，黄丹10两，蝉衣5钱，连翘8钱，薄荷5钱，龙骨2钱，生南星8钱，天花粉8钱，防风8钱，七枝莲5钱，山慈菇2钱，肉桂5钱，牛胆1只，照药根5钱，铁扣1两，马钱子8钱，赤石脂3钱，麻油3钱，象皮3钱，苍术1两，大叶药根1两。

用法：以上药加5种油（净茶油半斤、山仓油1斤、松节油半斤、草麻油半斤、桐油3斤）共煎成膏。

《广东中医锦方选集（第一集）》

主治：跌打损伤，扭伤，疼痛非常。

处方：（跌打镇痛散）乳香1两，没药1两，白及1两，半夏1两，桃仁1两，红花1两，丹皮2两，赤芍2两，荆芥1两，防风1两，细辛1两，羌活1两，续断4两，木香1两，青木香1两，泽兰4两，黄柏4两，三棱1两，莪术1两，骨碎补4两，五加皮4两，麻黄1两，田七花2两，姜黄4两，土鳖1两。

用法：上药共为细末，以50%酒精调擦患处。擦后，复以酒精调药末成糊状敷于患处。

《广西中医验方选集》

主治：跌仆打伤（未破者），红肿疼痛，及一切身骨酸痛。

处方：三钱三根3两，闹羊花3两，川乌1两，两面针2两，细辛1两，黄柏1两，刁竹2两。

用法：上7味研粗末，用70%酒精2000 mL浸渍15天可用。用时将药酒加温，外擦患部，或以纱布浸湿敷匀，轻症不需加湿。

《广西中医验方选集》

主治：刀伤筋断。

处方：干地龙3钱，干水蛭3钱，干鸡内金3钱，大梅片1钱。

用法：地龙、水蛭、鸡内金共研极细末，过筛。梅片另研细末，与上药末拌匀，瓶密封，勿使泄气。初始血流不止，以药末干掺伤处，用纱布绷好，血止后，第2天将旧药除去，另以药末与适量凡士林混合敷伤处，每日换新药 1 次，至愈为止。

《广西中医验方选集》

主治：跌打青肿疼痛。

处方：钹儿草（又名金钱草）适量。

用法：捣烂敷患处。

《广西中医验方秘方汇集》

主治：跌打损伤。

处方：生川乌 3 钱，生南星 2 钱半，生草乌 3 钱，生半夏 3 钱，生红花 2 钱半，生归尾 2 钱半，生白芷 2 钱，细辛 1 钱，乳香 1 钱半，没药 1 钱半。

用法：共研成细末，用茶油开，涂数次则愈。

《广西中医验方秘方汇集》

主治：跌打吐血。

处方：田七 3 钱，血竭 3 钱，无名异 3 钱，防风 3 钱，白及 5 钱，桃仁 4 钱，红花 3 钱，归尾 3 钱，苏木 1 两，侧柏 4 钱，槐花炭 4 钱。

用法：水煎，加童便冲服（孕妇忌服）。

《广西中医验方秘方汇集》

主治：跌打损伤，全身骨痛。

处方：丁香 5 钱，木香 5 钱，血竭 5 钱，大黄 5 钱，红花 5 钱，当归头 1 两，莲肉 1 两，白茯苓 1 两，丹皮 2 钱半，甘草 1 钱半，白芍 1 两，儿茶 5 钱。

用法：研成细末，炼蜜为丸，每丸 3 钱，每服 1 丸，酒送下。

《广西中医验方秘方汇集》

主治：跌打肿痛。

处方：田七 3 钱，苍术 4 钱，白芷 4 钱，归尾 4 钱，血竭 3 钱，大黄 4 钱，法夏 3 钱，乳香 3 钱，没药 4 钱，栀子 5 钱，阿魏 3 钱，桂枝 3 钱，苏木 5 钱，木鳖 3 钱，破石 5 钱，防风 3 钱，海桐皮 3 钱。

用法：共研成细末，以姜汁、生盐、面粉煮成糊，先用麝香 1 分，酒开擦患处，随即趁热将药敷之。

《广西中医验方秘方汇集》

主治：跌打积瘀肿痛。

处方：生地 1 两，红花 1 两，归尾 2 两，白芷 1 两，三棱 5 钱，莪术 5 钱，骨碎补 5 钱，川乌 5 钱，高良姜 5 钱，乳香 5 钱，没药 5 钱。

用法：以好酒 3 斤浸之，擦患处，饮亦可。

《广西中医验方秘方汇集》

主治：跌打损伤（跌打还魂丹）。

处方：自然铜 3 钱，活土鳖 3 钱（如无，干的亦可），乳香 2 钱，血竭 2 钱，麝香 4 分，朱砂 2 钱，巴豆 5 分（去油）。

用法：共研成细末，接筋骨和消肿，以酒调敷患处；止血，以药末撒伤口；重伤不省人事，以药末 3 钱，童便与酒冲服。

《广西中医验方秘方汇集》

主治：跌打消肿。

处方：韭菜头 4 两，生姜 2 两，砂姜 1 两，葱头 2 两。

用法：捶烂，用酒炒热，敷患处。

《广西中医验方秘方汇集》

主治：跌打肿痛（跌打消肿止痛方，熟性疮疡亦可）。

处方：凤仙花（又名指甲花）茎叶（白花的才有效），鲜、干（要阴干不可日晒）均可用（干的效力较弱）。

用法：取适量，捶溶后，用酒调敷患处（疮疡不可用酒）。

《广西中医验方秘方汇集》

主治：跌打（跌仆重伤，不省人事者）。

处方：白糖 2 两，田七末 2 钱。

用法：以黄泥在脐周外围筑成圆堤，注童便脐中，待童便渐干时，人即逐渐苏醒（若童便不干则危重难救），即将白糖 2 两，田七末 2 钱，用童便及酒冲服，加狗狸胆更妙。

《广西中医验方秘方汇集》

主治：刀伤止血生肌方。

处方：凤尾草 1 味适量。

用法：洗净捣烂，敷伤处。

《广西中医验方秘方汇集》

主治：刀伤不埋口。

处方：蕉头 1 味适量。

用法：捣烂敷伤口（去其刀锈）。

《广西中医验方秘方汇集》

主治：跌打黑肿。

处方：三七 5 钱。

用法：浸酒 2 两，擦黑肿处，并可饮用一部分。

《广西中医验方秘方汇集》

主治：跌打损伤。

处方：乳香 3 钱，没药 3 钱，丑牛 3 钱，小茴香 3 钱，肉桂 2 钱，杜仲 4 钱。

用法：共为末，调酒擦痛处。

《广西中医验方秘方汇集》

主治：跌打损伤（暗伤）。

处方：当归 4 钱，川芎 2 钱，桃仁 2 钱，红花 3 钱，牛膝 4 钱，白芷 2 钱，没药 3 钱，乳香 3 钱，泽兰 2 钱，血竭 3 钱，血余炭 5 分，苏木 5 钱，泽泻 3 钱，杏仁 3 钱，归尾 3 钱。

用法：水煎烧酒冲服。服药后，内部上焦受伤，瘀血由口吐出；下焦受伤，瘀血由小便或大便排出；外部肿痛擦之，亦能消肿止痛。如跌仆重伤，筋骨未折断，虽口噤不省人事，内服外擦，仍可使用。孕妇忌服。

《广西中医验方秘方汇集》

主治：跌打损伤，不省人事。

处方：生地 1 两，生军 3 钱，木耳 5 钱，苏木 6 钱，田七 1 钱，土鳖虫 3 钱，乳香 3 钱，血竭 2 钱，归尾 2 钱，自然铜 1 两，甘草 2 钱。

用法：水煎，分 2 次服。

《广西中医验方秘方汇集》

主治：跌打重伤（少林寺方）。

处方：当归 5 钱，泽泻 5 钱，红花 3 钱，桃仁 3 钱，丹皮 3 钱，苏木 2 钱，川芎 3 钱。

用法：酒水各半煎服，头部伤加藁本 1 钱；手部伤加桂枝 1 钱；腰部伤加杜仲 2 钱；胁部伤加白芥子 1 钱。

《广西中医验方秘方汇集》

主治：跌打损伤。

处方：自然铜 3 钱，血竭 4 钱，川乌 3 钱，郁金 3 钱，羌活 1 钱半，骨碎补 2 钱，土鳖虫 2 钱，川续断 3 钱，泽兰 2 钱，乳香 2 钱，没药 2 钱，桃仁 1 钱半，苏木 1 钱半，田七 1 钱半。

用法：好酒浸擦伤处，或水煎冲酒服。

加减法：（按伤部加药法）头顶伤加藁本 2 钱，升麻 1 钱，或加川芎、白芷各 2 钱；颈喉伤加桔梗、元参各 2 钱；鼻伤加细辛、荆芥各 2 钱；乳部伤加蒲黄 1 钱半，姜黄 2 钱；心窝伤加桃仁、红花各 2 钱；腰骨伤加川杜仲、故纸各 2 钱；手部伤加桂枝 2 钱；脚部伤加川瓜、牛膝各 2 钱。

《广西中医验方秘方汇集》

主治：跌打外伤肿痛。

处方：雪上一枝蒿 1 两（研末），麻黄 5 钱，细辛 5 钱，樟脑 5 钱。

用法：浸三花酒 1 斤，擦伤处，一小时半擦一次，连擦数日可。

《广西中医验方选集（第二集）》

主治：跌打周身疼痛，伸展困难，局部充血瘀肿疼痛或局部已不痛而瘀积紫黑未退。

处方：红花 3 钱，当归尾 4 钱，血竭 3 钱，牛膝 2 钱，乳香、没药各 3 钱，苏木 4 钱，川乌 3 钱，白芷 1 钱 5 分，木通 1 钱。

用法：水煎服，或适量冲酒服。

功用：活血散瘀，止痛。

《广西中医验方选集（第二集）》

主治：四肢关节扭伤，积瘀，肿痛。

处方：（外敷方）乳香、黄枝子各等量。

（内服方）乳香、没药、苏木、降香、桑皮、防风、当归、白芷各 3 钱。

用法：（外敷方）研末，加入适量酒糟（或三花酒代替亦可），使起成软膏状，蒸热于美人蕉叶敷伤处，用绷带固定，每日换药 1 次。

（内服方）水煎服，可用酒冲服，妇人及小儿不用酒。

《广西中医验方选集（第二集）》

骨折卷

主治：骨折、风寒麻木、筋骨拘挛，瘫痪。

处方：血竭花2钱，川乌1钱，草乌1钱，乳香、没药各1钱5分，羌活3钱，木瓜2钱，何首乌4钱，半两钱5分，朱砂3钱。

用法：研末调匀，每服1分，病好为止不可中断。以酒送服。

《中医验方粹选》

主治：接骨、活血。

处方：当归身1两，乳香1两5钱，没药1两，川乌8钱，大黄6钱，土元7钱，马钱子6钱，血竭花1两5钱，骨碎补8钱，甲珠1两，白芷1两半，半两钱6个，月石5钱，台麝香2分。

用法：研末调匀，每服2~3钱，病好为止不可中断。以酒送服。

《中医验方粹选》

主治：骨折。

处方：牛角、花椒、杨树皮、榆树皮各5钱。

用法：共研细末，加高粱酒，面粉调匀，热敷伤部。每日1次，7天为1个疗程。

《祖国医学验方汇编（第一辑）》

主治：下颌关节脱臼。

处方：防风1两，钩藤1两，白术5钱。

用法：水煎服，日1剂。

《梧州地区献方集》

主治：伤科接骨。

处方：地鳖虫、怀牛膝、姜半夏、五加皮各5钱，自然铜末2钱，乳没各1钱半，真血竭3钱。

用法：研细，用赤砂糖汤，松化为丸，如绿豆大。1日2次，每服3钱。

《祖国医学验方汇编（第一辑）》

主治：接骨，续筋，消瘀散肿，兼治风寒湿痹。

处方：当归7钱，山柰6钱，生军7钱，升麻6钱，川乌7钱，川芎7钱，草乌4钱8分，麻黄6钱，吴茱萸6钱，白芷7钱，官桂7钱，豆豉3钱4分，苍术7钱，生地7钱，细辛6钱，良姜6钱，防风4钱8分，黄芪6钱，首乌4钱8分，赤芍4钱8分，羌活4钱8分，独活4钱8分，丹皮4钱8分，蓖麻子仁28粒。

用法：用麻油2斤4两，煎汁去渣，再用1斤2两黄丹收膏。贴患处，5～7日更换。

《祖国医学采风录 秘方 验方 单方（第一辑）》

主治：骨伤。

处方：伸筋草、筋骨草、透骨草、铁篱笆、笔筒草、公螃蟹、牛膝各4钱。

用法：水煎，兑白酒服。

《锦方选集（草药部）》

主治：骨折。

处方：野葡萄藤皮、散血草适量。

用法：捣取汁揉伤处。

《锦方选集（草药部）》

主治：骨伤。

处方：巴岩姜、血木通皮、泡通根皮各1两，桃树根皮、仙桃草各6钱。

用法：共捣绒，酒糟炒热包。

《锦方选集（草药部）》

主治：跌伤骨折。

处方：夜合树皮（去粗皮）4两，白芥子1两。

用法：共炒研末，每次服2钱，温酒服下。再用药渣包患处。

《锦方选集（草药部）》

主治：骨折。

处方：当归、生地、桃仁、石良姜、五加皮、泽兰根、夜合树根、接骨丹、土当归、苎麻根、见肿消各1两。

用法：共研细，以醋与麦面拌药末包患处，下部骨折加牛膝。

《锦方选集（草药部）》

主治：骨折。

处方：泽兰适量，螃蟹7个。

用法：捣绒包患处。

《锦方选集（草药部）》

主治：骨折发炎。

处方：自然铜1两，仙桃草5钱。

用法：捣绒包患处。

《锦方选集（草药部）》

主治：骨折。

处方：月月开花瓣。

用法：瓦上焙干，研为细末，每餐前服1分，兑甜酒服。不可过量或少量，否则无效。

《锦方选集（草药部）》

主治：骨折疼痛。

处方：合欢皮4钱，白蜡1钱。

用法：合欢皮熬水冲白蜡服。

《锦方选集（草药部）》

主治：接骨。

处方：海桐皮适量。

用法：用酒拌捶敷局部，日着数次，好即拿去，否则易生附骨。

《江西省中医验方秘方集（第一集）》

主治：接骨抖腕，兼治蜈蚣咬、寒痧。

处方：细叶辣蓼草4两。

用法：搥碎，先将骨接好，腕抖好，然后敷患处，再用押板包扎固定。蜈蚣咬用该药捣烂敷患处，寒痧用该药捣汁少许冲白开水服。

《江西省中医验方秘方集（第二集）》

主治：跌打损伤（开放性骨折）。

处方：沙梨树叶、杨柳叶、芭岩散（地构叶）、大散血（银铃花）、小散血（过路黄）、田边菊、鹅不食草适量。

用法：诸药各适量放少许凉水，捣烂取汁，瓶贮备用。先复位，后敷上药，药上放灯草，再以杉树皮固定，每天由灯草处滴入上药汁，每周换药1次。

《湖南中草药单方验方选编（第一辑）》

主治：跌打损伤（开放性和闭合性骨折均可用）。

处方：紫花地丁、车前草、积雪草、马鞭草、夏枯草、腹水草、延胡草（水苏）、黄瓜香（匍伏堇）各适量。

用法：先用金银花、水菖蒲、艾煎水洗患处。复位后将上药捣烂外敷，以杉树皮固定，每天滴入上药汁，每周换药1次。

《湖南中草药单方验方选编（第一辑）》

主治：骨伤。

处方：枸杞、云南根、大气草、龙船泡的茎或叶、接骨草、十万错、大伤药、红牛膝、红老娃蒜、雨点草、大气木、五爪金龙、大娥长草、蒿草、红瑙料各适量。

用法：同烧酒混合打碎，用树叶包好，放火灰中烧之，取出摊在地上，凉后包在伤处，上好夹板，若药包后伤处起疱，则以桐油与雨点草熬之，涂于疱上。欲使肌肉迅速恢复生长，除用上药外，再加细叶金鸡尾、野千年矮、杜仲、巴毛心。

《贵州省中医验方秘方（第一册）》

主治：接骨。

处方：鸭脚板（草药）适量。

用法：嚼碎敷患处。

《贵州省中医验方秘方（第一册）》

主治：接骨。

处方：接骨散、当归尾、自然铜、骨碎补、乳没、生栀子、生半夏、南星、土鳖虫、红花各适量。

用法：研末水调，敷于伤处，春夏用黄柏皮，秋用杉树皮为夹板。

《贵州省中医验方秘方（第一册）》

主治：接骨。

处方：大豆架叶5枚、根3节，马钱子1个，和尚头、小血藤、铜绿草、乱头发各适量，酸迷迷草引。

用法：水煎服。

《贵州省中医验方秘方（第一册）》

主治：跌打损伤，骨节破碎，接骨效方。

处方：麻黄4钱（去筋毛、不用根），马钱子4钱（用童便浸20余日阴干切片去毛），乳香4钱（去油），没药4钱。

用法：共研细末，15岁以上服9分，8～15岁服3分，2～9岁者服2分。服后骨节痉挛，皮肤变黑不要惊恐，烧用猪油煎油汤1碗服，第2日减半，每日早晚用开水兑药服。

《贵州省中医验方秘方（第一册）》

主治：骨伤。

处方：水菖蒲、云南根、木油橘皮、夏枯草各适量。

用法：共研细，用酒糟混合调匀，热敷伤处，外上夹板，1周后即愈。

《贵州省中医验方秘方（第一册）》

主治：跌打接骨。

处方：血五甲根晒干研细。

用法：用开水调红糖包患处。

《贵州省中医验方秘方（第一册）》

主治：骨折。

处方：川乌1～2钱（或草乌），马蓝丹、苦蒿、蛇圪塔、细筋茄尾（金鸡尾）、金银花、广三七（或土三七）各适量。

273

用法：捣烂和淘米水调匀敷患处。

《贵州省中医验方秘方（第一册）》

主治：脱臼骨折。

处方：桃花草（晒干研细）4钱，山栀4钱，当归、川芎、红花、苏木、乳香、没药、木瓜、续断、防风各1钱，桃仁、黄柏各2钱。

用法：以适量面粉混合研细，用烧酒搅合敷伤处，以净布包之，上好夹板，如药干即以酒喷湿。

《贵州省中医验方秘方（第一册）》

主治：骨折。

处方：懒茶叶（又名云南叶）之茎或叶，甘薯（苕）茎，水螃蟹各适量。

用法：打碎倾入适量烧酒，用树叶包裹放入热灰中烘热，取出敷于伤处，上好夹板。

《贵州省中医验方秘方（第一册）》

主治：骨折。

处方：猪油菜（接骨丹）适量。

用法：将根与少许的水冲绒，敷放患处，夹板上紧，过1周后如发现患处发痒起红点，用细辛1钱，研极细喷患处（如无此症状可不用），再将原药与酒调匀，仍敷于患处，上好夹板。

《贵州省中医验方秘方（第一册）》

主治：骨折。

处方：马钱子4钱，岩白合2钱，五加皮2钱，桂枝、牛膝、枳壳各3钱，甘草2钱。

用法：马钱子制后，岩白合、五加皮共研为末，再用桂枝牛膝枳壳甘草用酒熬，兑药末2钱吞服，外上好夹板。

《贵州省中医验方秘方（第一册）》

主治：骨折。

处方：红、白五甲2两研细，酒糟3两。

用法：用酒糟和红白五甲，置火上炒热，包于患处。初时3天1次，包3次后改为5天1次，包2次后改为7天1次。7天1次包2个疗程。注意包药之前先要将骨折对正，上好夹板。

《贵州省中医验方秘方（第一册）》

主治：损伤接骨（内服接骨丹）。

处方：元寸2g，没药10g，自然铜20g，土鳖10g，血竭10g，海螵蛸10g，乳香10g，五加皮8g，归尾5g，人中白10g，鹿角胶5g。

用法：海螵蛸瓦上炙黄去硬壳，自然铜醋炙7次，炙成粗末，共研细末后加元寸。日服3次，每次3~5cm，开水送服，或饮酒2口。

《贵州省中医验方秘方（第二册 下卷）》

主治：损伤接骨（外敷接骨丹）。

处方：老牛角 20 g，五加皮 10 g，炙穿山甲 5 g（已禁用），桑白皮 2 g，黄柏 5 g，土鳖虫 10 g，自然铜 10 g，当归 10 g，大黄 5 g。

用法：牛角锯短筒，刀砍成小块，以砂炒熟，研成细末，末炒透，研不碎。用时以蜂蜜 2：3 开水调和蒸透，视需用面积多大，用布摊敷患处，在患肢可先擦复方松节油，后敷药。

《贵州省中医验方秘方（第二册 下卷）》

主治：骨折（接骨丹）。

处方：自然铜 8 两，苏木 8 两，全当归 8 两，桂枝 4 两，红花 4 两。

用法：上药研细末内服，每次 3 钱，每晚睡前用淡酒送下，共服 2 周。

《贵州省中医验方秘方（第二册 下卷）》

主治：骨折。

处方：当归尾 2 钱，白芥子 3 钱，五加皮 3 钱，制乳香 3 钱，制没药 3 钱，土鳖虫 3 钱，自然铜（醋煅）3 钱，木香 3 钱。

用法：共为细末，酒醋各半，敷调骨折患处。

配合方：生南星 1 两，白芷 1 两，防风 1 两，天麻 1 两，羌活 1 两，上好白附 6 两，服用时，加附片 6 两，共为细末。

《贵州省中医验方秘方（第二册 下卷）》

主治：骨折。

处方：荆芥 3 钱，防风 3 钱，广香 3 钱，马钱子（童便泡 40 天再洗，三天晒干或焙干）3 钱，土鳖 3 钱，赤芍 3 钱，乳香 3 钱，没药 3 钱，寸香 2 分，鹿角胶 3 钱，田三七 2 钱。

用法：共为细末，每服 1 钱，日服 3 次。

《贵州省中医验方秘方（第二册 下卷）》

主治：跌打损伤、骨折气闭。

处方：红柴胡 3 钱，云茯苓 3 钱，桔梗 3 钱，藏红花 8 分，苏木 3 钱，补骨脂 3 钱，乳香 3 钱，骨碎补 3 钱，广木香 3 钱，没药 3 钱，全当归 3 钱，木瓜 3 钱，枳壳 3 钱，怀牛膝 3 钱。

用法：水煎服。

《贵州省中医验方秘方（第二册 下卷）》

主治：骨折。

处方及用法：（1）用全活小鸡子 1 个捣烂，趁热包患处，夹板固定。（2）用牛角细末，醋煮包患处，夹板固定之。（3）韭菜捣烂，包患处，夹板固定。

《贵州省中医验方秘方（第二册 下卷）》

主治：骨折。

处方：五加皮、童子鸡。

用法：锤烂包骨折处，每日换 1 次。

《贵州省中医验方秘方（第二册 下卷）》

主治：骨折。

处方：牛膝、栀子、仙桃草、胡地椒各等份。

用法：研末，加灰面和酒敷。

《贵州省中医验方秘方（第二册 下卷）》

主治：骨折。

处方：栀子、槟榔皮、续断、胡椒，小鸡 1 只。

用法：冲捣敷伤处。

《贵州省中医验方秘方（第二册 下卷）》

主治：骨髓筋折重伤。

处方：仙桃草（又名麦秆草）适量。

用法：兑酒或水煎服。

《贵州省中医验方秘方（第二册 下卷）》

主治：骨折损伤。

处方：活螃蟹半斤。

用法：冲溶，用烧酒炖热，尽量服饮，以醉为度，睡眠出汗，将渣敷于患处，7 日痊愈。

《贵州省中医验方秘方（第二册 下卷）》

主治：骨折损伤。

处方：古青铜钱 5 钱（煅醋碎），马钱子 3 钱（童便浸 49 天去毛），川枳壳 3 钱（童便浸 24 天）

用法：共研细末，每服 5 分，烧酒送下，日 2 服，连服 1 个星期。

《贵州省中医验方秘方（第二册 下卷）》

主治：骨折。

处方：贯众俗名"老虎蕨"又名"金鸡尾"，用 25 个刮去外面鳞片。

用法：心锤烂，炒热敷患处用杉木皮夹好。嘱制动，2 天换 1 次。

《贵州省中医验方秘方（第二册 下卷）》

主治：骨折。

处方：翠蛇 3 寸。

用法：磨粉敷伤，内服 2 分，酒送下。

《贵州省中医验方秘方（第二册 下卷）》

主治：骨折。

处方：骨碎补（又名石连姜）适量（生者佳），活雄鸡 1 只。

用法：将骨折部接好，捆好夹板，以上药捣细末包上。

《贵州省中医验方秘方（第二册 下卷）》

主治：跌打损伤、骨折。

处方：三七1钱，自然铜1钱，海马1钱，红花1钱，土鳖虫2个，川乌2钱，草乌1钱，姜黄1钱，当归1钱，川芎1钱，一枝蒿1钱，栀子1钱，枳实1钱，白芷1钱，大血藤2钱，泽泻1钱。

用法：泡酒内服，每次3钱。

《贵州省中医验方秘方（第二册 下卷）》

主治：跌损骨折，或暴力损伤复杂骨折，关节脱臼（名自投散，又名三时不体丹）。

处方：马钱子（先用童便浸1个月，后用好火酒煮2小时，去皮毛，再用真麻油酥过沙炒研细末），朱血竭5钱，北辛1两，土鳖1两，朱砂1钱，自然铜1钱，沙苑、蒺藜各5钱，粉甘草1钱，三七1两。

用法：共研细末，临用以酒吞下。成人每服8分，幼童减半。服后损伤部即发抽动，不要害怕，1天1次。

补充：如伤在头部用升麻川芎。两上肢用桂枝，胸前用桔梗、枳壳，腰间用杜仲、故纸，小腹部用腹毛，大便不通用桃仁、木通、酒军，下肢用牛膝、木瓜，另熬冲酒服（药量可适当酌用）。

《贵州省中医验方秘方（第二册 下卷）》

主治：骨折。

处方：茯水（马钱子）4钱，红五甲3钱，红泽兰2钱。

用法：上药为末，成人用量1～1.5g，用火酒兑服后2小时，改用猪油煮糯米稀饭随服。

《贵州省中医验方秘方（第二册 下卷）》

主治：骨折（接骨丹，又名一厘金）。

处方：土鳖1个（瓦上焙干），巴豆1个（去壳），生半夏1钱，乳香半分，没药半分，自然铜5分。

用法：上药为末，每服1粒，合酒，4小时1次。

《贵州省中医验方秘方（第二册 下卷）》

主治：骨折。

处方：大猪娘藤、烂三根皮、红猪娘藤根、白茨同木根皮、红牛膝、乌泡根、水麻根、四轮草、笔筒草、破碗花根皮、巴岩风（去毛去叶）各适量。

用法：上药等量，共同捣烂，用水酒炒，加甜酒调匀。加热后将药平铺在布上后敷上患处。以夹板（杉木皮）固定后，25岁以下敷5个昼夜后取下再换、25岁以上敷7个昼夜取下再换。

《贵州省中医验方秘方（第二册 下卷）》

主治：骨折。

处方：大猪娘藤、烂三根皮、红猪娘藤根、白茨同木根皮、红牛膝、乌胞根、水麻根、四轮草、笔筒草、巴岩风、红辣榴草根、夜栏根根、蜂糖贯根、半春子根、算盘子根、赤梨荷根各适量。

用法：水煎，酒冲服。

《贵州省中医验方秘方（第二册 下卷）》

主治：骨折。

处方：金银花、江木蛇、白木蛇、大软藤筋、小软藤筋、慢筋膝、生茶叶、野解梦花各适量。

用法：煎水洗伤处。

《贵州省中医验方秘方（第二册 下卷）》

主治：骨折，续筋。

处方：香樟子、滑叶、杜仲、青树皮各适量。

用法：捣烂敷患处。

《贵州省中医验方秘方（第二册 下卷）》

主治：跌打骨折（新伤用）。

处方：九龙斗、错接草、施葛根各适量。

用法：共冲烂加生鸡蛋1个调和包患处。

《贵州省中医验方秘方（第二册 下卷）》

主治：跌打骨折（新伤用）。

处方：刁芎、刁苓、铁烂子、石莲花、铁谷珠、寸八节、地磙子、铁磙子各适量。

用法：泡烧酒吃。

《贵州省中医验方秘方（第二册 下卷）》

主治：跌打骨折（老伤用）。

处方：大血藤、三角风、小血藤、红花血藤、毛藤香、毛青杠、淫羊藿、青木香、远志、金羊藿、紫南藤、小墉王、枸杞、地榆、老姜各适量。

用法：泡酒服。

《贵州省中医验方秘方（第二册 下卷）》

主治：骨折。

处方：破碗花根、千年矮根、五爪金龙根、黄金条根、关门草根各适量。

用法：煎水兑酒服。

《贵州省中医验方秘方（第二册 下卷）》

主治：跌打骨折。

处方：舒筋草、青梧桐、藤萝、五加皮、血藤、木鳖、血竭、自然铜、白龙须、佛顶珠、黄柏各1两。

用法：共研末1两，蜂蜜、韭菜，和匀敷患处，内服1钱。有寒用姜开水。

《贵州省中医验方秘方（第二册 下卷）》

主治：跌打骨折。

处方：红五甲（性质淡甜味）。

用法：红五甲同白五甲，酒糟各1两，看局部大小酌加。红五甲配白五甲，治疗加一支箭、小青藤、青竹標，泡酒内服。内服时并能治风湿麻木等。

《贵州省中医验方秘方（第二册 下卷）》

主治：跌打骨折。

处方：白五甲（性质麻）。

用法：同红五甲，红五甲同白五甲，酒糟各1两，看局部大小酌加。红五甲配白五甲，治疗加一支箭、小青藤、青竹標，泡酒内服。内服时并能治风湿麻木等。

《贵州省中医验方秘方（第二册 下卷）》

主治：跌打损伤。

处方：鹅脚板适量。

用法：捣烂取汁和酒吞服，渣敷患处效果好。

《贵州省中医验方秘方（第二册 下卷）》

主治：跌打损伤，骨折。

处方：大小九龙草、鸡药、四根药各适量。

用法：杵烂和酒调敷，受伤处用木皮夹好。

《贵州省中医验方秘方（第二册 下卷）》

主治：跌打损伤、骨折。

处方：黄金条、关门草、五爪金龙、破碗花根各适量。

用法：兑酒内服，日服3次。

《贵州省中医验方秘方（第二册 下卷）》

主治：跌打骨折。

处方剂用法：（1）珍珠1分，猴枣1分，刺五加1钱，岩薄荷1钱。用法：以上4味草药，研末，晚上用酒1次吞服。

（2）马钱子6分，刺山甲5分，泽兰根5分，水冬瓜5分。用法：以上4味药去皮去心研末，用酒晚上1次吞服。第（1）剂和第（2）剂，中间隔1天。

《贵州省中医验方秘方（第二册 下卷）》

主治：骨折。

处方：细芙蓉树皮适量。

用法：捣烂调酒，以菜叶包放火内，炮热拿出待温，即敷患处，外用大芙蓉树皮夹起，以线扎好。如觉患处发痒及解下、如大腿折断须加白刺棒兜根皮，小马蹄草，小鸡崽1个，和前药一起炖烂，如前法夹敷。

《贵州省中医验方秘方（第二册 下卷）》

主治：骨折。

处方：白刺棒根皮、濑山树根皮（即云南树又名烂泥巴树）、夜南木根皮、辣柳根皮、红猪娘藤根皮各适量。

用法：共捣烂以烧酒娘和匀，菜叶包好，放火内炮热，温敷患处，外以杉木皮包扎，2日换药1次。

《贵州省中医验方秘方（第二册 下卷）》

主治：骨折。

处方：竹尾七、马鞭七、血三七、细金鸡尾、金银花藤叶、大禾良菜、烂泥巴叶（又名云南叶）各适量。

用法：捣烂加好酒煮浓汤，先用桐油树皮或杉木树皮内的嫩长皮3寸，包扎患处，再用5寸长的杉木皮夹在皮上，将前药水用毛巾蘸润伤处每日8～9次，数日后解夹再润其皮。

《贵州省中医验方秘方（第二册 下卷）》

主治：骨折（接骨丹）。

处方："懒胆汁"又名"盖酒叶"、母猪藤（根实红的皮用红的）、红牛藤根。如无红的白的叶可以，以上三样，药量一样多。泽兰叶比上3味药少用2/3。

用法：以上各药同捶烂，敷骨断处用杉木皮将断骨夹紧，带子绑好。但敷药前必须将断骨拉拢拉扯平正，以免医好后有偏斜，此药断骨处无破口，用酒捶，有破口，用淘米水。

《贵州省中医验方秘方（第二册 下卷）》

主治：折骨破烂。

处方：金螃蟹4个，旋吞虫3根，地乌龟7个，水螺丝4两，小金钱草5两，抽金黄2两，透骨硝2两。

用法：捣绒和小鸡子1只，用火酒炒包。

《贵州省中医验方秘方（第二册 下卷）》

主治：折骨破烂。

处方：透骨硝3两，雄鸡1只，火酒4两。

用法：先将碎骨还原，将药包上，再用捆带包扎，不用夹板。

《贵州省中医验方秘方（第二册 下卷）》

主治：骨折。

处方：金钱草、酸江草、红磁万、旋答虫、金螃蟹、地乌龟各适量。

用法：捣烂兑酒包患处。

主治：骨折。

处方：螃蟹3个，散血草、酒谷草（烧灰兑童便）、泽兰、金枇杷、小结骨丹各适量。

用法：宰仔鸡1只，把药放在鸡肚内，共同冲成浆子形，包在断处，外上夹板1副，即愈。

主治：骨折。

处方：莁水（马钱子）、红刺五甲树皮、红泽兰根皮、红岩泡、石菖蒲各等量为末。

用法：莁水用红紫母灰炮制，以药胀为度，括去皮毛，再将以上药末，放大碗内，并将碗放在锅内，入上好酒，以小碗盖上，只要一炷香时间（不要使锅内的水流入碗内）。

加减法：不夜便，不加减；夜便1次服7分8厘；夜便2次服6分8厘；头伤加藁本8分8厘，夜便服8分8厘；手伤加桂枝8分8厘，夜便服8分8厘；腰伤加杜仲8分8厘，夜便8分8厘；脚伤加牛膝8分8厘，夜便服8分8厘。

说明：上药是老称分量，一次服8分8厘，时间一炷香，服药后以糯米煮猪油稀饭吃，若服药无效再补服此剂，体壮者服3分8厘，中体者服2分8厘，体弱者1分8厘，吃药后3~5天，服活血方。

活血方：红刺五甲树皮3钱，夏枯草1两，瘦肉5钱。

用法：去渣吃肉和汤，再服表寒药剂。

方药：红花1钱，当归3钱，生地2钱，陈皮1钱，升麻1钱，柴胡2钱，苏木2钱，桃仁2钱，杭芍2钱，甘草2钱，细辛3钱，红五甲5钱。

用法：上药泡酒服，再服除毒方。

方药：自然铜2钱（醋炒），血竭2分（米汤煮），红花2钱，当归2钱，川乌2钱，草乌1钱半，细辛2钱，红五甲5钱。

用法：将上药泡酒服，1次服1酒杯。

主治：暗伤断骨。

处方：（1）外搽药：自来血菜、大九龙盘、小九龙盘、鸡药各适量。

用法：捣烂以半烧酒及酒粑调匀敷患处，另用生杉木皮夹好，再用绳子捆紧，上药法热天每天上新鲜药1次，冷天1天半1次，上药经过了3天后，要用生扯龙（蚂蟥草，又名粑身草）毛血菜、软筋藤，3味不拘多少，加上2/3的梦花皮，共4味煮水来洗后，俟干，再上药。

（2）内服药：大小九龙盘、自来血菜、鸡药、山桥子各5钱。

用法：以酒煨服，每日3次，每次1小杯。

主治：骨折。

处方：黄连、接骨丹、大黄、川芎、慈葛根（去心）、白芷、薄荷各适量。

用法：捣细调鸡蛋火酒桐油摊纸上，应先将骨接好再把药放上，外用夹板四块挟上捆好，7天换1次。

《贵州省中医验方秘方（第二册 下卷）》

主治：骨折。

处方：大茶药根、香附米各适量。

用法：用不足1斤重的未阉的生鸡1只，连药锤烂敷患处。

《广东省中医验方交流汇编》

主治：正骨。

处方：大还魂、小还魂、大幌伞、小幌伞、上山虎、落山虎、金不换、千斤拔、满天星、牛不食、大刀王、过骨刀、丁桂草、透骨硝（各等份）适量。

用法：将上药的叶研末，可止血；断手加桂枝；断脚加牛膝；断骨加松节。凡断骨应用生鸡仔1只，去头足内脏，取肉捶烂，连药加酒用锅炒过，敷伤处24小时应即把药除去。

《广东省中医验方交流汇编》

主治：正骨。

处方：阳起石1两，花蕊石1两（2味醋煎9次），砂仁1两，芒种草4两，竹骨草4两。

用法：将上药研末，每服1两，开水送服。

《广东省中医验方交流汇编》

主治：止痛接骨。

处方：乳香2钱，没药2钱，田七3钱，苏木1钱5分，土鳖3钱，刘寄奴2钱，续断2钱，五加皮3钱，接骨丹（草药）5钱。

用法：水煎服。

《广东省中医验方交流汇编》

主治：止痛接骨。

处方：当归5钱（后下），乳香1钱5分，白芍3钱，续断3钱，五加皮3钱，杜仲3钱，骨碎补3钱，虎骨5钱，破故纸3钱，鹿筋3钱，龙骨1两，田七3钱（研末冲服最好）。

用法：水煎冲黄酒，分2次服。

《广东省中医验方交流汇编》

主治：接骨。

处方：石菖蒲根4两，公鸡1只（初开啼约12两重），田七4两（研末），麝香1分，五加皮4两（生的亦可，如用干的要研末）。

用法：将石菖蒲根用刀切碎，与五加皮末、生鸡一起碎烂，除去长的鸡毛，加烧酒拌匀，放入铁锅内，略炒热，铺在油纸面上（长、短、宽、窄与伤处适合），再铺田七末、麝香在药的上面，趁热敷患处。

《广东省中医验方交流汇编》

主治：跌打骨折。

外敷处方：生细辛2两，老松毛2两，酒饼2只，生姜1两。

用法：先将伤处夹好，再敷上药。

内服处方：当归尾2钱，血竭1钱5分，田七1钱，薄荷1钱5分，三棱2钱，熟术2钱，红花1钱，香附1钱5分，土木鳖1钱5分，生甘草1钱，青皮1钱。

用法：水煎服。

《广东省中医验方交流汇编》

主治：骨折（生骨散）。

处方：骨碎补1两，地龙1两，虎胫骨5钱，牛膝1两，自然铜1两，五加皮1两，千年健1两，龙骨5钱，蟹壳5钱，赤石脂5钱，白术5钱，田七3钱，麝香1钱。

用法：水煎服。如骨折后肌骨已愈但无力，用四物汤加千年健1两，骨碎补6钱，甘草4钱，北芪7钱，木瓜4钱，龟胶3钱。

外用方：地骨皮1两，骨碎补1两，川椒1两，生羊1两，茯苓1两，川乌1两，五加皮1两，黄柏1两，威灵仙1两，南星1两，半夏1两，栀子1两，姜黄1两，泽兰1两，赤芍1两，厚朴1两，防风1两，羌活1两，松头1两，葱头1两，生姜1两。

用法：净水煎后冲酒热洗伤处。

《广东中医锦方选集（第一集）》

主治：骨折。

处方：牛牯簕皮1两半，石莲子根1两半，白背香1两半，骑篱蚋两半（连根叶）。

用法：生鸡1只重12两至1斤，连毛用，去其内脏，和药捣极烂，先将伤处骨节托正，用夹板扎好两端，后将药加酒少许，炒熟敷上，夹板固定约24小时为度。

《广东中医锦方选集（第一集）》

主治：骨折及关节脱臼。

内服方：（活络效灵丹）当归6钱，乳香2钱，白芍4钱，杜仲4钱，党参6钱，没药2钱，续断3钱，五加皮2钱，生地5钱，正红花1钱。

用法：清水2中碗，煎存1中碗，水煎服冲酒冲糖各2匙，温服。骨折断者，加白芷2钱，金边土鳖2钱，骨碎补2钱，自然铜5钱。

外用方：（正骨妙灵丹，生草药）接骨草1两，散血丹1两，鹅不食草5钱，金锁匙5钱，上山虎5钱，铁马鞭5钱，铁包金5钱，还魂草1两，桑寄生5钱，接骨仙桃5钱。

用法：上药洗净，切碎捣烂，加锦大黄1两，白酒6钱，将药煮沸，用净布包裹缓熨，药冷后再加水蚂蟥5条，生雄鸡1只，田蟹5只（切烂），混合生草药，用净布2块，将药包裹成片，按折脱范围大小，敷于患处，用夹板纱布固定，每天换药1次。

《广东中医锦方选集（第一集）》

主治：骨折（外用接骨丹方）。

处方：田七2钱，三棱6两，广香6两，香瓜皮6两，桃仁6两，藿香6两，乳香6两，没药6两，当归尾6两，莪术6两，泽兰6两，骨碎补6两，山柰6两，细辛6两，栀子6两，丁香6两，川芎6两，川续断6两，生红花6两，大黄6两，白芷6两，沉香6两，牛膝6两，金土鳖6两，川加皮6两，自然铜（醋制7次）6钱，牛根（醋制7次）6钱。

用法：以上各药共研细末。另用生草药驳骨丹6两、金不换1斤、大幌伞5两、小幌伞5两、田基黄2两、石关蕊2两、大膝头5两、凤尾草3两、铁塑基2两、生木贼2两、透骨消3两。共捣烂外敷。

《广东中医锦方选集（第一集）》

主治：骨折（断肢折臂）。

处方：鸡骨草、驳骨草、驳骨消、鬼灯芹、猪肚腩、榕树须、入地金牛、文头梳叶、田基黄、白胡椒、五指金龙各适量。

用法：以上11味，共为末，同时将生鸡1只，同捣至烂，酒煎成糊，外贴患处，夹板固定。

《广东中医锦方选集（第一集）》

主治：骨折。

处方：生地1两，生花1两，当归2两，丹参8钱，乳香8钱，川芎2两，土狗4钱，五灵脂6钱，土鳖4钱，延胡索1两，血竭2两，韭菜1斤，地龙5钱，桂枝6钱，续断8钱，榕树根6两，骨碎补6两，桃仁8钱，郁金6两，赤芍8钱，红柳根1两半，千打捶2两，牛膝8钱，没药8钱，酒饼20只，风行根4两，秦艽1两，将军甲1两半，入地金牛3两。

用法：共研末，用烧酒煮好，敷患处。

《广东中医锦方选集（第一集）》

主治：手足关节脱臼。

处方：千斤拔根皮2两，两面针根皮2两，牛大力2两，沉妖儿根3两，满天星薹皮1两，酒饼黄根2两，小郎伞根2两，榕树须2两，老鸦酸2两，马留手2两，山鸡茶根2两。

用法：共捣烂，以适量好酒炒熟，待微温敷患处。日敷3次，每次3小时。每剂药可连用2天，每次换敷时，只将原药加酒炒暖，敷于患处。

《广西中医验方选集》

主治：下颌骨脱臼。

处方：古月粉1～3分。

用法：先将患者将下颌托住，将古月粉用小竹管吹入患者鼻孔内。鼻黏膜受刺激而打喷嚏，脱臼因势接上。

原编者按：利用喷嚏之势，使下颌脱臼因势自然恢复原状，法颇妙。但古月粉刺激性过强，改用柔软纸刺激鼻孔黏膜，使其打喷嚏亦可。

《广西中医验方选集》

主治：筋断，骨折。

处方：苎麻茹 70 g，小驳骨草 25 g，艾叶 2.5 g，葱头 2.5 g，小鸡 1 个，三花酒 1 斤。

用法：上方前 5 味捶溶，以三花酒煮成糊状，待温，正骨后将药敷患处，历 24 小时即去药，隔数小时重把药加酒少许，炒暖，敷患处，3 天后正骨处即能固定。

《广西中医验方选集》

主治：跌伤，骨断，红肿作痛。

处方：大驳骨 1 斤，鸭脚木半斤，灵丹草 1 斤，驳骨草半斤，生锯草 1 斤。

用法：上药捣烂，炒温，敷伤处，日换药 2 次。

《广西中医验方选集》

主治：骨折。

处方：茶仔 2 两，古铜钱 4 枚醋煅，龙头节大驳骨 4 两，柏叶 2 两，土鳖 5 钱，生军 5 钱，姜黄 5 钱，枝子 5 钱，续断 5 钱，生川乌 5 钱。

用法：共为细末，加面粉 1 两，用酒煮为糊，敷伤处。并以海蟹骨（煅存性研末），用好酒冲服，每服 3 钱。

《广西中医验方选集》

主治：跌打手脚骨折或诸部骨断。

处方：生鸡 1 只约重 1 斤，两面针根皮 2 两，山鸡茶根 1 两，千斤拔根皮 1 两，小郎伞根 2 两，大力黄根 2 两，沉妖儿根 2 两，马留手草 2 两，榕木叶 3 两，草鞋根 3 两，香附子 1 两，羊角扭根皮 8 钱，大茶药薳 1 两。

用法：将上药用白春细去薳，以酒半斤炒熟，待微温（事前应将骨固定，以竹夹包住）敷患处，日敷 3 次，每次敷 2~3 小时，每次用药必须加酒炒温（勿令过热，以免皮肤起疱）。服药 1 个星期后，骨即固定，去竹夹，再敷上药 2 剂即愈。如皮肤起疱，则先治疱以免腐烂，疱愈后，再敷上药。敷疱药方：鸭儿菜 1 两，油葱 1 两，焦树根 2 两，共捣烂敷之，敷 2~3 日即愈。

《广西中医验方选集》

主治：跌打损伤，骨折肿痛，或皮开肉绽，骨折破碎，不省人事。

处方：吊水莲 4 两，鸡骨香 2 两，画眉跳 2 两，满天星 4 两，五加皮 2 两，万里香 2 两，生鸡翅角 1 两。

用法：上方前 6 味均用根皮，与生鸡翅角合并捣烂，加好酒适量炒热。将骨折部位用手术整复后，用杉木皮固定，然后将药温敷患处，每天换药 1 次，并根据伤势，连敷药 7~15 天。

《广西中医验方选集》

主治：跌打骨折。

处方：蜈蚣七 5 钱，九龙子 3 钱，瑶山竹 4 钱，透骨消 3 钱，散血子 2 钱，大活血 4 钱，小活血 4 钱，槟榔钻 4 钱，铁钉菜 4 钱，九节风 2 钱，金刚风 3 钱，九牛藤 4 钱，回生草 2 钱，金边土鳖 2 钱，隔山消 2 钱，百鸟不落 3 钱。

用法：共为细末，用酒 2 两拌匀，加开水少许敷患处，48 小时后骨可接好，2 周可痊愈。

《广西中医验方选集》

主治：跌打损伤，骨折。

处方：红花、桃仁、归尾、田七、郁金、苏木、乳香、没药各等量。

用法：内服，以适量水煎，加酒或童便冲服。

外敷：研末加酒调敷。

《广西中医验方选集》

主治：因外伤骨折而化脓，肌肉腐烂，流出白色脓水，有碎骨在伤口内。

处方：（1）（外敷方）蓝姜、香辣蓼、香胶叶、榕木叶、大力牛各 1 两，生甘草 3 钱，山栀 4 两，骨碎补 4 钱，自然铜 4 钱，杜仲 4 钱，白及 4 钱，土鳖 4 钱，儿茶 4 钱，续断 3 钱，樟脑 1 钱 5 分，穿破石 2 钱，莪术 1 钱 5 分，乳香 5 钱，没药 5 钱，冰片 4 分，生鸡 1 只重约 12 两。

（2）（外洗方）榕木叶、萝菜根、地黄草各等量。

（3）（内服方）归身 2 钱，自然铜 4 钱，无名异 4 钱，没药 4 钱，乳香 4 钱，三棱 1 钱，莪术 1 钱，苏木 1 钱，田三七 1 钱，骨碎补 4 钱，土鳖 5 钱，川杜仲 3 钱，川断 3 钱，血竭 4 钱，生地 5 钱，栀子 3 钱。

用法：第（1）方前 20 味共研细末，将生鸡捶烂，与药末和匀，加双酒炒热（以暖为度），摊于油纸上约 2 分厚，敷患处。每天敷 1 次，每次敷 5 ~ 10 小时（若发热肿痛，解开，露凉再敷。以后用药不用鸡），连敷 1 个月，每 2 天换新药 1 次。第（2）方煲水洗。第（3）方共为细末，每天服 2 次，每次 2 钱，开水冲服。

《广西中医验方选集》

主治：跌打损伤，骨折。

处方：（1）（消肿止痛方）铁巴掌根皮 2 两，大力王根皮 1 两，鸡骨香根皮 2 两，石兰香根皮 2 两，山射香根皮 2 两，地肤子 6 钱，韭菜根 1 两。

（2）（接骨方）黄龙退壳 2 两，榕树叶 2 两，罗狄笋 2 两，木骨髓 1 两，一包针 10 两，木瓜筒 3 两，血龙蔃 4 两，白纸扇蔃 4 两。

（3）（理气血壮筋骨方）大力王 4 两，横角牛 2 两，坐山虎 2 两，山大艾 2 两，黄龙退壳 4 两。

用法：第（1）方：各药共捣烂，加酒适量，炒热，先将骨折整复固定，然后将药敷上。第二天换新药 1 次，痛止肿消后，换敷第（2）方。第（2）方：各药共锤烂，另用黄脚公鸡 1 只去毛及内脏，捶烂，与药和匀，加鸡血，以酒少许共炒热敷伤处。每日换新药 1 次，连敷 7 天后，换敷第（3）方。第（3）方：各药共捣烂加酒炒热，待温，敷患处。隔 2 天换新药 1 次，至筋不急不痛即愈。

《广西中医验方选集》

主治：骨折，外伤肿痛。

处方：天吊香 4 两。

用法：上药研粉，加三花酒少许调成糊状，蒸热，摊于纱布上敷患处，约 1 天，将药取下，再加三花酒少许调和蒸热再敷，连敷 3 天。

《广西中医验方选集》

主治：骨折。

处方：五加皮 4 两，小雄鸡 4 两。

用法：小雄鸡去毛什，勿沾水，与五加皮共捶烂敷伤处，历 24 小时去药，另以五加皮 3 两，酒煎内服。

《广西中医验方选集》

主治：外伤骨折。

处方：当归 1 两，川芎 6 钱，白芍 6 钱，熟地 6 钱，木香 1 两，丹皮 8 钱，炒乳香 1 两，炒没药 1 两，骨碎补 6 钱，红花 6 钱，朱砂 1 两，丁香 4 钱，吉林参 1 两，虎胫骨 4 两，自然铜 2 两（醋制）。

用法：共为细末，炼蜜为丸，每丸重 1 钱，每日服 2～3 次，每次 2～3 丸，开水送服。

《广西中医验方选集》

主治：骨伤愈合僵硬。

处方：第（1）方：白蔻 1 钱，独活 3 钱 5 分，北芪 4 钱，桂枝 1 钱 5 分，桑寄生 8 钱，当归 8 钱，羌活 2 钱，川芎 4 钱，木瓜 4 钱，炙甘草 2 钱。

第（2）方：桂枝 4 钱，干姜 5 钱，吴茱萸 6 钱，熟附片 8 钱。

第（3）方：宽筋藤适量。

用法：第（1）方：用水 2 碗煎取 1 碗服。第（2）方：共研末用酒蒸温敷伤处。第（3）方：煲水温洗。

《广西中医验方选集》

主治：骨折。

处方：田七 1 钱，血竭 1 钱，半夏 1 钱半，南星 1 钱半，归尾 1 钱半，川乌 1 钱，红花 1 钱半，续断 2 钱，麝香 2 分，自然铜 2 钱，川杜仲 2 钱，乳香 5 分，没药 5 分，闹羊花 7 分，五加皮 1 钱，雄黄 1 钱，密陀僧 1 钱半。

用法：共研末，用布包好，和酒热敷患处。

《广西中医验方秘方汇集》

主治：骨折。

处方：汉桃叶 2 斤。

用法：擂烂，酒炒，敷患处。每天炒敷 3 次，每 2 天换药 1 次，连敷 3 服。

《广西中医验方秘方汇集》

主治：骨折碎骨。

处方：活螃蟹 1 个，生姜 4 两，醋 1 盅，老酒 1 碗。

用法：共捣匀滤汁煎浓服，药渣炒热敷患处，外以杉木皮夹住。对时则须除去，否则新骨横生。若骨折破裂而不折断时，只饮药汁，不敷药渣亦可。

《广西中医验方秘方汇集》

主治：骨折。

处方：自然铜 2 两，血竭 1 两，乳香 6 钱，没药 6 钱，红花 6 钱，归尾 6 钱，杜仲 5 钱，续断 5 钱，川瓜 6 钱，田七 3 钱，土鳖 5 钱，五加皮 4 两，琥珀 5 钱，香附 5 钱，西红花 2 钱。

用法：共研成细末，另加凤凰儿 4 只（即屈头鸡仔），螃蟹 4 只，白露蛤 5 只，搥溶和药末酒调敷患处，对时将原药取下，用酒蒸熟再敷，每日日如此，连 7 天。

《广西中医验方秘方汇集》

主治：小儿骨折。

处方：香胶树叶、生盐各适量。

用法：适量，捶烂煨暖，包骨折处，日换药 1 次，以愈为度。

《广西中医验方秘方汇集》

主治：骨折。

处方：螃蟹 5 只，五加皮适量。

用法：捣绒，酒炒，敷伤处。如有骨折，须先正骨后固定。

《广西中医验方秘方汇集》

主治：骨折。

处方：杉木炭 4 两（研末），黄糖 4 两。

用法：将黄糖加热融化后，加入杉木炭。待正骨固定后包伤处 4 ~ 10 天。配合内服方：自然铜 2 钱，广木香 4 钱，牛膝 2 钱，白及 2 钱，刘寄奴 3 钱，骨碎补 3 钱，续断 3 钱，水煎兑酒，和白糖冲服，连服 3 剂。

《广西中医验方秘方汇集》

主治：跌打骨折或脱臼。

处方：山栀仁、大黄、黄柏研末各适量。

用法：调三花酒蒸熟，温敷患处 。若有骨折，加生鸡 1 个锤烂（不可放血），取头足翼及骨后，同药末捶溶敷伤处。头足翼及骨做成汤水分数次内服，轻伤的单用山栀仁，加田七亦效。痛甚加凤仙花（白花的）茎叶。

《广西中医验方秘方汇集》

主治：骨折善后（肢体骨折后，伤部炎症已解，或酸重不能举，举则沉痛乏力）。

处方：大肉蟹 2 只。

用法：油盐蒸熟，食蟹肉及汁，并好酒随量送下，日食 2 只，连服 6 ~ 7 日。

《广西中医验方秘方汇集》

主治：骨折。

处方：生鸡仔 1 只（连毛屎捶烂），五倍子 1 两，骨碎补 1 两，生地 2 两，半夏 1 两。

用法：共研末，以生酒糟 1 盅，同药捶匀。炒热敷患处，对时换药。敷药时，先正骨固定后再敷药。连敷 1 周有效。

《广西中医验方秘方汇集》

肿痛卷

主治：脚肿胀坚硬。

处方：（木瓜汤）炒薏苡仁1钱，川芎1钱，桂枝3钱，苏叶1钱5分，熟附3钱，甘草1钱，吴茱萸3钱，木瓜8钱，独活5钱，白芷2钱。

用法：以水3碗，煎至半碗，作3次服。

《广西中医验方选集》

主治：足趾关节肿胀发热。

处方：汉防己1钱半。

用法：水煎服，每日1～2次。

《山西省中医验方秘方汇集》

主治：水肿病，胸腹肿硬，难得转侧。

处方：防己6钱，茯苓8钱，黄芪7钱，桂枝5钱，甘遂3钱。

用法：水煎服，服化软。

《安顺市中医，民间医，民族医秘方验方（第一集）》

主治：湿热气滞，两足发肿，脉象沉缓，舌色黄滑。

处方：薏苡仁8钱，黄柏4钱，知母4钱，茯苓3钱半，川木香3钱半，牛膝3钱，粉草2钱半。

用法：水煎服。

《安顺市中医，民间医，民族医秘方验方（第一集）》

主治：水臌，水肿病（急性肾炎），气串皮。

处方：黄花菜（黄草）、亮稿柴、野葵花根（均用中皮）。

用法：将以上三味晒干（忌火炕）研末，每服4分。

禁忌：百日不吃盐，并忌鸡肉、母猪肉、糖等。

《安顺市中医，民间医，民族医秘方验方（第一集）》

主治：风软肿痛方。

处方：方用独活寄生汤原方。

用法：有肿加川乌、草乌（慎用），去人参；无肿加虎骨、花蛇（去头尾）。

《广东省中医验方交流汇编》

主治：手足肿痛。

处方：白矾 2 钱，黄豆 1 两，花椒 3 钱。

用法：水煎洗。

《陕西中医验方选编》

主治：湿热下注两腿虚肿。

处方：玉米、茯苓、防己、栀子、牛膝、木瓜、茯苓皮、茵陈、银花、防风各适量。

用法：水煎服。

《山东省中医验方汇编（第二辑）》

主治：脚肿痛。

处方：糯谷草灰 1 斤，见肿消（鲜）2 两。

用法：捣绒酒炒，冷后包患处。

《锦方选集（草药部）》

主治：肋、臂、腿、腰等处如火热肿硬，痛不可忍。

处方：糯米适量。

用法：炒饭少加食盐，葱白共捣奄熨局部。

《宁夏中医验方集锦（第一辑）》

主治：脚膝腿肿，骨节疼痛，不能履地。

处方：（山甲白眉泽兰饮）山甲 3 钱，泽兰 3 钱，白眉 3 钱，独活 3 钱，松节 5 钱，牛膝 2 钱，川乌 2 钱。

用法：以水 1 碗半，煎至大半碗，作 1 次温服。

功用：祛风湿，壮筋骨。

《广西中医验方选集》

主治：脚肿痛强硬难行。

处方：桂枝、威灵仙、野于术、牛膝各 3 钱，制川乌 1 钱。

用法：水煎至不麻口时分 2 次服。

《锦方选集·内科（第 3 册）》

麻药卷

主治：外敷麻药。

处方：川乌尖5钱，草乌尖5钱，生南星5钱，生半夏5钱，荜茇5钱，胡椒1两，蟾蜍4两，细辛4钱。

用法：研末，烧酒调敷。

《验方类编》

主治：局部麻醉。

处方：生川乌、生草乌、生南星、生半夏、蟾酥、胡椒（即古月）各等份。

用法：将药晒干研末，用烧酒调敷患部周围。能使局部神经知觉麻痹，敷上药20分钟就可以施行手术。

《广东省中医验方交流汇编》

主治：外敷麻药。

处方：公麻雀粪7粒，胡椒7粒。

用法：研末，烧酒调敷。

《验方类编》

主治：解麻药方。

处方：人参5钱，茯苓5钱，生甘草3钱，半夏1钱，白薇1钱，陈皮5分，菖蒲5分。

用法：水煎服。

《验方类编》

主治：止痛药物（切勿入口）。

处方：川乌尖、草乌尖、生南星、生半夏、荜茇、胡椒各5钱，蟾酥1钱半。

用法：共研末用鱼胶烊化，入药拌匀阴干。临用水磨涂于肉上。

《群众献方（第4辑）》

主治：止痛药物，名孙武散（切勿入口）。

处方：荜茇、生半夏、南星、肉桂、乳香、没药、胡椒各1钱，川乌、三七、蟾酥、草乌各3钱，丁香8分，花蕊石2钱半，风茄子3钱，麝香少许。

用法：共研末入瓷瓶内临用敷之。

《群众献方（第4辑）》

主治：麻醉。

处方：蟾蜍 3 g，雄黄、甘草各 1.5 g。

用法：研末后加入 95% 酒精 30 mL，浸 1 周去渣取液，可用于拔牙麻醉，用棉签蘸药液，涂在拔牙部位约 2 分钟有麻感即行周围组织剥离，然后往深部再涂一次，即可行拔牙术。

《中草药方选（第二集）》

主治：麻醉。

处方：川乌、草乌、生南星、生半夏、荜茇各 15 g，蟾蜍 12 g，胡椒 30 g。

用法：共研细末，用时以 60 度烧酒调成糊状，敷于患处，中途可加烧酒保持湿润，10 ~ 15 分钟后可达到麻醉作用。

《中草药方选（第二集）》

杂病卷

主治：末梢神经炎。

处方：寮刁竹、细青木香、牛西西各等份。

用法：浸米醋外擦患处。

《梧州地区献方集》

主治：跳腘风。

处方：墨岁子、金钱花、有花礴片、杨上臭、趴地摸、小血藤、金风草、吊乾麻各适量。

用法：兑开水吃。

《贵州省中医验方秘方（第二册 上卷）》

主治：局部疼痛（俗名中箭）。

处方：山甲 1 钱（已禁用），白薇 4 钱，泽兰 4 钱。

用法：泡酒煨热服。

《贵州省中医验方秘方（第二册 上卷）》

主治：伤口埋口药。

处方：龙骨、白芷、赤石脂、乳香、没药、鸡内金各等份。

用法：研成细末，掺伤口。

《广西中医验方秘方汇集》

主治：一切疮不收口贴之生肌长肉（太乙膏）。

处方：香麻油 1 斤，当归 2 两，生地 2 两，甘草 1 两。

用法：上药 4 味，入油内熬枯，滤净去渣，再入锅内煎至滴水不散，入炒黄丹 8 两，慢火熬成珠，入黄蜡 1 两，又入乳香、没药（去油）各 5 钱，搅匀，收瓷器内，过 3 日可贴。

《安顺市中医，民间医，民族医秘方验方（第一集）》

参考书目

[1] 安徽省卫生厅.安徽省中医验方汇编 [M].合肥：安徽人民出版社，1958.

[2] 保定市卫生工作者协会编.中医实用效方 [M].石家庄：河北人民出版社，1958.

[3] 山西省卫生局中草药汇编小组.常见病验方选编 内科，儿科病部分 [M].太原：山西人民出版社，1973.

[4] 中医研究革命委员会.常见病验方选编 [M].北京：人民卫生出版社，1970.

[5] 福建省医药研究所.中草药方选（第二集）[M].福州：福建科学技术出版社，1980.

[6] 甘肃省卫生厅.甘肃中医验方集锦（第一集）[M].兰州：甘肃人民出版社，1959.

[7] 广东省中医药研究委员会.广东省中医验方交流汇编 [M].广州：广东人民出版社，1957.

[8] 广东省卫生厅.广东中医锦方选集（第一集）[M].广州：广东人民出版社，1959.

[9] 广西壮族自治区革委会卫生局编.广西本草选编 [M].南宁：广西人民出版社，1974.

[10] 广西卫生厅编.广西中医验方秘方汇集 [M].南宁：广西人民出版社，1958.

[11] 杨济秋，杨济中.贵州民间方药集 [M].贵阳：贵州人民出版社，1978.

[12] 河北新医大学《中医验方汇选》修订小组.中医验方汇选：内科.2 版 [M].石家庄：河北人民出版社，1974.

[13] 河北省卫生工作者协会编选.中医验方汇选 外科（第一集）[M].石家庄：河北人民出版社，1957.

[14] 开封市公费医疗门诊部.土单验方实践录 [M].郑州：河南人民出版社，1973.

[15] 湖北省中医学院编.湖北验方集锦（第一集）[M].武汉：湖北人民出版社，1960.

[16] 湖南省中医药研究所革委会.湖南中草药单方验方选编（第一辑）[M].长沙：湖南人民出版社，1970.

[17] 邹云翔，范宝书编校.中医验方交流集续编 [M].南京：江苏人民出版社，1956.

[18] 江苏省中医中药学术研究委员会筹备委员会资料室.中医验方交流（第一集）[M].南京：江苏人民出版社，1956.

[19] 江苏省中医中药学术研究委员会筹备委员会资料室.中医秘方验方汇编（第二集）[M].南京：江苏人民出版社，1958.

[20] 江苏省中医中药学术研究委员会筹备委员会资料室.中医秘方验方汇编（第一集）[M].南京：江苏人民出版社，1956.

[21] 重庆市卫生局.锦方选集 草药部 [M].重庆：重庆人民出版社，1963.

[22] 重庆市卫生局.锦方选集.内科（第 2 册）[M].重庆：重庆人民出版社，1961.

[23] 重庆市卫生局.锦方选集.内科（第 3 册）[M].重庆：重庆人民出版社，1961.

[24] 内蒙古自治区医院.内蒙古中草药验方选编 [M].呼和浩特：内蒙古人民卫生出版社，1972.

[25] 宁夏卫生厅.宁夏中医验方集锦（第一辑）[M].银川：宁夏人民出版社，1959.

[26] 青海省卫生厅中医研究组.青海中医验方汇编（第二集）[M].西宁：青海人民出版社，1958.

[27] 青海省卫生厅中医研究组.青海中医验方汇编 [M].西宁：青海人民出版社，1958.

［28］山东省卫生厅 . 山东省中医验方汇编（第二辑）[J]. 济南：山东人民出版社，1959.

［29］山东省卫生厅 . 山东中医验方集锦 [M]. 济南：山东人民出版社，1959.

［30］山西省中医学校 . 山西妇科验方 [M]. 太原：山西人民出版社，1959.

［31］山西省卫生厅 . 山西省中医验方秘方汇集（第二辑）[M]. 太原：山西人民出版社，1956.

［32］山西省卫生厅 . 山西省中医验方秘方汇集（第三辑）[M]. 太原：山西人民出版社，1956.

［33］山西省卫生厅 . 山西省中医验方秘方汇集 [J]. 太原：山西人民出版社，1959.

［34］陕西省卫生厅 . 陕西中医验方选编 [M]. 西安：陕西人民出版社，1961.

［35］上海市蓬莱区人民委员会 . 上海市蓬莱区验方选录 [M]. 上海：上海科学技术出版社，1959.

［36］四川省重庆市卫生局 . 祖国医学采风录 秘方 验方 单方（第一辑）[M]. 重庆：重庆人民出版社，1958.

［37］秦伯未 . 验方类编 [M]. 上海：上海中医书局，1936.

［38］云南省卫生厅 . 云南中医验方（第二辑）[M]. 昆明：云南人民出版社，1957.

［39］浙江省革命委员会 . 浙江中草药单方验方选编（第二辑）[M]. 杭州：浙江人民出版社，1971.

［40］青海省卫生厅中医研究组 . 中藏医内科验方汇编 [M]. 西宁：青海人民出版社，1959.

［41］河北省中医研究卫生工作者协会编选 . 中医验方汇选 内科（第二集）[M]. 石家庄：河北人民出版社，1959.